影像学核心复习系列丛书

Joe Y. Hsu/Amar Shah/Jean Jeudy

Cardiac Imaging *A Core Review*

心脏影像学

核心复习

主 编 〔美〕乔·Y.徐
阿玛尔·萨哈
杰恩·朱迪

主 译 胡红杰

天津出版传媒集团

天津科技翻译出版有限公司

著作权合同登记号:图字:02-2019-104

图书在版编目(CIP)数据

心脏影像学:核心复习/(美)乔·Y.徐
(Joe Y. Hsu),(美)阿玛尔·萨哈(Amar Shah),
(美)杰恩·朱迪(Jean Jeudy)主编;胡红杰主译. --
天津:天津科技翻译出版有限公司,2025.6
(影像学核心复习系列丛书)
ISBN 978-7-5433-4461-7

Ⅰ.①心… Ⅱ.①乔… ②阿… ③杰… ④胡… Ⅲ.
①心脏血管疾病-影像诊断 Ⅳ.①R540.4

中国国家版本馆CIP数据核字(2024)第080940号

授权单位:Wolters Kluwer Health, Inc.
出　　版:天津科技翻译出版有限公司
出 版 人:方　艳
地　　址:天津市和平区西康路35号
邮政编码:300051
电　　话:022-87894896
传　　真:022-87893237
网　　址:www.tsttpc.com
印　　刷:天津海顺印业包装有限公司
发　　行:全国新华书店
版本记录:889mm×1194mm　16开本　13印张　350千字
　　　　　2025年6月第1版　2025年6月第1次印刷
　　　　　定价:108.00元

(如发现印装问题,可与出版社调换)

译者名单

主　译　胡红杰

副主译　胡秀华　王　丹　陈晓荣　潘宇宁　王付言

译　者　(按姓氏汉语拼音排序)

陈　超　浙江大学医学院附属邵逸夫医院
陈晓荣　金华市中心医院
费京乐　丽水市中心医院
郭丹玲　绍兴市人民医院
胡红杰　浙江大学医学院附属邵逸夫医院
胡秀华　浙江大学医学院附属邵逸夫医院
孔祥磊　浙江大学医学院附属邵逸夫医院
李　琳　浙江大学医学院附属邵逸夫医院
吕桑英　绍兴市人民医院
潘宇宁　宁波市第一医院
蒲彩玲　四川省人民医院
亓昌珍　浙江大学医学院附属邵逸夫医院
任宇婧　河南省人民医院
王　丹　浙江大学医学院附属邵逸夫医院
王　健　浙江省立同德医院
王付言　浙江大学医学院附属邵逸夫医院
谢素素　浙江大学医学院附属邵逸夫医院
徐甜甜　浙江大学医学院附属邵逸夫医院
尹学青　宁波市第一医院
张文明　浙江大学医学院附属邵逸夫医院

编者名单

John P. Fantauzzi, MD
Assistant Professor
Department of Radiology
Albany Medical College/Albany Medical Center Hospital
Albany, New York

Nikhil Goyal, MD
Section Chief, Cardiac Imaging
Department of Radiology
Staten Island University Hospital
Staten Island, New York

Ami Gokli, MD
Staten Island University Hospital
Staten Island, New York

中文版前言

随着医学成像技术的快速变革与发展，影像在心脏疾病的诊断及鉴别诊断、疗效评估和预后预测中发挥着至关重要的作用。理解并掌握心脏正常解剖和心脏疾病的影像学表现，将有助于影像医师和临床医师做出最佳的诊疗决策。

《心脏影像学：核心复习》主要涵盖了心脏影像的成像基础、正常解剖和变异，以及常见疾病的影像诊断。本书的内容言简意赅，书中提供了大量的案例和影像图片，每道题目都给出了详细的解析，有助于影像医师和临床医师提高诊疗技能。

希望本书可以为相关领域的影像医师和临床医师提供一定的帮助，将本书的内容应用于临床实践，更好地发挥心脏影像的作用。

最后，借此书出版之际，谨向为本书翻译及校审工作做出贡献的同行们致以由衷的感谢！由于不同语言之间的表述有所差异，书中可能有不足之处，敬请各位读者批评指正！

胡红杰
浙江大学医学院附属邵逸夫医院

丛书序言

《心脏影像学:核心复习》涵盖了心脏影像学各个方面的知识,以选择题的形式,为住院医师学习和巩固专业知识提供有效指导。

Joe Hsu 博士、Amar Shah 博士和 Jean Jeudy 博士出色地完成了这本书的编写,该书体现了"影像学核心复习系列丛书"的理念和目标。他们针对许多住院医师认为的极具挑战的问题做了非常出色的回答。多项选择题按逻辑划分入不同章节,读者可以更加方便地根据自身需求学习相应的主题。每个问题都配有答案,不仅解释了为什么该选项正确,而且还解释了其他选项为什么不正确。对于希望更深入探讨相关领域的读者,本书涉及的每种临床实例均附有相关的参考文献。

"影像学核心复习系列丛书"的目的是通过提供300多道选择题,为住院医师、进修医师或执业医师复习某一主题的重要概念、病例和实践方面提供参考。"影像学核心复习系列丛书"的编写不是详尽无遗,而是提供美国放射学委员会(ABR)核心考试中可能出现并且是临床实践中所需要的内容。作为"影像学核心复习系列丛书"的主编,能够与全国放射学领域的许多专业人士一起工作是一件十分有意义的事。这个系列包含了众多学者的辛勤工作和奉献精神,没有他们的参与就不可能完成这项工作。

Joe Hsu 博士、Amar Shah 博士和 Jean Jeudy 博士的出色表现值得称赞。我相信《心脏影像学:核心复习》将成为住院医师资格考试备考期间最佳的学习资料,并为进修医师和执业放射科医师提供宝贵的参考。

比伦·A.沙哈

丛书主编

前　言

美国放射学委员会(ABR)核心考试是一个综合考试,旨在考察住院医师对整个专业综合知识的掌握程度。与以往"以事实为基础"的笔试重点不同,现在的考试更强调对学科内容有更深层次的理解,包括信息综合、鉴别诊断和治疗决策。为了向这种新形式过渡,本书包含了大量图像,涉及解剖学、病理生理学和放射物理学原理的知识。

尽管考试的侧重点发生了变化,但好的复习材料仍然缺乏。本书包含大量图片,主要介绍了心脏影像的相关知识,许多病例都是基于影像的,希望本书可以作为住院医师的复习资料,反映出住院医师在核心考试中的综合水平。

整理试题的过程很艰难。因为学习材料必须准确,参考文献必须与题目相关且反映当前的临床实践。在组织内容时,我们努力保证本书的质量。

希望这本书不仅能作为初始资格考试的关键资源,也希望它能成为 ABR 认证考试和 MOC 考试的实用指南。

非常感谢 Lippincott Williams & Wilkins 的工作人员提供了这样的机会和给予的帮助。最后,我们要深深感谢我们的家人,是他们在长时间的工作中鼓励我们,一直支持我们。

乔·Y. 徐
阿玛尔·萨哈
杰恩·朱迪

致谢

感谢 Biren Shah 博士在整个编写过程中给予的指导，也要感谢 Lippincott Williams & Wilkins 的工作人员，他们工作认真、负责，促成了本书的出版。最后，我们要感谢 SPi Global 的工作人员，感谢他们的支持。

献给我的妻子——你是我灵感的源泉！感谢你一如既往的支持！

献给我的孩子们，James, Katherine 和 Kira——你们的笑容和笑声激励我不断努力！

献给我的老师们——是你们为我照亮了前进的方向！

献给我的住院医师们——是你们让我不断进步！

乔·Y.徐

献给我的妻子——你的一言一行，不胜感激！

献给已故的 Pragna Shah——感谢你所做的一切！

献给我的导师与住院医师们——感谢你们一直以来的指导与帮助。

阿玛尔·萨哈

献给挚爱的妻女——你们的爱与支持是我前行的力量（永远爱你们）！

献给启智明德的导师——是你们的智慧照亮了我前进的道路！

献给勤勉好学的住院医师与研究伙伴——感谢你们给予我启迪他人的机会。

杰恩·朱迪

目 录

第 1 章 成像基础：X 线、CT 和 MR

问题

1 黑血成像中双反转恢复序列的目的是：

A.改善血池信号　　B.抑制脂肪

C.抑制血流信号　　D.提高时间分辨率

2 关于传统的滤波反投影(FBP)，管电流与噪声的关系是：

A.正比关系　　B.反比关系

C.无直接关系　　D.指数关系

3 患者来院复查 CT，与该患者上次的 CT 对比后发现此次 CT 噪声很强。如何改变参数可使噪声减半(假设使用 FBP 技术)？

A.将有效 mAs 提高 2 倍　　B.将有效 mAs 提高 4 倍

C.将 kVp 降低 40%　　D.将 kVp 降低 20%

4 某 CT 设备旋转时间为 0.3s，mA 为 700，如果螺距为 0.2mm，则有效管电流-时间乘积是：

A. 2100mA　　B. 1050mA

C. 210mA　　D. 42mA

5 在 FBP 中，改变重建算法/卷积核，除了空间分辨率外还会改变什么参数？

A.辐射剂量　　B.图像噪声

C.时间分辨率

6 剂量长度乘积(DLP)与扫描长度有何关系？

A.不相关　　B.成正比

C.成反比

7 如何计算有效剂量(单位：mSv)？

A. DLP 乘以转换系数　　B. DLP 除以转换系数

C.容积 CT 剂量指数(CTDIvol)乘以转换系数　　D. CTDIvol 除以转换系数

8 对有 β 受体阻滞剂禁忌证的患者，可给予哪种药物降低心率？

A.阿替洛尔　　B.硝酸甘油

C.维拉帕米　　D.西地那非

9 下图是疑似肺动脉狭窄患者的相位对比图像。以下哪种说法最准确?

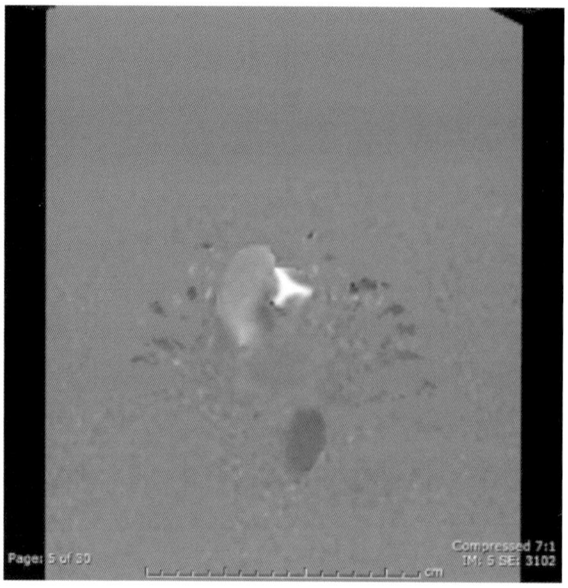

A.速度编码梯度设置过低　　B.图像显示没有血液净相移

C.应用双极梯度以获得图像　　D.血流通过瓣膜时有狭窄

10 急诊科需要一台新 CT 开展心脏 CT 血管成像(CTA)检查。某 CT 设备的单源 CT 单节段重建的时间分辨率为 200ms。如果这个说法成立,那么该 CT 的旋转速度是:

A. 200ms　　B. 300ms

C. 400ms　　D. 500ms

11 患者,男,55 岁,有不典型胸痛。使用 64 排 CT 行回顾性心电门控 CTA 检查。扫描过程中注射对比剂时,患者心率增加到 85 次/分,技术人员重建数据后的图像质量满足诊断要求。那么该技术人员采用了哪种方法?

A.使用锐化卷积核/过滤器　　B.多节段重建

C.检查时增加螺距　　D.使用管电流调制

12 技术人员采集平衡稳态自由进动心脏 MRI(CMR)序列短轴图像来计算心功能。在扫描心尖时,注意到肝脏有高信号肿块。此序列是否足以诊断该病变?

A.是,因为该序列只有 T2 加权,所以肿块是囊肿。

B.是,因为该序列不易受钙化或金属伪影的影响,所以它是囊肿。

C.否,肿块包含钙化,导致高信号。

D.否,虽然该序列具有一定的 T2 加权,但它同时具有 T2 和 T1 属性。

13 在选定的厚度中选择最大体素值并将该数值当作显示值的后处理技术是:

A.曲面重建　　B.最大密度投影

C.表面遮盖显示　　D.容积再现

14 患者在接受心脏 CTA 后发现冠状动脉实际无病变。然而,在后处理时,因使用 3D 技术导致左前降支出现假病变。最有可能使用了下列哪项后处理技术?

A.曲面重建　　B.最大密度投影

C.最小密度投影　　D.容积再现

15　对患者行 CMR 检查，以评估二尖瓣和主动脉瓣。使用的序列 TR 为 5ms，每层面采集 20 幅图像，该扫描的时间分辨率是：

A. 4ms　　B. 15ms

C. 25ms　　D. 100ms

16　对左前降支供血区大范围心肌梗死的患者行 CMR 检查，采用延迟钆增强技术来评估瘢痕。注射对比剂，设置反转时间，10min 延迟增强图像显示梗死组织信号高于正常心肌。以下哪项解释正确？

A.反转时间太长　　B.反转时间合适

C.反转时间太短

17　肾源性系统性纤维化（NSF）是一种与钆沉积有关的全身性疾病。这种疾病的临床特征是：

A.面部瘢痕　　B.肺纤维化

C.腹膜后纤维化　　D.四肢皮肤增厚

18　对比剂流速从 6mL/s 变为 4mL/s 会导致以下哪种情况？

A.动脉强化先增加后降低　　B.单位时间内给予的碘分子增加

C.动脉强化无变化　　D.碘流量减少

19　以下哪项显示了理想的对比剂推注模式？

A. 

B. 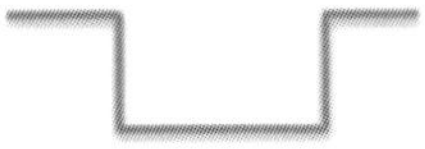

C. 

D. 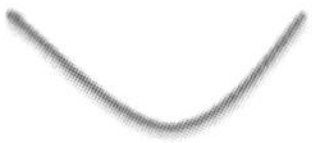

20　右臂肘窝注射对比剂短暂中断，最可能的原因是：

A.下腔静脉流量增加　　B.上腔静脉血流量增加

C.头臂静脉血流量增加　　D.冠状窦血流量增加

21　假设翻转角和 TR 保持不变，与 1.5T MR 相比，用 3T MR 扫描的患者特殊吸收率（SAR）有什么变化？

A. SAR 更高　　B. SAR 降低

C.对 SAR 无影响　　D.对 SAR 影响不一

22　给患者注射钆剂后，正常心肌的药代动力学特征符合下列哪种模式？

A.血管内注射–细胞外间隙　　B.血管内注射–细胞外间隙–细胞内间隙

C.血管内注射–细胞内间隙–细胞外间隙　　D.血管内注射–细胞内间隙

23 为什么钆在磁场中具有顺磁性？

A.细胞核中的过量质子　　B.核外电子不成对

C.奇数的中子　　D.正电子的发射

24 行 CMR 检查前，患者需要在下列哪个区域接受技术人员的筛查？

A.区域 1　　B.区域 2

C.区域 3　　D.区域 4

25 对于平衡稳态自由进动序列，纵向磁化（LM）与横向磁化（TM）的关系是：

A. LM=TM　　B. LM > TM

C. TM < LM

26 如何缩短并行采集的扫描时间？

A.增加相位编码步数　　B.利用相控阵线圈空间信息

C.修改成像视野大小

27 患者，男，45 岁，BMI 为 $27kg/m^2$，在急诊室接受心脏 CTA 检查。下列哪种方法可减少辐射照射？

A.从胸腔入口处扫描到横膈膜　　B.将 kVp 从 120 调为 100

C.使用回顾性门控　　D.钙化积分扫描

28 采用回顾性心电门控 CTA 评估心脏功能。为了降低剂量，可以使用管电流调制。下列哪种管电流调制效果最佳？

A.根据 BMI 改变 mAs　　B.根据心动周期改变 mAs

C.保持均匀的 mAs　　D.心律失常患者增加 mAs

29 增加相位编码步数可导致以下哪种情况？

A.增加采集时间　　B.更大的成像视野

C.较低的空间分辨率　　D.较小的体素

30 一例急性肾功能不全的患者需要进行 CMR 检查。下列哪种情况可以进行增强检查？

A.白蛋白正常　　B.肾小球滤过率（GFR）>60mL/min

C.患者正在进行透析　　D.患者签署同意书

31 患者携带 MR 条件兼容的设备，要进行 CMR 检查，患者满足下列哪种条件时可以接受检查？

A.在房间里有一名医生　　B.采用某些特殊扫描参数

C.没有限制

答案与解析

1　答案 C。心脏黑血成像中的双反转恢复序列用于抑制血流信号。

参考文献：Ginat DT, Fong MW, Tuttle DJ, et al. Cardiac imaging: part 1, MR pulse sequences, imaging-planes, and basic anatomy. *AJR Am J Roentgenol* 2011;197(4):808–815. doi:10.2214/AJR.10.7231.

2　答案 B。使用 FBP 技术，管电流与噪声成反比。将 mA 提高 4 倍，噪声减少一半（$1/\sqrt{4}$），管电流决定了光子产生的数量和噪声。

参考文献：Litmanovich DE, Tack DM, Shahrzad M, et al. Dose reduction in cardiothoracic CT: review of currently available methods. *Radiographics* 2014;34(6):1469–1489. doi:10.1148/rg.346140084.

3　答案 B。使用 FBP 技术，管电流与噪声成反比。也就是说，将 mA 增加 4 倍，噪声减少一半（$1/\sqrt{4}$）。kVp 与噪声的关系很复杂，但一般来说，如果其他参数保持不变，降低 kVp 会增加噪声。

参考文献：Litmanovich DE, Tack DM, Shahrzad M, et al. Dose reduction in cardiothoracic CT: review of currently available methods. *Radiographics* 2014;34(6):1469–1489. doi:10.1148/rg.346140084.

4　答案 B。旋转时间乘以 mA 除以螺距获得有效管电流–时间乘积：在本例中：$0.3\times700/0.2=1050$mAs。

参考文献：Litmanovich DE, Tack DM, Shahrzad M, et al. Dose reduction in cardiothoracic CT: review of currently available methods. *Radiographics* 2014;34(6):1469–1489. doi:10.1148/rg.346140084.

5　答案 B。修改重建算法/卷积核是在扫描完成以后进行的，因此不会影响辐射剂量，可能会改变空间分辨率和噪声。

参考文献：Litmanovich DE, Tack DM, Shahrzad M, et al. Dose reduction in cardiothoracic CT: review of currently available methods. *Radiographics* 2014;34(6):1469–1489. doi:10.1148/rg.346140084.

6　答案 B。DLP 由 CTDIvol 乘以扫描长度获得；因此，DLP 与扫描长度成正比关系。

参考文献：Litmanovich DE, Tack DM, Shahrzad M, et al. Dose reduction in cardiothoracic CT: reviewof currently available methods. *Radiographics* 2014;34(6):1469–1489. doi:10.1148/rg.346140084.

7　答案 A。有效剂量针对的是一般人群风险而不是患者特异性风险，有效剂量由 DLP 乘以转换系数获得。转换系数通过蒙特卡罗模拟获得，最佳转换系数应该与受照射部位的大小有关。

参考文献：Litmanovich DE, Tack DM, Shahrzad M, et al. Dose reduction in cardiothoracic CT: reviewof currently available methods. *Radiographics* 2014;34(6):1469–1489. doi:10.1148/rg.346140084.

8　答案 C。对于 β 受体阻滞剂禁忌证患者（如Ⅱ度心脏传导阻滞、严重哮喘、失代偿性心力衰竭），可使用 Ca^{2+}通道阻滞剂，维拉帕米是一种 Ca^{2+}通道阻滞剂。阿替洛尔是 β 受体阻滞剂，不应使用。硝酸甘油用于扩张冠状动脉，不会减慢心率。西地那非不应与硝酸甘油同时使用，它可能导致严重的低血压。

参考文献：Taylor CM, Blum A, Abbara S. Patient preparation and scanning techniques. *Radiol ClinNorth Am* 2010;48(4):675–686. doi:10.1016/j.rcl.2010.04.011.

9　答案 C。相位对比图像用于测量血流方向和速度。在心脏成像中，它们最常用于评估瓣膜狭窄的峰值流速和瓣膜功能不全时的反流比例。应用双极梯度，静止物体无净相移，而移动物体的相移与其速度成比例，从而产生信号。如果速度编码梯度设置得太高或太低,将导致卷积重叠(下图中不存在)。

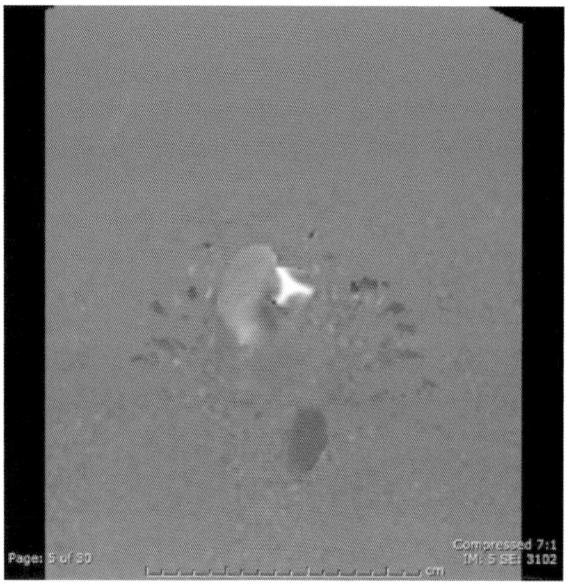

参考文献:Lotz J,et al. Cardiovascular flow measurement with phase-contrast MR imaging:basicfacts and implementation. *Radiographics* 2002;22(3):651-671.

10 **答案 C。**单源 CT 通过一次 180°扫描获得数据,生成图像。CT 的旋转速度除以 2 得到时间分辨率(时间分辨率=旋转速度/2)。在本例中,旋转速度=400ms;400/2=200ms,即为时间分辨率。

参考文献:Lin E,Alessio A. What are the basic concepts of temporal,contrast,and spatial resolution in cardiac CT. *Cardiovasc Comput Tomogr* 2009;3(6):403-408.

11 **答案 B。**心率较高的患者采用回顾性心脏 CTA 时可用多节段重建技术分析数据。使用多节段重建时,图像由多个心动周期的数据重建而成,这比单节段重建具有更好的时间分辨率。多节段重建采用低螺距扫描。多个心动周期数据的应用使这种技术更易受运动伪影和心率变化的影响。

参考文献:Mahesh M,Cody DD. Physics of cardiac imaging with multiple-row detector CT.*Radiographics* 2007;27(5):1495-1509.

12 **答案 D。**平衡稳态自由进动序列是一种梯度回波序列,对金属伪影敏感,并具有加权的 T2/T1 信号。该序列 T2 权重较大,也具有 T1 属性。

参考文献:Chavan GB,Babyn PS,Jankharia BG,et al. Steady-state MR imaging sequences:physics,classification,and clinical applications. *Radiographics* 2008;28(4)1147-1160.

Bieri O,Scheffler K. Fundamentals of balanced steady state free precession MRI. *J Magn ResonImaging* 2013;38:2-11. doi:10.1002/jmri.24163.

13 **答案 B。**最大密度投影使用最大体素值生成图像,非常适合评估血管;但是,如果血管有大量钙化或有金属物质,使用该技术可能导致管腔图像模糊不清。

参考文献:Calhoun PS,Kuszyk BS,Heath DG,et al. Three-dimensional volume rendering of spiral CT data:theory and method. *Radiographics* 1999;19(3):745-764.

14 **答案 A。**这种异常情况最有可能发生于曲面重建的图像。该技术将血管的长轴(如冠状动脉)置于单幅图像上,血管全程可见,可清晰显示血管狭窄;然而,图像有时无法沿着真正的长轴显示血管,容易产生假病灶。

参考文献:Dalrymple NC,Prasad SR,Freckleton MW,et al. Introduction to the language of three dimensionalimaging with multidetector CT. *Radiographics* 2005;25(5):1409-1428.

15 答案 D。时间分辨率=TR×每层面视图数。在本例中,TR=5ms,每层面视图数=20,时间分辨率=5×20=100ms。

时间分辨率取决于采集图像的速度(如相机的快门速度)。更高的时间分辨率可以显示快速运动的结构,如瓣膜。

参考文献:Lee VS. *Cardiovascular MRI:Physical principles to practical protocols*. LippincottWilliams & Wilkins,2006:291.

Slavin GS,Bluemke DA. Spatial and temporal resolution in cardiovascular MR imaging:review and recommendations. *Radiology* 2005;234(2):330-338. doi:10.1148/radiol.2342031990.

16 答案 C。延迟增强图像用于评估心肌瘢痕形成。选择合适的反转时间,正常心肌变黑(信号被抑制),异常心肌变亮。如果反转时间太短,梗死组织可能变黑而正常心肌变亮。如果反转时间太长,正常心肌和梗死组织都会变亮。

参考文献:Kim RJ,Shah DJ,Judd RM. How we perform delayed enhanced images. *J Cardiovasc Magn Reson* 2003;5(3):505-514.

17 答案 D。NSF 的特征是皮肤增厚硬化,双侧对称且累及上肢和下肢。皮肤可能形成结节,疾病进展可累及躯干;但面部通常不受影响。

参考文献:Nainani N,Panesar M. Nephrogenic systemic fibrosis. *Am J Nephrol* 2009;29:1-9doi:10.1159/000149628.

18 答案 D。碘流量是单位时间注射的碘分子数,与对比剂的流速和碘浓度有关。较高的流速可提高单位时间给予的碘分子数,强化更明显。相反,流速降低,单位时间给予的碘分子数减少,强化减弱。

参考文献:Roberto P. *Multidetector-row CT angiography*. Springer Science & Business Media,2006:44.

19 答案 A。"对比剂推注几何曲线"是在感兴趣区测得的增强模式,反映 Hounsfield 单位与时间的关系。CTA 的理想几何曲线是即时达到最大强化,且在整个检查阶段保持不变(稳态)。但这不可能实现,典型强化模式通常是上升—短暂高峰—下降。

参考文献:Cademartiri F,van der Lugt A,Luccichenti G,et al. Parameters affecting bolus geometry inCTA:a review. *J Comp Assist Tomogr* 2002;26(4)598-607.

20 答案 A。当深吸气时,来自下腔静脉的中心静脉回流增加,对比剂团注瞬间中断。这种团注中断最常见于肺栓塞检查,结果导致右心室和肺动脉的密度低于上腔静脉,影响诊断。

参考文献:Wittram C,Yoo AJ. Transient interruption of contrast on CT pulmonary angiography:proof of mechanism. *J Thoracic Imaging* 2007;22(2):125-129.

21 答案 A。较高的场强将提高全身 SAR,SAR 是场强、翻转角和 TR 的函数。场强或翻转角增加 1 倍将导致 SAR 增加 4 倍。

参考文献:Bitar R,Leung G,Perng R,et al. MR pulse sequences:what every radiologist wants to know but is afraid to ask. *Radiographics* 2006;26(2):513-537.

22 答案 A。注射钆对比剂后,通过体循环将其送至心肌。到达心肌后,钆会渗透到细胞外间隙,健康心肌不会发生细胞内摄取。梗死心肌的细胞膜通透性增加,钆穿过细胞膜,滞留在细胞内。

参考文献：Edelman RR. Contrast-enhanced MR Imaging of the heart：overview of the literature. *Radiology* 2004；232(3)：653-668.

23 答案 B。核外电子不成对，使钆具有顺磁性。在磁场中，钆被暂时磁化。核外电子与相邻氢原子核之间的相互作用导致钆的 T1 缩短。

参考文献：Biglands JD，Radjenovic A，Ridgway JP. Cardiovascular magnetic resonance physics for clinicians：part II. *J Cardiovasc Magn Reson* 2012；14：66 doi：10.1186/1532-429X-14-66.

24 答案 B。MRI 检查前，患者在区域 2 接受筛查。区域 1，无风险，一般人都可进入。区域 2，进行筛查。区域 3(控制台区域)，磁场强度可能危害未经筛查的患者和工作人员。区域 4，磁场最强，严禁携带任何铁磁性物体。

参考文献：Kanal E，Barkovich AJ，Bell C，et al. ACR guidance document on MR safe practices：2013. *Magn Reson Imaging* 2013；37：501-530.

25 答案 A。在平衡稳态自由进动序列中，TR 低于组织 T2 弛豫时间以实现稳态。因 TR<T2，在下一个 RF 激发脉冲之前，TM 没有足够的时间衰减，导致 TM 随下一次激发时返回到 LM。同时，LM 的一部分被翻转到横向平面中。

参考文献：Chavan GB，Babyn PS，Jankharia BG，et al. Steady-state MR imaging sequences：physics，classification，and clinical applications. *Radiographics* 2008；28(4)：1147-1160.

26 答案 B。并行成像技术通过减少相位编码步数缩短扫描时间，这可使用具有几何分布的多通道接收阵列线圈来实现。根据特定的系数减少相位编码步数，并采用内插数据来填充缺失的 K 空间信息。

参考文献：Biglands JD，Radjenovic A，Ridgway JP. Cardiovascular magnetic resonance physics forclinicians：Part II. *J Cardiovasc Magn Reson* 2012；14：66. doi：10.1186/1532-429X-14-66.

27 答案 B。根据患者的体重指数，可使用较低的 kVp 进行扫描。通过减少扫描范围(隆突到横膈膜)、使用较低的 mAs 或自动 mAs 技术可减少辐射量。回顾性门控比前瞻性 ECG 触发产生更多的辐射。钙化积分评估需要增加一次平扫，因而增加辐射量。

参考文献：Budoff M. Maximizing dose reductions with cardiac CT. *Int J Cardiovasc Imaging* 2009；25(Suppl 2)：279-287.

28 答案 B。回顾性门控需要采集收缩期和舒张期数据进行成像。管电流调制技术在心脏收缩期采用小剂量扫描，仅用于计算心功能，在心脏舒张期采用大剂量扫描以评估冠状动脉。

参考文献：Mayo JR，Leipsic JA. Radiation does in cardiac CT. *AJR Am J Roentgenol* 2009；192：646-653.

29 答案 A。图像采集时间=TR×相位编码步数。增加相位编码步数将增加采集时间，提高空间分辨率。更高的空间分辨率要求增加重复次数，延长采集时间。

参考文献：Biglands JD. Cardiovascular magnetic resonance physics for clinicians：part I. *J Cardiovasc Magn Reson* 2010；12：71 doi：10.1186/1532-429X-12-71.

30 答案 B。对于急性肾损伤或慢性肾功能不全的患者，应在 CMR 检查前进行 GFR 检查。建议将 GFR>30mL/min 作为最低阈值，如 GFR 低于该阈值，由于存在 NSF 的风险，不应使用钆对比剂。

参考文献：http://www.fda.gov/Drugs/DrugSafety/ucm223966.htm

31 **答案 B**。医疗设备分为 3 类:①MR 安全;②MR 条件兼容;③MR 不安全。MR 安全设备在任何情况下都无危险。MR 条件兼容设备在满足特定条件时可进行扫描。MR 不安全设备禁止 MR 扫描。

参考文献:American Society for Testing and Materials (ASTM)International, Designation:F2503-05. *Standard practice for marking medical devices and other items for safety in the magneticresonance environment.* West Conshohocken, PA: ASTM International, 2005.

第 2 章　X线、CT和MR：正常解剖及变异

问题

1a　该患者属于哪种冠状动脉优势型？

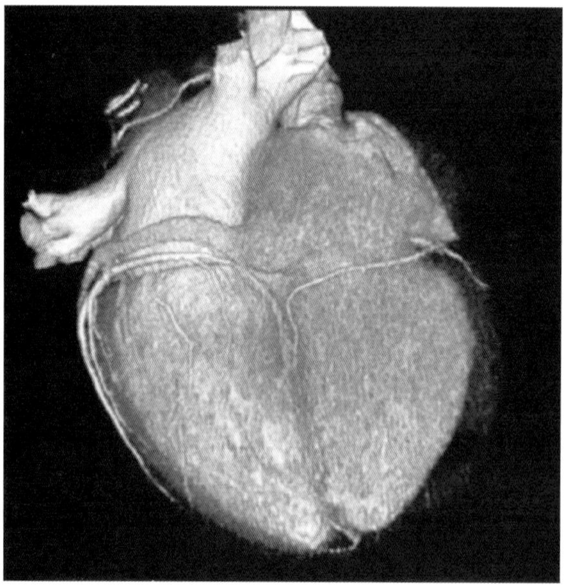

扫码看彩图

A.左优势型　　B.右优势型

C.均衡型　　D.无优势型

1b　这种解剖类型的发生率是：

A. 10%~20%　　B. 40%~50%

C. 80%~90%

2　三尖瓣与二尖瓣的正常关系是：

A.两者位于同一水平面上　　B.三尖瓣比二尖瓣更靠近心尖

C.二尖瓣比三尖瓣更靠近心尖

3　左肺动脉与支气管的正常关系是：

A.左肺动脉位于支气管下方　　B.左肺动脉位于支气管上方

C.左肺动脉与支气管齐平

4 以下哪个心脏瓣膜位于最后面？

A.主动脉瓣　　B.二尖瓣

C.肺动脉瓣　　D.三尖瓣

5 以下哪个心脏瓣膜位于最上面？

A.主动脉瓣　　B.二尖瓣

C.肺动脉瓣　　D.三尖瓣

6 以下选项中，位于冠状窦口的是：

A. Eustachian 瓣膜　　B. Thebesian 瓣膜

C. Vieussens 瓣膜　　D. Marshall 韧带

7 以下哪个结构最有可能位于右心房？

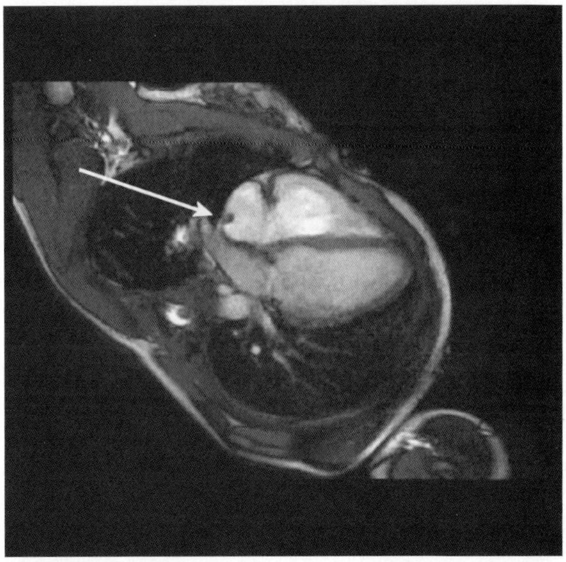

A.界嵴　　B.血栓

C.黏液瘤　　D.中央线

8 下列哪条肺静脉引流到左心房？

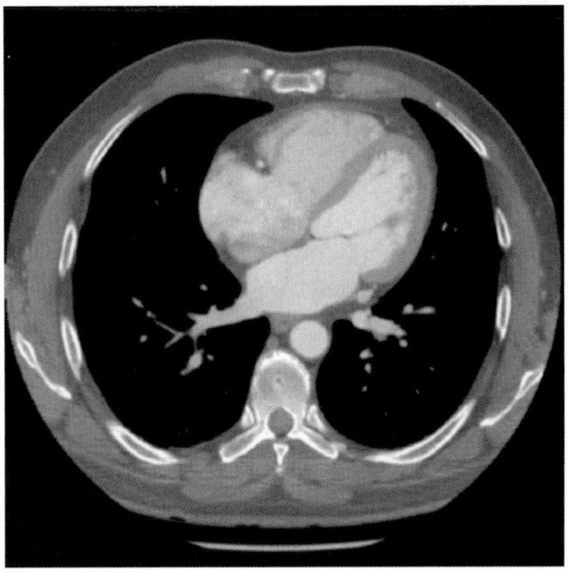

A.右上肺静脉　　B.右下肺静脉

C. Scimitar 静脉

9 根据下图胸片可以判断患者接受了什么瓣膜治疗?

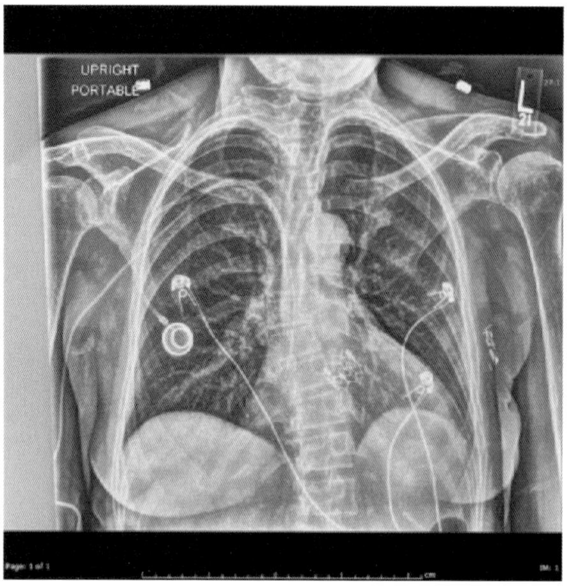

A.主动脉瓣　　B.二尖瓣

C.肺动脉瓣　　D.三尖瓣

10 下图所示的异常解剖结构是:

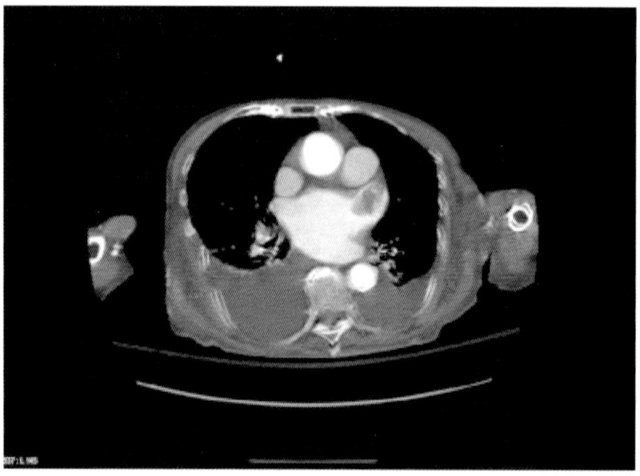

A.主动脉　　B.左心耳

C.肺静脉　　D.右心房

11 箭头所示处是什么结构？

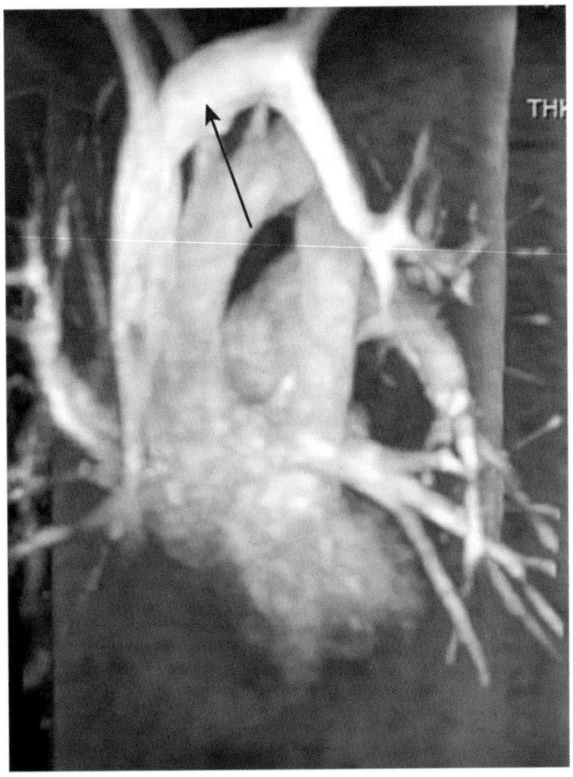

A.主动脉
B.头臂静脉
C.左上肺静脉
D.上腔静脉

12 主动脉的斜位冠状图像中，主动脉根部的定义为：

A.瓣环和窦管交界之间
B.头臂干和主动脉峡部之间
C.窦管交界和主动脉峡部之间
D.主动脉峡部和横膈膜裂孔之间

13 右冠状动脉发出的血管为哪个结构供血？

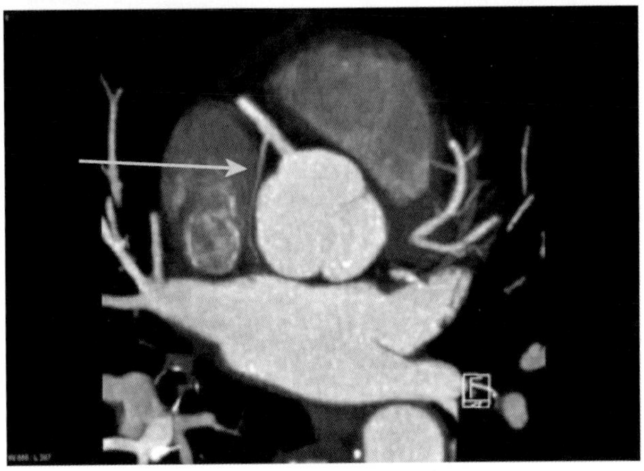

A.右心室前壁
B.漏斗
C.左心房
D.窦房结

14 该图显示的是乳头肌中部水平。箭头所示的结构通常由哪根冠状动脉供血?

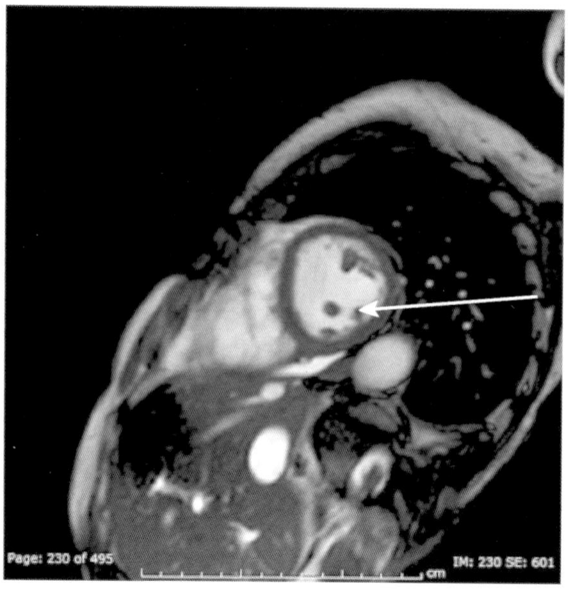

A.左前降支
B.左回旋支
C.左冠状动脉主干
D.右冠状动脉

15 该心脏切面的最佳描述是:

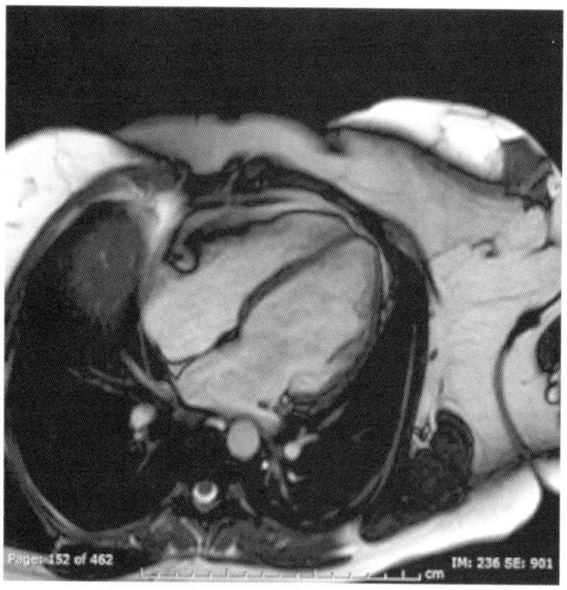

A.四腔心平面
B.三腔心平面
C.二腔心平面
D.短轴平面

16　箭头所示处是什么解剖结构？

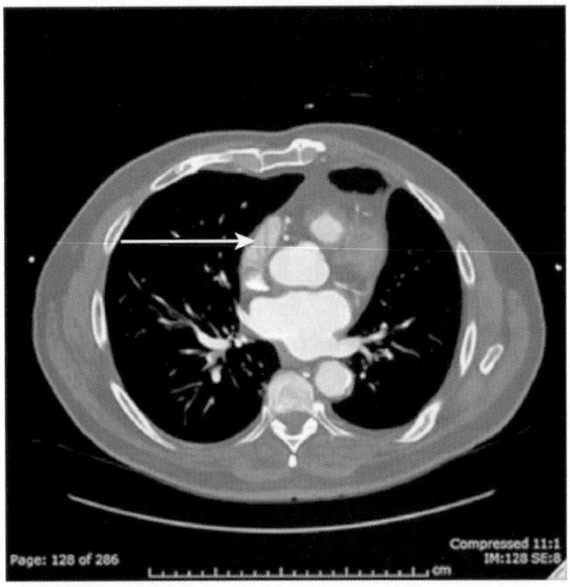

A. Chiari 网　　　　B. Eustachian 瓣

C.右心耳　　　　D.上腔静脉

17　在该四腔心平面中，箭头所示处指的是以下哪项？

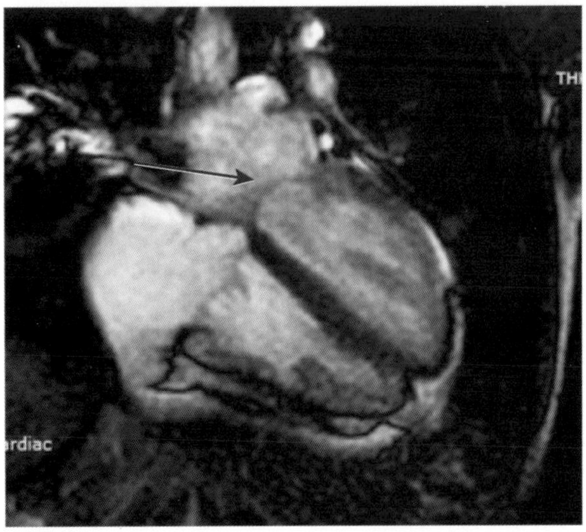

A.正常的二尖瓣　　　　B.二尖瓣脱垂

C.正常的三尖瓣　　　　D.三尖瓣脱垂

18　在该二腔心平面中，箭头所示处是二尖瓣的哪个瓣叶？

A.二尖瓣前叶　　　　B.二尖瓣后叶

C.二尖瓣的主动脉瓣叶　　　　D.二尖瓣的隔瓣叶

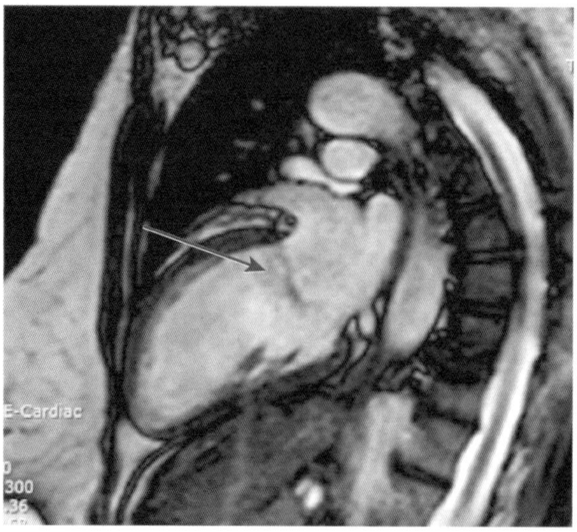

19 该图显示的是二叶主动脉瓣,箭头所示处是什么结构?

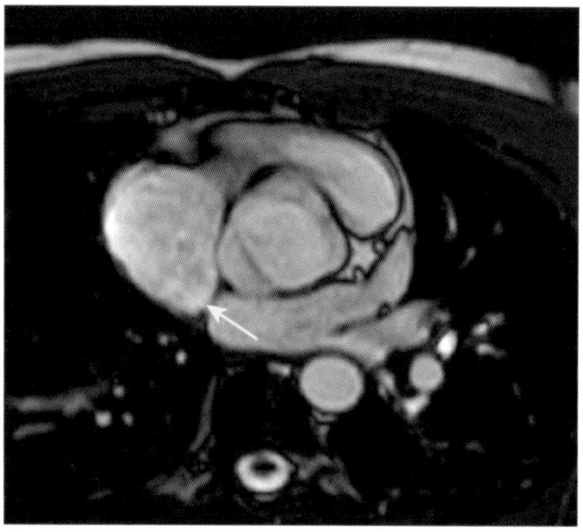

A.房间隔　　B.无冠瓣

C.二尖瓣附着处　　D.界嵴

20 箭头所示处显示了什么结构的异常?

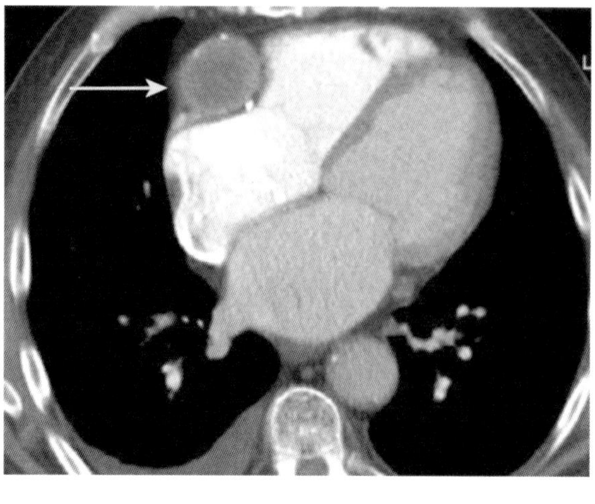

A.房室沟　　B.右心房

C.上腔静脉　　D.三尖瓣

21　该图显示了心脏哪个部位的异常？

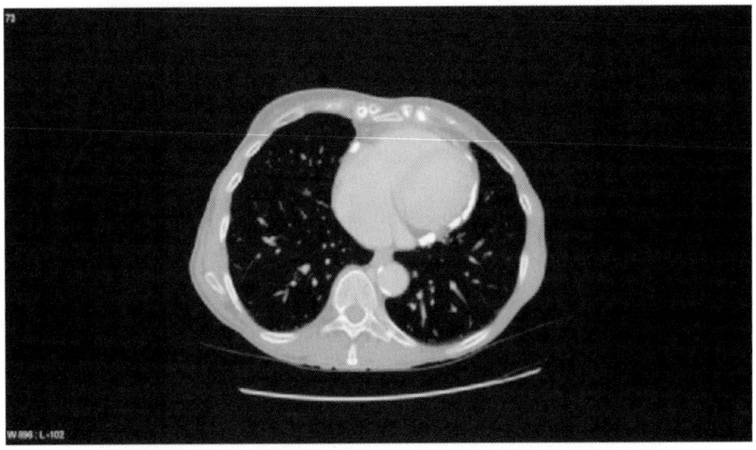

A.冠状动脉　　B.心肌

C.心外膜　　D.心内膜

22　箭头所示处是什么结构？

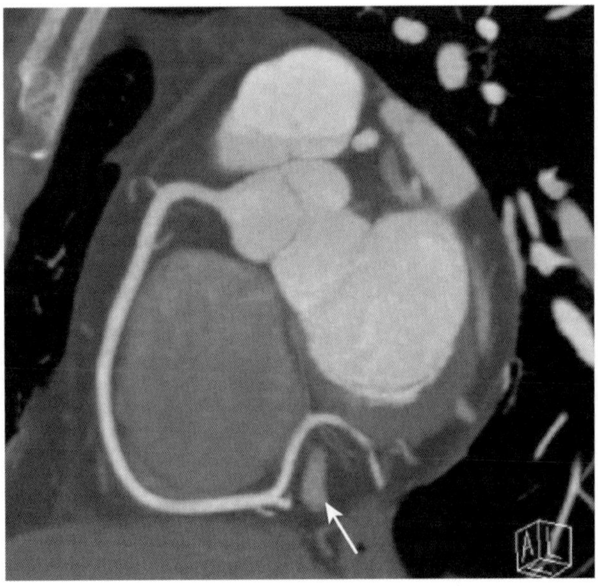

A.心大静脉　　B.心中静脉

C.后外侧静脉　　D.Marshall 静脉

23 箭头所示处是什么结构?

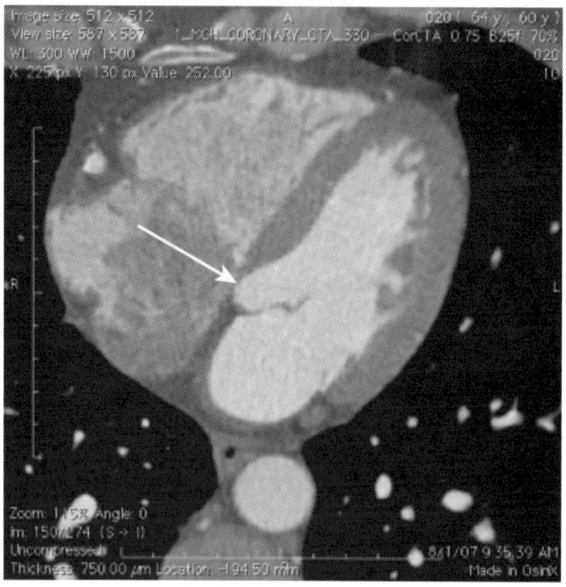

A.卵圆窝　　B.室间隔膜部

C.二尖瓣　　D.腱索

24 箭头所示处是哪根冠状动脉?

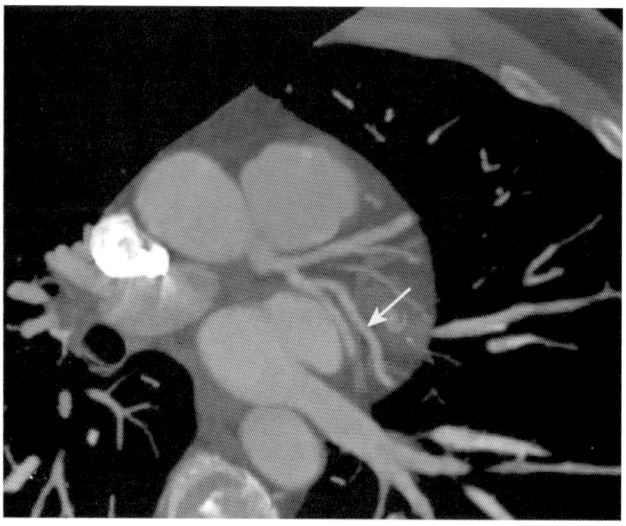

A.回旋支　　B.对角支

C.左前降支　　D.钝缘支

25　下图的动脉造影显示了哪根冠状动脉？

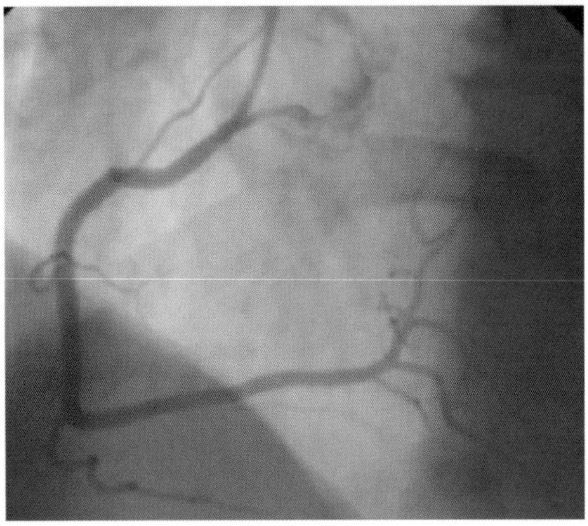

A.右冠状动脉　　B.左前降支

C.左回旋支　　D.中间支

26　该图像显示的是什么结构？

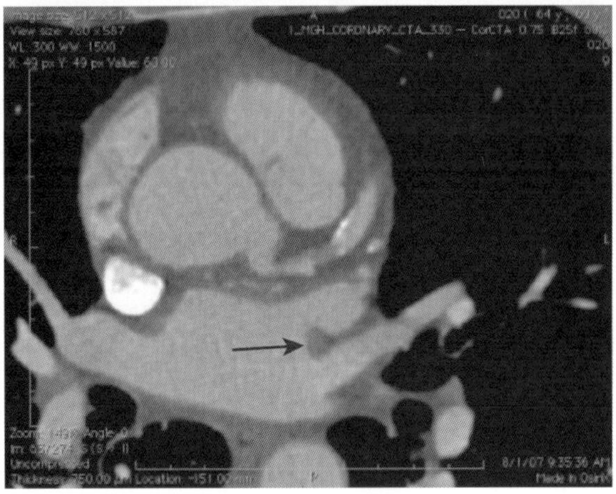

A.下肺静脉　　B.左心耳

C. Marshall 韧带　　D.卵圆窝

27　血管造影右前斜位图中箭头所示处是哪根冠状动脉？

A.右冠状动脉　　B.左前降支

C.左回旋支　　D.中间支

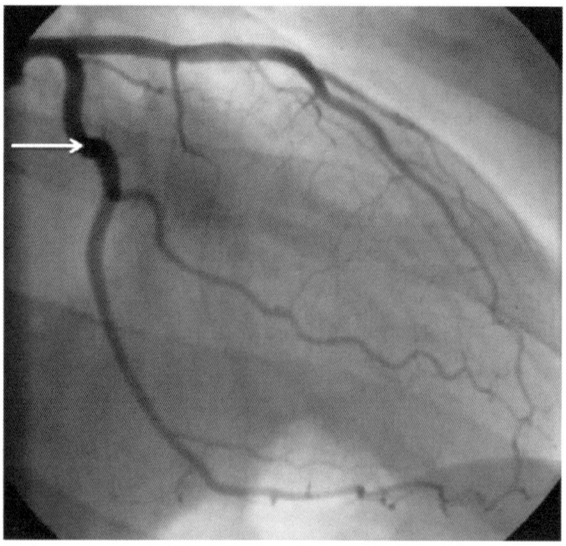

28 箭头所示处是什么解剖结构?

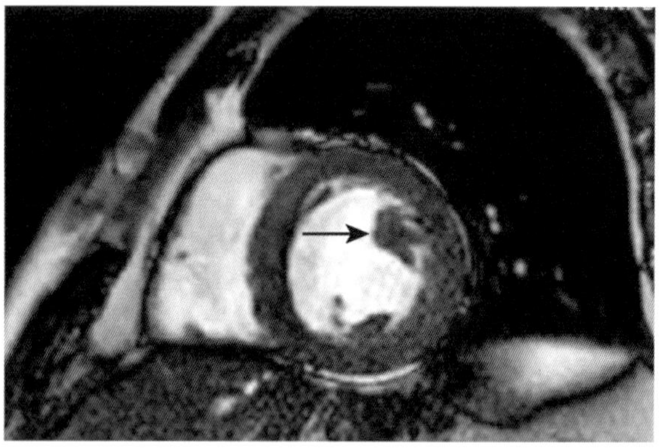

A.前外侧乳头肌

B.腱索

C.左心室侧壁

D.节制索

答案与解析

1a 答案 C。容积重建图显示了右冠状动脉和左回旋支共同供应冠状动脉后降支。这是解剖上的均衡型。

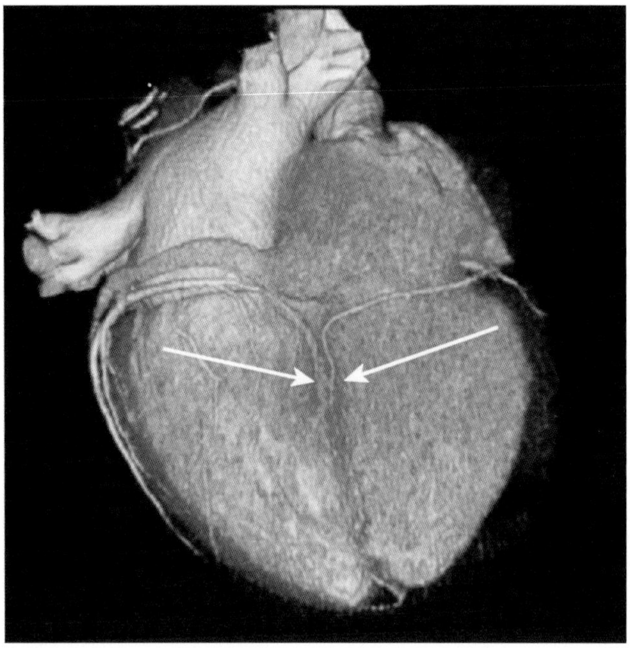

扫码看彩图

1b 答案 A。仅有 10%~20%人群的冠状动脉优势型为均衡型。

参考文献：O'Brien JP，Srichai MB，Hecht EM，et al. Anatomy of the heart at multidetector CT：what the radiologist needs to know. *Radiographics* 2007；27(6)：1569–1582. Review.

Pannu HK，Flohr TG，Corl FM，et al. Current concepts in multi-detector row CT evaluation of the coronary arteries：principles，techniques，and anatomy. *Radiographics* 2003；23：S111–S25. Review.

2 答案 B。三尖瓣比二尖瓣更靠近心尖。心脏倒置时有助于识别瓣膜/心室。房室瓣膜（三尖瓣和二尖瓣）与各自的心室（三尖瓣连于右心室、二尖瓣连于左心室）相连。

参考文献：O'Brien JP，Srichai MB，Hecht EM，et al. Anatomy of the heart at multidetector CT：what the radiologist needs to know. *Radiographics* 2007；27(6)：1569–1582. Review.

Schallert EK，Danton GH，Kardon R，et al. Describing congenital heart disease by using three-part segmental notation. *Radiographics* 2013；33(2)：E33–E46. doi：10.1148/rg.332125086.

3 答案 A。左肺动脉在左主支气管和左肺叶支气管的下方（动脉低于支气管）。右肺动脉在右主支气管的上方（动脉高于支气管），这可以用来判断肺位置异常患者的左、右肺。

参考文献：Lapierre C，Déry J，et al. Segmental approach to imaging of congenital heart disease. *Radiographics* 2010；30(2)：397–411. doi：10.1148/rg.302095112. Review.

Schallert EK，Danton GH，Kardon R，et al. Describing congenital heart disease by using three-part segmental notation. *Radiographics* 2013；33(2)：E33–E46. doi：10.1148/rg.332125086.

4 答案 B。二尖瓣位于最后面。肺动脉瓣位于主动脉前上方。二尖瓣位于主动脉瓣后方。三尖瓣位于最右侧（通常位于脊柱右侧）。

参考文献：Lapierre C，Déry J，Guérin R，et al. Segmental approach to imaging of congenital heart disease.

Radiographics 2010；30(2)：397-411. doi：10.1148/rg.302095112. Review.

Schallert EK，Danton GH，Kardon R，et al. Describing congenital heart disease by using three-part segmental notation. *Radiographics* 2013；33(2)：E33-E46. doi：10.1148/rg.332125086.

5 答案 C。肺动脉瓣的位置最高。正常解剖中，肺动脉瓣位于主动脉瓣的左前上方。

参考文献：Lapierre C，Déry J，Guérin R，et al. Segmental approach to imaging of congenital heart disease. *Radiographics* 2010；30(2)：397-411. doi：10.1148/rg.302095112. Review.

Schallert EK，Danton GH，Kardon R，et al. Describing congenital heart disease by using three-part segmental notation. *Radiographics* 2013；33(2)：E33-E46. doi：10.1148/rg.332125086.

6 答案 B。冠脉窦口的瓣膜是 Thebesian 瓣膜。Eustachian 瓣膜位于下腔静脉。Vieussens 瓣膜位于冠脉窦和心大静脉的交界处。Marshall 韧带是左上腔静脉发育的残余部分。

参考文献：Shah SS，Teague SD，Lu JC，et al. Imaging of the coronary sinus：normal anatomy and congenital abnormalities. *Radiographics* 2012；32(4)：991-1008. doi：10.1148/rg.324105220.

7 答案 A。右心房后壁是界嵴，它是分隔右心房小梁肌与光滑肌的肌肉嵴，常被误认为是右心房的肿块/血栓，但界嵴是正常结构。虽然血栓可能与界嵴有关，但患者通常有中线移位的病史。右心房黏液瘤发生在右心房后壁，通常较大且沿房间隔生长。

参考文献：Malik SB，Kwan D，Shah AB，et al. The right atrium：gateway to the heart—anatomic and pathologic imaging findings. *Radiographics* 2015；35(1)：14-31. doi：10.1148/rg.351130010.

8 答案 B。流入左心房的静脉是右下肺静脉。这可以通过下肺静脉流入位于后方的下肺来确定。任何靠近后肺的静脉都流入下肺。任何从前方流入的静脉都是上肺静脉。弯刀静脉通常会流入右心房/下腔静脉。

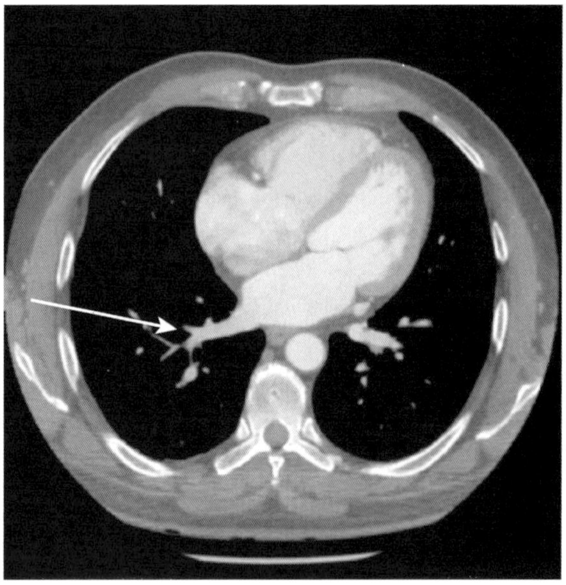

参考文献：Porres DV，Morenza OP，Pallisa E，et al. Learning from the pulmonary veins. *Radiographics* 2013；33(4)：999-1022. doi：10.1148/rg.334125043. Review.

9 答案 A。患者因主动脉狭窄进行了主动脉瓣置换术。该手术适用于不能接受开放性主动脉修补手术的高危患者。经皮瓣膜位于左心室流出道和升主动脉。

参考文献：Leipsic J，Wood D，Manders D，et al. The evolving role of MDCT in transcatheter aortic valve replacement：a radiologists' perspective. *AJR Am J Roentgenol* 2009；193：3，W214-W219.

Mehlman DJ. A guide to the radiographic identification of prosthetic heart valves: an addendum. *Circulation* 1984;69(1):102–105.

10 答案 B。左心房增大且左心耳内有血栓。对于心房颤动反复发作的患者，血栓能够在左心耳内形成，并引起全身性栓塞。

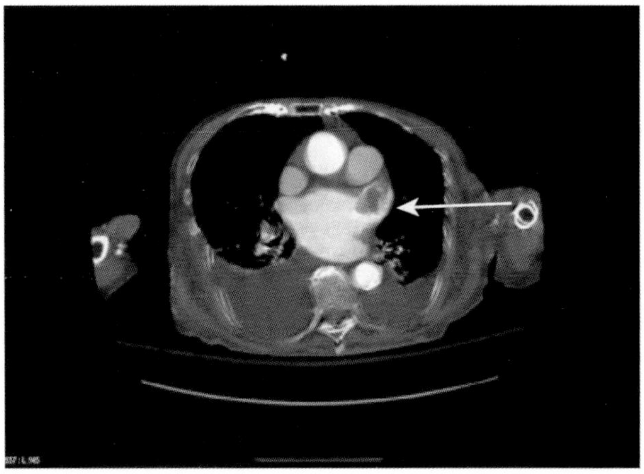

参考文献：Garcia MJ. Detection of left atrial appendage thrombus by cardiac computed tomography. A word of caution. *J Am Coll Cardiol* 2009;2(1):77–79. doi:10.1016/j.jcmg.2008.10.003.

11 答案 B。该患者左上肺静脉回流异常（右边箭头）。异常的静脉流入左头臂静脉，随后流入上腔静脉和右心房。这种引流方式产生了左向右分流。

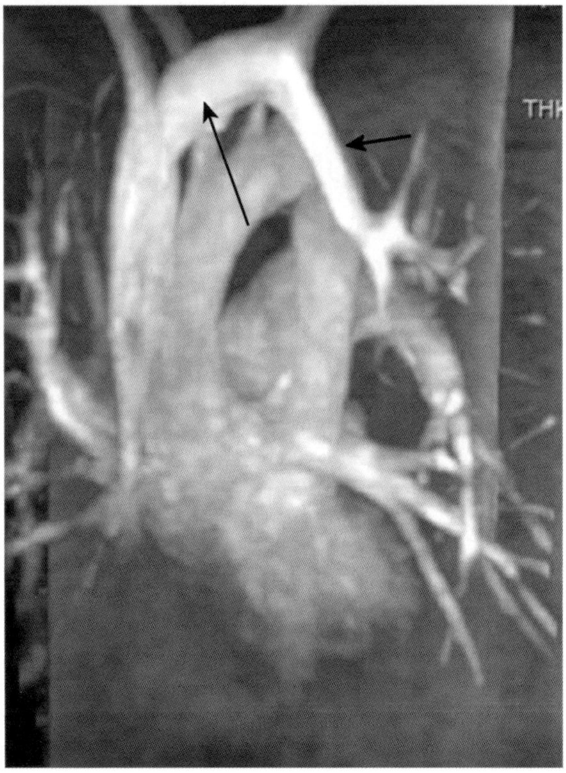

参考文献:Dillman JR,Yarram SG,Hernandez RJ. Imaging of pulmonary venous developmental anomalies. *AJR Am J Roentgenol* 2009;192(5):1272–1285.

12 答案 A。主动脉根部指的是动脉环(环的根部)和窦管交界之间。它包括基底环(主动脉起始处)、主动脉瓣尖和主动脉窦。

参考文献:Charitos EI,Seivers HH. Anatomy of the aortic root:implications for valve-sparing surgery. *Ann Cardiothorac Surg* 2012;2(1):53–56.

13 答案 D。窦房结动脉最常发自于右冠状动脉,并流向室间隔。该动脉也可以起自左回旋支。

参考文献:Kini S,Bis,KG,Weaver L. Normal and variant coronary arterial and venous anatomy on high resolution CT angiography. *AJR Am J Roentgenol* 2007;188(6):1665–1674.

14 答案 D。左心室有两块乳头肌,前外侧和后内间侧乳头肌。前外侧乳头肌由左前降支和左回旋支共同供血。后内侧乳头肌由右冠状动脉供血(右优势患者),因其是单一血管供血,更容易由于心肌梗死而发生破裂。

参考文献:Czarnecki A,Thakrar A,Fang T,et al. Acute severe mitral regurgitation:consideration of papillary muscle architecture. *Cardiovasc Ultrasound* 2008;6:5.

Fradley MG,Picard MH. Rupture of the posteromedial papillary muscle leading to partial flail of the anterior mitral leaflet. *Circulation* 2011;123(9):1044–1045.

15 答案 A。这是一个四腔心平面,显示了右心房、右心室、左心房和左心室。该平面可评估二尖瓣和三尖瓣,右心室游离壁、室间隔和左心室侧壁。

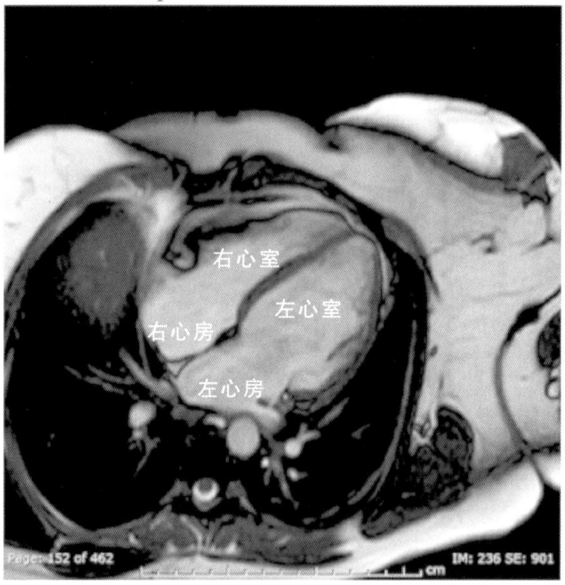

参考文献:Nasif MS,Oliveira AC Jr,Carvalho AC,et al. Cardiac magnetic resonance and its anatomical planes:How do I do it? *Arq Bras Cardiol* 2010;95(6):756–763.

16 答案 C。该结构指的是右心耳。右心耳从右心房向前延伸,包含多个梳状肌。它与升主动脉相邻,位于中线右侧,呈宽的圆锥形。右心耳与心律失常相关,并可作为起搏的靶点。

参考文献:Manolis AS,Varriale P,Baptist SJ. Necropsy study of right atrial appendage:morphology and measurements. *Clin Cardiol* 1988;11:788–792.

17　答案 B。图像显示了二尖瓣脱垂，延伸超过二尖瓣平面后方 2mm。二尖瓣将左心房和左心室分开。

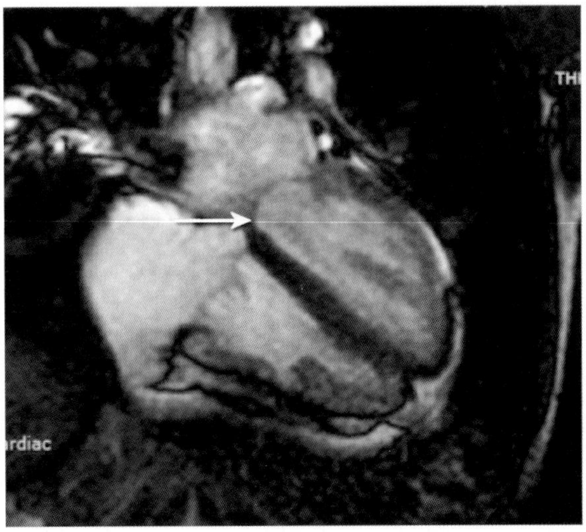

参考文献：Ring L，Rana SB. Anatomy of the mitral valve：understanding the mitral valve complex in mitral regurgitation. *Eur Heart J Cardiovasc Imaging* 2010；11（10）：i3–i9. doi：10.1093/ejechocard/jeq153.

18　答案 A。二尖瓣为双叶结构（前叶和后叶），呈“D”形。前叶比后叶小，通常很薄，厚度< 2mm。二尖瓣叶通过细纤维带与乳头肌相连。

参考文献：Ring L，Rana SB. Anatomy of the mitral valve：understanding the mitral valve complex in mitral regurgitation. *Eur Heart J Cardiovasc Imaging* 2010；11（10）：i3–i9. doi：10.1093/ejechocard/jeq153.

19　答案 A。箭头所示是房间隔。房间隔指向无冠瓣。该图中，左冠瓣和右冠瓣是融合的。

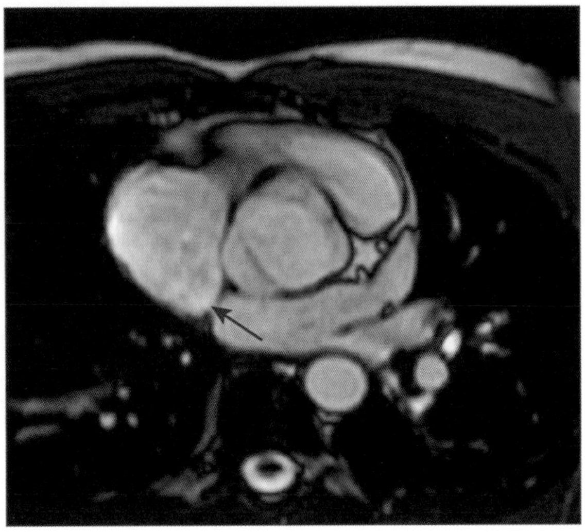

参考文献：Ziad FI，John MM，Douglas PZ. *Clinical arrhythmology and electrophysiology：A companion to Braunwald's heart disease series*. Saunders W.B.：582.

20　答案 A。该图显示了右房室沟内的动脉瘤。动脉瘤对右心房和右心室产生轻微的占位效应。

参考文献：Halpern EJ. *Clinical cardiac CT：anatomy and function*. Thieme，2011.

21 答案 C。该患者的心包钙化。心包钙化最常继发于感染。其他原因包括出血、尿毒症、肿瘤或自身免疫综合征。

参考文献：Czum JM，Silas AM，Althoen MC. Evaluation of the pericardium with CT and MR. *ISRN Cardiol* 2014；2014：174908. doi：10.1155/2014/174908.

22 答案 B。箭头所示处是心中静脉。心中静脉也可称为后室间静脉，与后室间沟内的后降支伴行。冠状窦流入右心房。

参考文献：Habib A，Lachman N，Christensen KN，et al. The anatomy of the coronary sinus venous system for the cardiac electrophysiologist. *Europace* 2009；11（Suppl 5）：v15–v21. doi：10.1093/europace/eup270.

23 答案 B。室间隔由膜部和肌部组成。室间隔的主要部分是膜部，将左、右心室分开。室间隔的最上方和后方是膜部，它在心脏基底部，位于肌部的流入道和流出道之间，并位于主动脉瓣右尖瓣和无冠瓣的下方。

参考文献：Minette MS，Sahn DJ. Ventricular septal defects. *Circulation* 200614；114（20）：2190–2197.

24 答案 D。该图显示的是左冠状动脉主干的正常分支：左前降支和左回旋支。第一钝缘支起自左回旋支，钝缘支通常供应下侧壁。

参考文献：Kini SKG，Bis KG，Weaver L. Normal and variant coronary arterial and venous anatomy on high-resolution CT angiography. *Am J Roentgenol* 2007；188（6）：1665–1674.

25 答案 A。该冠状动脉是右冠状动脉，并发出后降支动脉（蓝色箭头所示）、左室后支（红色箭头所示）和圆锥支（黄色箭头所示）。该图是右冠状动脉的“C”视图，可以通过使用多平面重建来模拟血管造影左前斜位视图获得。

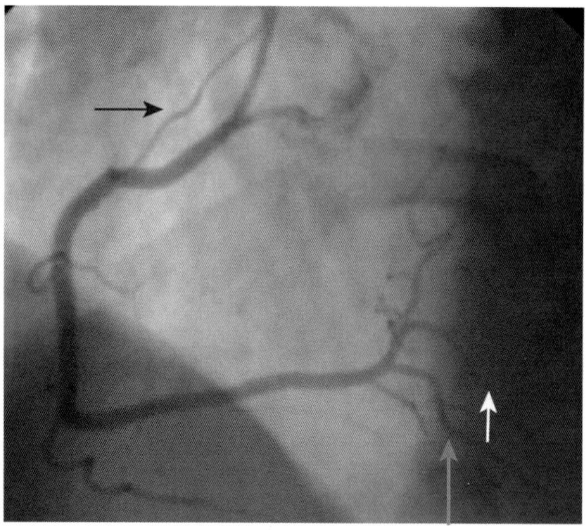

扫码看彩图

参考文献：Kern M. Angiographic projections made simple：an easy guide to understanding oblique views. Cath Lab Digest 2011；19（8）.

26 答案 C。该结构指的是 Marshall 韧带。Marshall 韧带是位于左心耳口与左上肺静脉之间的正常结构。它是左侧上腔静脉在胚胎期的残留，如果增大，在图像上会类似于肿块或血栓。

参考文献：Ho SY，Cabrera JA，Sanchez-Quintana D. Advances in arrhythmia and electrophysiology：left atrial anatomy revisited. *Circ Arrhythm Electrophysiol* 2012；5：220–228. doi：10.1161/CIRCEP.111.962720.

27 答案 C。该右前斜位图显示了左冠状动脉主干分为了左前降支和左回旋支。蓝色箭头所示是左前降支，绿色箭头所示是左回旋支。钝缘支和对角支分别用黄色和红色标注。

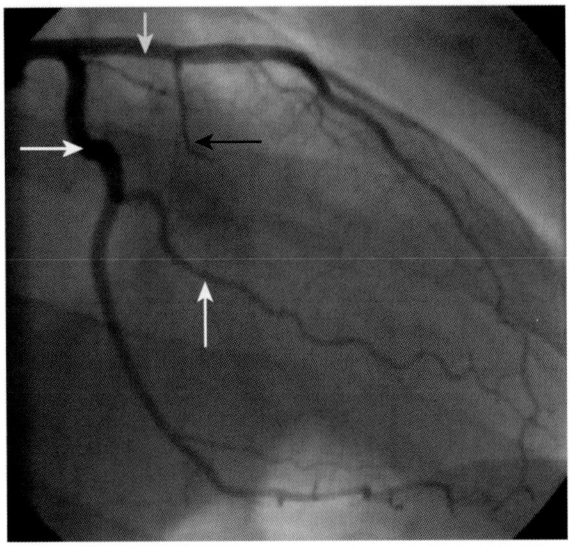

扫码看彩图

28 答案 A。左心室有两个乳头肌，前外侧和后内侧乳头肌。箭头所示处是前外侧乳头肌。二尖瓣通过细的腱索与乳头肌相连。

参考文献：Moore KL，Dalley AF，Agur AM. *Clinically oriented anatomy*，3rd ed. Baltimore，MD：Lippincott Williams & Wilkins，2007.

第 3 章 心脏影像学及生理学

问题

1a 患者,男,50 岁,接受 64 层 CT 心电门控 CTA 检查。灰色框显示心动周期中用于图像重建的时相,这个时相的特征是:

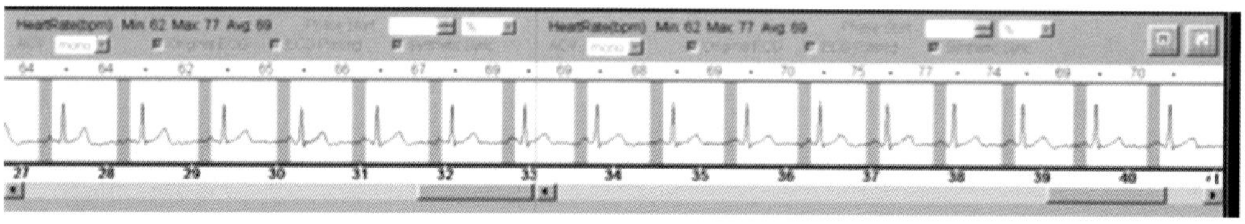

扫码看彩图

A.心房舒张　　B.二尖瓣打开

C.三尖瓣关闭　　D.心室收缩

1b 患者,男,50 岁,接受 64 层 CT 心电门控 CTA 检查。灰色框显示心动周期中用于图像重建的时相。为什么使用这种方法?

A.允许计算射血分数　　B.改善时间分辨率

C.降低高心率的影响　　D.减少辐射剂量

1c 该患者行心脏 CTA 检查时,可以通过以下哪种方法降低辐射剂量?

A.减小螺距　　B.采用回顾性门控

C.增加 mAs　　D.降低 kVp

2a 下图显示的异常与以下哪项有关?

A.射血分数>55%　　B.二尖瓣叶延长

C.左心室壁增厚　　D.室壁运动异常

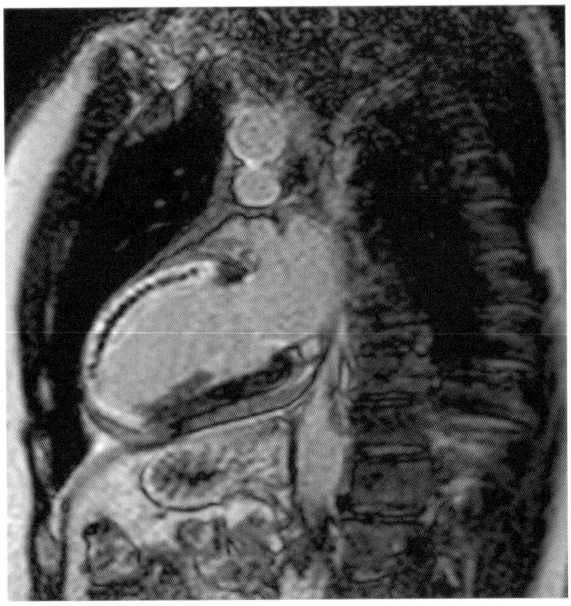

2b 左心室射血分数严重下降时低于下列哪个值?

A. 55%　　B. 50%

C. 45%　　D. 40%

E. 35%

3a 根据下图所示,下列哪项正确?

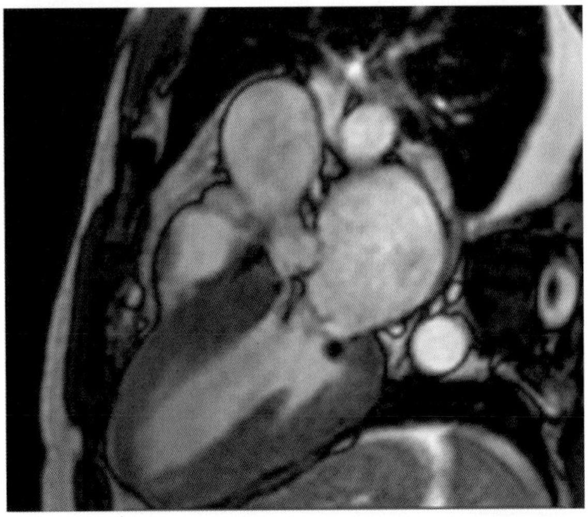

A.左心室充盈压降低　　B.升主动脉扩张

C.左心室流出道狭窄　　D.主动脉瓣增厚

3b 肥厚型梗阻性心肌病患者的左心发生了以下哪种生理变化?

A.心肌质量减少　　B.左心房压力升高

C.左心室顺应性增加　　D.心房搏动减少

3c 肥厚型梗阻性心肌病患者的左心室改变中,下列哪项与心源性猝死最相关?

A.舒张功能障碍　　B.二尖瓣叶延长

C.二尖瓣关闭不全　　D.室间隔增厚

4 以下哪项正确描述了心室的等容收缩？

A.对应于 QRS 波群的波谷　　B.二尖瓣和三尖瓣开放

C.心室压力增加　　D.心室容积减少

5 以下哪项是心房收缩的特征？

A.对应心电图上的 T 波　　B.贡献心室容积的 20%~30%

C.降低心房压力　　D.与早期心室收缩重叠

E.增加后负荷

6 以下哪种情况会增加心室前负荷？

A.心房收缩减弱　　B.心室顺应性降低

C.深吸气　　D.心率加快

E.结扎动-静脉瘘　　F.降低心房压力

7 相位对比 CMR 出现卷积重叠时，角位移有何变化？

A. > 120°且该像素内的流速错配　　B. > 150°且该像素内的流速错配

C. > 180°且该像素内的流速错配　　D. > 210°且该像素内的流速错配

8 患者准备行心脏 CTA 检查，口服了 100mg 美托洛尔片剂。下列哪项描述了美托洛尔的作用机制？

A.增加心率　　B.刺激 β1 受体

C.发挥正性肌力作用　　D.是心脏选择性 β 受体阻滞剂

9a 以下哪项是下图所示疾病的诊断依据？

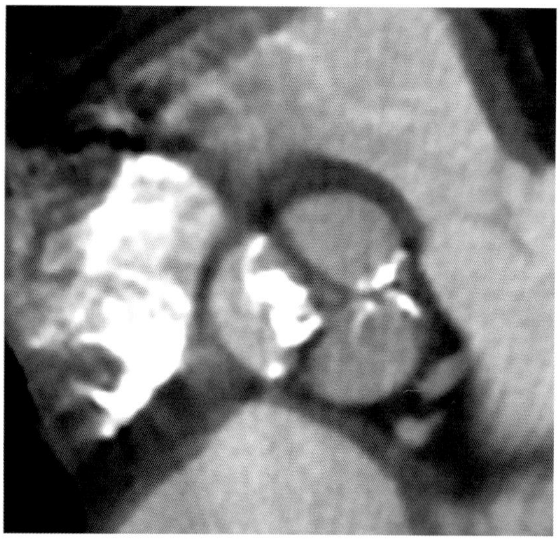

A.瓣膜面积为 1.3cm²　　B.瓣膜钙分数为 2000 分

C.速度梯度为 45mmHg（1mmHg≈0.133kPa）　　D.射流速度为 3m/s

E.二瓣化畸形

9b 上述患者有主动脉瓣狭窄并进行了 CMR 检查，计算通过瓣膜的血流速度为 150cm/s。在该速度下，压力梯度估计是：

A. 5.5mmHg　　B. 6mmHg

C. 8mmHg　　D. 9mmHg

10a　下图为舒张期采集的图像，以下哪项是正确诊断？

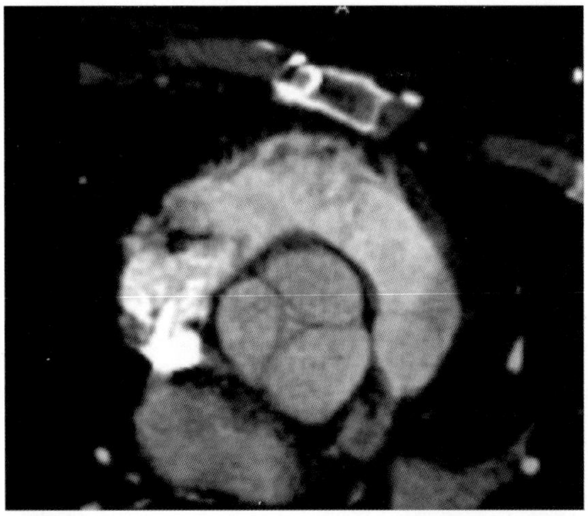

A.主动脉瓣狭窄　　B.二叶主动脉瓣
C.舒张末期容积增加　　D.肺动脉瓣关闭不全
E.肺动脉瓣狭窄

10b　主动脉瓣关闭不全可用相位对比 MRI 定量。以下哪项表示严重的主动脉瓣关闭不全？
A.二叶主动脉瓣　　B.扩张的左心室测量值为 6.5cm
C.反流容积为 65mL　　D.主动脉瓣面积为 $0.9cm^2$

11a　下图伪影产生的原因是什么？

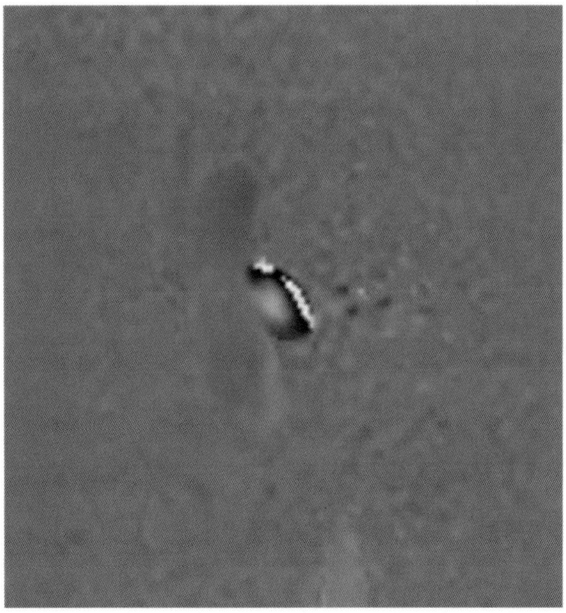

A.不正确的反转时间　　B.不正确的速率图
C.脂肪饱和不完全　　D.时间分辨率太高
E.空间分辨率太低

11b 相位对比 CMR 序列产生下列哪两组图像？

A.幅度图和相位速度图　　B.幅度图和体积图

C.幅度图和速度梯度图　　D.幅度图和压力梯度图

12 给患者静脉注射 β 受体阻滞剂，准备行心脏 CTA 检查。该药物对 Frank-Starling 曲线有什么影响？

A. Frank-Starling 曲线将向上和向右移动　　B. Frank-Starling 曲线将向下和向右移动

C. Frank-Starling 曲线将向上和向左移动　　D. Frank-Starling 曲线将向下和向左移动

13a 下图为冠状静脉 CT 造影，由该图可以观察到冠状窦与哪个结构之间有异常连接？

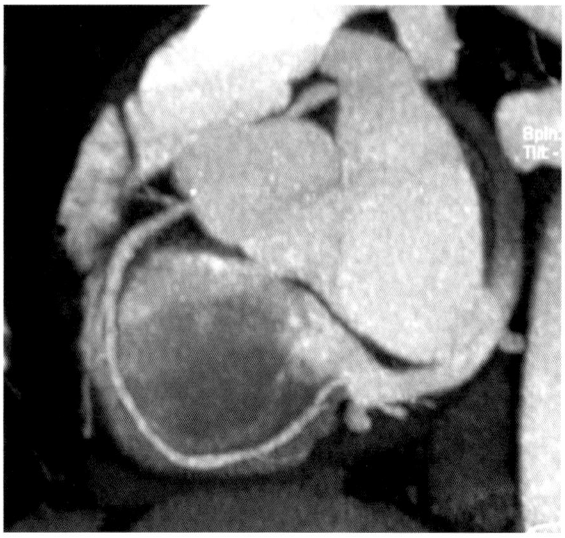

A.左心房　　B.左旋支

C.右心房

13b 上述患者进行 CMR 检查以确定左向右分流，计算的 Qp/Qs 为 1.2，下一步该进行什么治疗？

A.无须进一步治疗　　B.经皮心脏介入

C.手术治疗　　D.负荷超声心动图

14 对 1 例核医学负荷试验阳性的患者行冠状动脉 CT 扫描检查，结果如下图所示。负荷试验显示的灌注缺损应累及哪些血管区域？

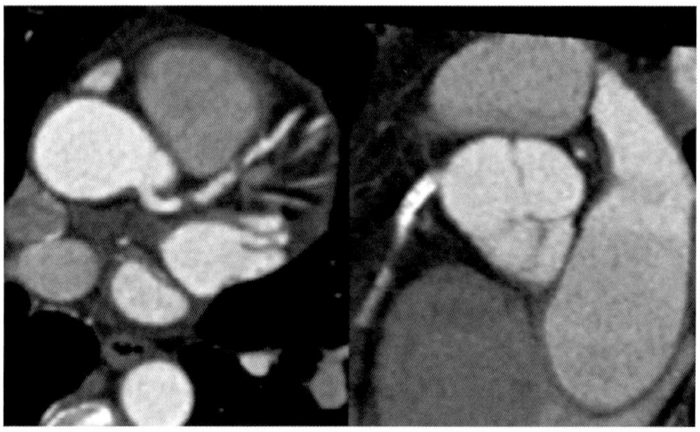

A.左前降支　　B.左回旋支

C.左前降支和左回旋支　　D.左回旋支和右冠状动脉

E.左回旋支、左前降支和右冠状动脉

15a 核医学负荷试验阳性的患者行冠状动脉 CT 扫描检查，结果如下图所示。负荷试验显示的灌注缺损应累及哪些血管区域？

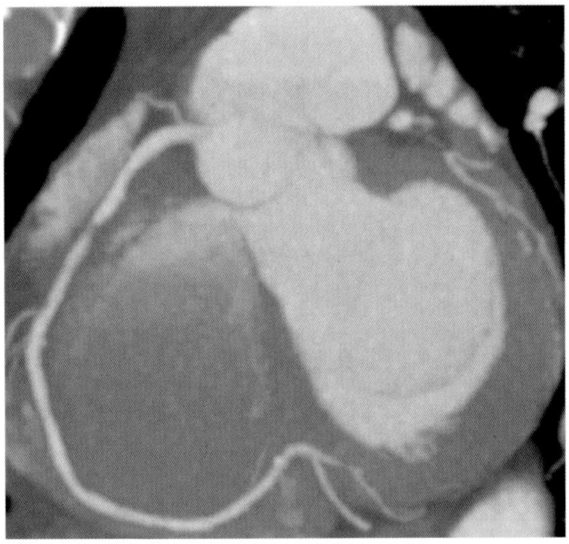

A.左前降支　　B.左回旋支
C.左前降支和左回旋支　　D.右冠状动脉
E.左回旋支、左前降支和右冠状动脉

15b 冠状动脉非开口节段出现血流限制性狭窄时，心脏 CTA 显示的狭窄程度要达到多少？

A. 40%　　B. 50%
C. 60%　　D. 70%

16 患者在行心脏 CTA 检查前，遵医嘱舌下含服硝酸甘油。但患者出现头痛症状，要求医生说明用药的目的。如何向患者解释？

A.减少冠状动脉的运动　　B.改善冠状动脉的成像质量
C.改善心室功能　　D.减少辐射剂量

17 一位患有严重哮喘和 2 型糖尿病的不典型胸痛患者将行心脏 CTA 检查，静息心率为 50 次/分。该患者在过去 24 小时内服用西地那非。该患者能否使用舌下硝酸甘油？

A.不，可诱发严重低血压　　B.不，可诱发心律失常
C.不，可增加前负荷　　D.不，可导致呼吸停止

18 下图所示的疾病是：

A.左回旋支发育异常　　B.假性室壁瘤
C.右冠状动脉优势　　D.左前降支包裹心尖

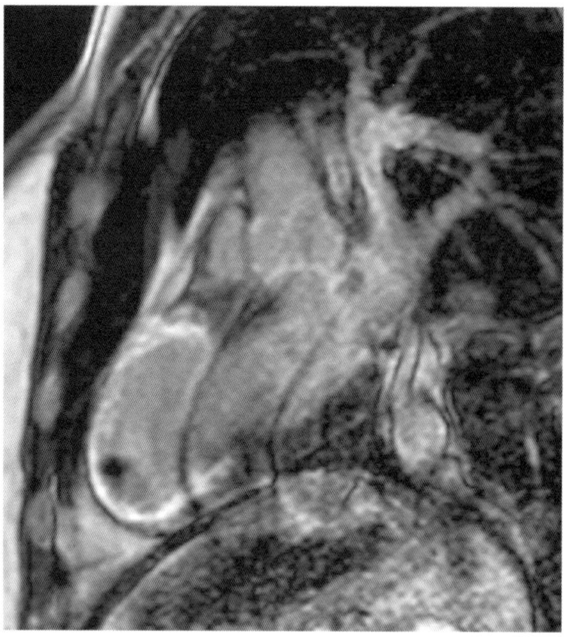

19a 1 例患者在发现超声心动图异常后接受了 MRI 检查,结果如下图所示。正确的诊断是:

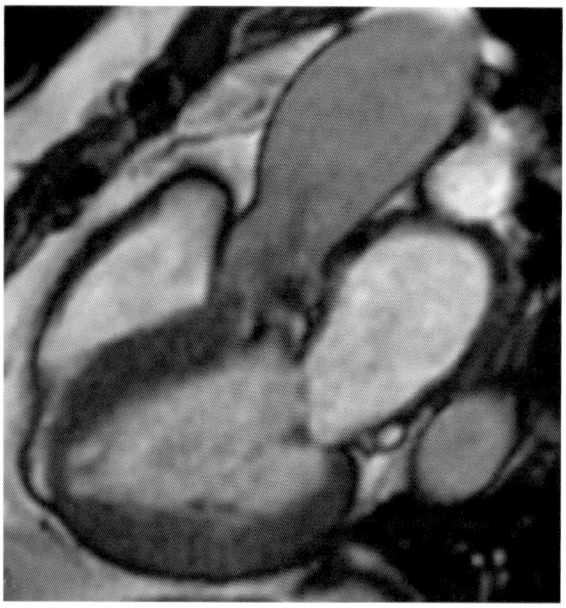

A.肥厚型心肌病
B.左心室致密化不全
C.二尖瓣脱垂
D.主动脉瓣下隔膜

19b 主动脉瓣下隔膜如何影响心脏血流动力学?

A.流经左心室流出道的血流均匀
B.增加后负荷
C.增加左心室射血分数
D.对二尖瓣反流无影响
E.减少收缩力

20 完成 CMR 后需要报告射血分数。某患者收缩末期容积为 40mL，舒张末期容积为 100mL，每搏输出量为 60mL，心肌质量为 65g。射血分数是：

A. 40%　　B. 55%
C. 60%　　D. 65%
E. 70%

21 心房颤动是最常见的心律失常。心房颤动患者的异位电刺激病灶压制了下列哪项正常心脏结构的功能？

A.房室结　　B.希氏束
C.浦肯野纤维　　D.窦房结

22 需对转诊患者行 CMR 以确定左心室心肌质量。心肌质量如何计算？

A.(心外膜心肌容积–心内膜心肌容积)×心肌密度
B.(心内膜心肌容积–心外膜心肌容积)×心肌密度
C.(心外膜心肌容积)×心肌密度
D.(心内膜心肌容积)×心肌密度

23 以下关于舒张功能障碍的描述，哪项最准确？

A.与超声心动图相比，CMR 在确定诊断方面有优势
B.在疾病早期，左心室充盈率降低
C.左心房大小正常
D.射血分数减低

24 患者，男，55 岁，准备行 CMR 并测量左心室大小。左心室扩张的最小值是：

A. 5.0cm　　B. 5.5cm
C. 6.0cm　　D. 6.5cm

25a 1 例患者行门控心脏 CTA 检查时发现心内肿块，如下图所示，该肿块会引起下列哪项病理变化？

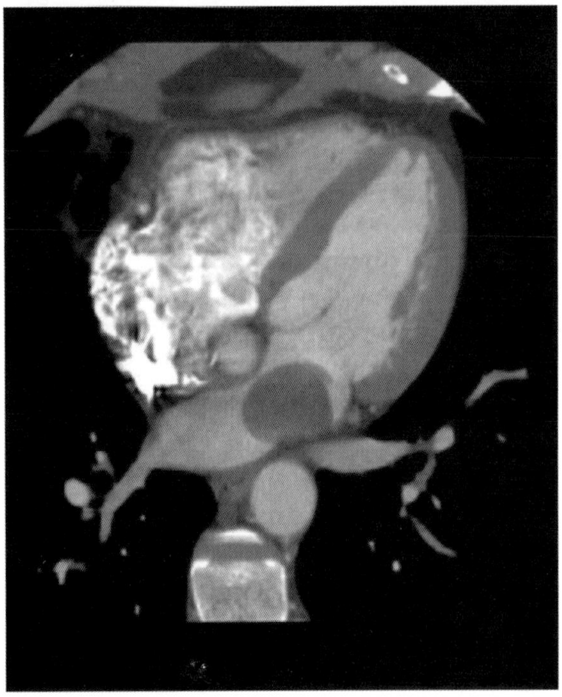

A.左心室流出道梗阻　　B.肺静脉梗阻

C.上腔静脉梗阻　　D.三尖瓣梗阻

25b 该肿块阻塞肺静脉流入,导致肺水肿。下列哪项表示正常的肺静脉楔压?

A. 10mmHg　　B. 20mmHg

C. 30mmHg　　D. 40mmHg

26 患者,男,55 岁,行 CMR 定量评估主动脉瓣关闭不全。预计会出现以下哪种情况?

A.保持每搏输出量　　B.前负荷增加

C.心腔容积减小　　D.保持后负荷

E.等容舒张无变化

27 一位 28 岁的自行车竞技运动员行 CMR。该运动员的心脏可能发生哪些形态变化?

A.心腔减小和室壁变薄　　B.心腔增大和室壁增厚

C.心腔增大和室壁变薄　　D.心腔大小和壁厚无变化

答案与解析

1a 答案 B。该图像显示的是心脏 CTA 扫描时记录的心电图。灰色框对应心室舒张末期，即心室收缩前。在舒张末期，二尖瓣和三尖瓣打开，心房产生一个很小的收缩使心室充盈。收缩期的心室收缩对应 QRS 波群。

参考文献：Klabunde R. *Cardiovascular physiology concepts*. Lippincott Williams & Wilkins，2011：62–63. ISBN–10：1451113846.

1b 答案 D。使用前瞻性触发扫描可减少辐射剂量。在前瞻性触发过程中，仅采集心动周期中的一小段（通常为舒张期）数据，而心动周期的其余部分不采集、无辐射。回顾性门控扫描采集整个心动周期数据，导致较高的辐射剂量。

参考文献：Hirai N，et al. Prospective versus retrospective ECG-gated 64-detector coronary CT angiography：assessment of image quality，stenosis，and radiation dose. *Radiology* 2008；248（2）：424–430. doi：10.1148/radiol.2482071804.

Menke J，et al. Head-to-head comparison of prospectively triggered vs retrospectively gated coronary computed tomography angiography：meta-analysis of diagnostic accuracy，image quality，and radiation dose. *Am Heart J* 2013；165（2）：154–163. doi：10.1016/j.ahj.2012.10.026.

1c 答案 D。该减少 mAs、降低 kVp、采用前瞻性触发、缩短扫描长度都可减少辐射剂量。减小螺距将增加扫描区域的辐射剂量。

参考文献：Labounty TM，et al. Coronary CT angiography of patients with a normal body mass index using 80 kVp versus 100 kVp：a prospective，multicenter，multivendor randomized trial. *AJR Am J Roentgenol* 2011；197（5）：W860–W867. doi：10.2214/AJR.11.6787.

Leipsic J，et al. A prospective randomized controlled trial to assess the diagnostic performance of reduced tube voltage for coronary CT angiography. *AJR Am J Roentgenol* 2011；196（4）：801–806. doi：10.2214/AJR.10.5786.

2a 答案 D。图像显示左前降支供血区因急性心肌梗死伴微血管阻塞导致延迟强化，无心肌变薄提示急性心肌梗死。心肌梗死和延迟增强与室壁运动异常和心室功能下降有关。

参考文献：Boagert J，et al. Remote myocardial dysfunction after acute anterior myocardial infarction：impact of left ventricular shape on regional function：a magnetic resonance myocardial tagging study. *J Am Coll Cardiol* 2000；35（6）：1525–1534. doi：10.1016/S0735–1097（00）00601–X.

Marra MP，Lima JAC，Iliceto S. MRI in acute myocardial infarction. *Eur Heart J* 2011；32（3）：284–293. doi：http://dx.doi.org/10.1093/eurheartj/ehq409. First published online：26 November 2010. doi：10.1016/S0735–1097（00）00601–X.

2b 答案 E。严重射血分数下降指其测量值不到 35%。射血分数严重降低的患者心律失常风险较高，可能需要放置心电装置。

3a 答案 C。CMR 三腔心层面显示左心室流出道狭窄。左心室流出道显示去相位伪影，表明存在湍流和血流速度升高，诊断为肥厚型心肌病。

参考文献：Bogaert J，Olivotto I. MR Imaging in Hypertrophic Cardiomyopathy：from Magnet to Bedside. *Radiology* 2014；273（2）：329–348. doi：10.1148/radiol.14131626.

Chun EJ, et al. Hypertrophic cardiomyopathy: assessment with MR imaging and multidetector CT. *Radiographics* 2010; 30(5): 1309–1328. doi: 10.1148/rg.305095074.

3b 答案 B。肥厚型梗阻性心肌病患者心肌质量增加，二尖瓣叶延长，左心室顺应性降低。心肌质量增加使血液在舒张期间难以充满左心室，并导致舒张功能障碍。舒张功能不全的患者左心房压力增加，左心房收缩，试图进一步填充左心室。

参考文献：Bogaert J, Olivotto I. MR Imaging in Hypertrophic Cardiomyopathy: from Magnet to Bedside. *Radiology* 2014; 273(2): 329–348. doi: 10.1148/radiol.14131626.

Chun EJ, et al. Hypertrophic cardiomyopathy: assessment with MR imaging and multidetector CT. *Radiographics* 2010; 30(5): 309–1328. doi: 10.1148/rg.305095074.

3c 答案 D。肥厚型梗阻性心肌病患者有心脏猝死的危险。与心源性死亡最相关的特征包括既往心脏骤停、反复晕厥、心源性死亡家族史、左心室肥厚(壁厚>30mm)和左心室流出道压力升高(30mmHg)。

参考文献：Bogaert J, Olivotto I. MR Imaging in Hypertrophic Cardiomyopathy: from Magnet to Bedside. *Radiology* 2014; 273(2): 329–348. doi: 10.1148/radiol.14131626.

Chun EJ, et al. Hypertrophic cardiomyopathy: assessment with MR imaging and multidetector CT. *Radiographics* 2010; 30(5): 1309–1328. doi: 10.1148/rg.305095074.

Frenneaux MP. Assessing the risk of sudden cardiac death in a patient with hypertrophic cardiomyopathy. *Heart* 2004; 90(5): 570–575. doi: 10.1136/hrt.2003.020529.

4 答案 C。心室等容收缩时，心室内压力升高，但心室内容积不变。等容收缩时，三尖瓣和二尖瓣关闭。然而，心室内的压力小于体循环压力，因此，主动脉瓣和肺动脉瓣关闭。

参考文献：http://www.cvphysiology.com/Heart%20Disease/HD002b.htm

http://www.austincc.edu/emeyerth/isovolum.htm

5 答案 B。心房收缩期，心房内的少量肌肉收缩，与心电图上的“P”波对应。在心房收缩期，心房收缩，心室压力降低，20%~30%的血液流入心室。因此，心房收缩有助于增加心室容积，增加前负荷，而不是增加后负荷。

参考文献：http://www.cvphysiology.com/Heart%20Disease/HD002a.htm

6 答案 C。前负荷由心室内的血容量决定。能够增加中心静脉回流的因素也会增加心室血容量，从而增加前负荷。心肌顺应性降低，心室充盈血液减少。心率加快，心室充盈时间缩短，充盈血量减少。结扎动-静脉瘘减少肺静脉回流，从而减少血容量和前负荷。心房压力降低和心房收缩减弱都可导致充盈心室的血液减少，前负荷降低。

参考文献：Suzanne C, O'Connell S, Bare BG, et al. *Brunner & Suddarth's textbook of medicalsurgical nursing, Volume 1*, 2010: 824.

http://cvphysiology.com/Cardiac%20Function/CF007.htm

7 答案 C。应用相位对比序列采集数据时，应将编码速度设置为大于最大预期速度的值。一旦开始扫描，血液中的质子发生与流速成比例的相移，而静止物质与脉冲没有相移。如果血流速度高于编码速度，相移将大于 180°，出现卷积重叠。只要编码速度大于血流的最快速度，就不会出现卷积重叠。

参考文献：Ferreira PF, et al. Cardiovascular magnetic resonance artefacts. *J Cardiovas Magn Reson* 2013; 15: 41. doi: 10.1186/1532-429X-15-41.

Lee VS. *Cardiovascular MR: Physical principles to practical protocols*. Lippincott Williams & Wilkins,

2006;206.

8 答案 D。美托洛尔是一种 β 受体阻滞剂，可口服或静脉用于心脏 CTA 检查前准备。美托洛尔选择性阻断 β1 受体，患者心率和血压降低，对心脏有净负性肌力作用。

参考文献：Marx JA. "*Cardiovascular drugs*". *Rosen's emergency medicine：concepts and clinical practice*, 8th ed. Philadelphia, PA：Elsevier/Saunders, 2014. Chapter 152.ISBN1455706051.

http://www.nlm.nih.gov/medlineplus/druginfo/meds/a682864.html

9a 答案 C。图像显示严重主动脉瓣狭窄患者心室收缩末期的主动脉瓣三尖瓣。瓣叶增厚钙化，开口明显狭窄。瓣口面积<1.0cm^2（通过瓣膜平面测量），诊断为严重的主动脉瓣狭窄。主动脉狭窄的其他特征值可通过 CMR 量化，包括速度梯度>40mmHg 或射流速度>4.0m/s。

参考文献：Feuchtner G. Imaging of cardiac valves by computed tomography. *Scientifica* 2013;2013:13. Article ID 270579. doi:10.1155/2013/270579.

John AS. Magnetic resonance to assess the aortic valve area in aortic stenosis：how does it compare to current diagnostic standards? *J Am Coll Cardiol* 2003;42 (3):519–526. doi:10.1016/S0735-1097(03)00707-1.

9b 答案 D。压力梯度可采用修正的伯努利方程计算[压力梯度（mmHg）=4（V_{max}）^{2}]，其中最大速度（v_{max}）以米/秒为单位。

V_{max}：150cm/s=1.5m/s

压力梯度=4（1.5m/s）^{2}

压力梯度=9mmHg

参考文献：Feuchtner G. Imaging of cardiac valves by computed tomography. *Scientifica* 2013;2013:13. Article ID 270579. doi:10.1155/2013/270579.

John AS. Magnetic resonance to assess the aortic valve area in aortic stenosis：how does it compare to current diagnostic standards? *J Am Coll Cardiol* 2003;42(3):519–526. doi:10.1016/S0735-1097(03)00707-1.

10a 答案 C。图像为舒张期主动脉瓣，此时，主动脉瓣应完全关闭（完全闭合）。然而，该图像显示主动脉瓣中部有小口。瓣膜未完全闭合是主动脉瓣关闭不全的表现。因为血液会从主动脉回流到心室，所以主动脉瓣关闭不全导致舒张末期容积增加和心室扩张。可采用心脏 MRI 相位对比序列来量化主动脉瓣关闭不全的严重程度。

参考文献：Cawley PJ, et al. Valvular heart disease：changing concepts in disease management cardiovascular magnetic resonance imaging for valvular heart disease technique and validation. *Circulation* 2009;119:468–478. doi:10.1161/CIRCULATIONAHA.107.742486.

Feuchtner G. Imaging of cardiac valves by computed tomography. *Scientifica* 2013;2013:13. Article ID 270579. doi:10.1155/2013/270579

10b 答案 C。主动脉瓣关闭不全可按轻度到重度进行分级。严重的主动脉瓣关闭不全，其每搏反流量>60mL 或反流比率>50%。主动脉瓣关闭不全的其他特征包括降主动脉全舒张期血液反流、瓣叶闭合不全、舒张末期容积增加和心室扩张。

参考文献：Cawley PJ, et al. Valvular heart disease：changing concepts in disease management cardiovascular magnetic resonance imaging for valvular heart disease technique and validation. *Circulation* 2009;119:468–478. doi:10.1161/CIRCULATIONAHA.107.742486.

Maurer G. Aortic regurgitation. *Heart* 2006;92(7):994–1000. doi:10.1136/hrt.2004.042614.

11a 答案 B。图示为相位对比 CMR,该序列产生两组数据(幅度图和相位速度图)。采集数据时,用户设置的编码速度(序列测量的速度范围)值应大于最大预期速度。如果实际速度大于编码速度值,则会发生卷积重叠,这时可改用较高的编码速度值重复采集该序列。

参考文献:Ferreira PF,et al. Cardiovascular magnetic resonance artefacts. *J Cardiovas Magn Reson* 2013;15:41. doi:10.1186/1532-429X-15-41.

Lee VS. *Cardiovascular MR:Physical principles to practical protocols*. Lippincott Williams & Wilkins, 2006:206.

11b 答案 A。相位对比 CMR 采集、获得两组数据(幅度图和相位速度图)。

参考文献:Ferreira PF,et al. Cardiovascular magnetic resonance artefacts. *J Cardiovas Magn Reson* 2013;15:41. doi:10.1186/1532-429X-15-41.

Lee VS. *Cardiovascular MR:Physical Principles to practical protocols*. Lippincott Williams & Wilkins, 2006:206.

12 答案 B。β 受体阻滞剂是负性肌力药,可降低心肌收缩力。Frank-Starling 曲线是一个图形工具,可显示心率或每搏输出量变化对心输出量的影响。服用 β 受体阻滞剂将降低收缩力和心率,曲线向下和向右移动。正性肌力则导致曲线向上、向左移动。

参考文献:Marx JA. "*Cardiovascular drugs*". *Rosen's emergency medicine:Concepts and clinical practice*, 8th ed. Philadelphia,PA:Elsevier/Saunders,2014. Chapter 152.ISBN1455706051.

http://www.nlm.nih.gov/medlineplus/druginfo/meds/a682864.html

http://www.cvphysiology.com/Cardiac%20Function/CF003.htm

13a 答案 A。图示一例无顶冠状窦,左心房和冠状窦之间有异常连接。左心房与右心房之间通过该连接形成左向右分流。无顶冠状窦常伴有左上腔静脉。

参考文献:Kim H,Choe YH,Park SW,et al. Partially unroofed coronary sinus:MDCT and MRI findings. *AJR Am J Roentgenol* 2010;195(5):W331-W336. doi:10.2214/AJR.09.3689. Ootaki Y,et al.

Unroofed coronary sinus syndrome:diagnosis,classification and surgical treatment. *J Thorac Cardiovas Surg* 2003;126(5):1655-1656.

13b 答案 A。Qp/Qs 是肺循环与体循环流量之比,通过相位对比序列测量肺动脉和主动脉的血流量获得。Qp/Qs 值≥1.5,提示分流量过大,需要干预。

参考文献:Kim H,Choe YH,Park SW,et al. Partially unroofed coronary sinus:MDCT and MRI findings. *AJR Am J Roentgenol* 2010;195(5):W331-W336. doi:10.2214/AJR.09.3689. Ootaki Y,et al.

Unroofed coronary sinus syndrome:diagnosis,classification and surgical treatment. *J Thorac Cardiovas Surg* 2003;126(5):1655-1656.

Rajiah P,Kanne JP. Cardiac MRI:Part 1,cardiovascular shunts. *AJR Am J Roentgenol* 2011;197(4):W603-W620. doi:10.2214/AJR.10.7257.

14 答案 C。患者的右冠状动脉有支架。左冠状动脉主干有非钙化斑块,管腔狭窄程度约为50%。左冠状动脉主干或任一冠状动脉开口狭窄≥50%将导致血流显著减少(显著狭窄)。左冠状动脉主干分出左前降支和左回旋支,因此,左冠状动脉主干狭窄将导致左前降支和左回旋支的供血区域出现灌注缺损。

参考文献:Fathala A. Myocardial perfusion scintigraphy:techniques,interpretation,indications and reporting. *Ann Saudi Med* 2011;31(6):625-634. doi:10.4103/0256-4947.87101.

Kinis S, et al. Normal and variant coronary arterial and venous anatomy on high-resolution CT angiography. *AJR Am J Roentgenol* 2007; 188: 1665–1674.

15a 答案 D。图示右冠状动脉近段非钙化斑块，管腔狭窄>70%，该显著狭窄可能导致相应区域灌注缺损。

参考文献：Fathala A. Myocardial perfusion scintigraphy: techniques, interpretation, indications and reporting. *Ann Saudi Med* 2011; 31(6): 625–634. doi: 10.4103/0256–4947.87101.

Kinis S, et al. Normal and variant coronary arterial and venous anatomy on high-resolution CT angiography. *AJR Am J Roentgenol* 2007; 188: 1665–1674.

15b 答案 D。CTA 显示非左、右冠状动脉开口和左冠状动脉主干的狭窄程度>70%，提示血流明显受限。

参考文献：Kinis S, et al. Normal and variant coronary arterial and venous anatomy on highresolution CT angiography. *AJR Am J Roentgenol* 2007; 188: 1665–1674.

http://www.scct.org/advocacy/coverage/PubGuidelines.pdf

16 答案 B。舌下服用硝酸甘油可扩张冠状动脉，提高冠状动脉成像质量，尤其有助于改善冠状动脉远端分支的显影。β 受体阻滞剂可减少冠状动脉的运动。目前尚无常规药物用于改善心室功能或减少辐射剂量。

参考文献：Chun EJ, et al. Effects of nitroglycerin on the diagnostic accuracy of electrocardiogramgated coronary computed tomography angiography. *J Comput Assist Tomogr* 2008; 32(1): 86–92. doi: 10.1097/rct.0b013e318059befa.

Decramer I, et al. Effects of sublingual nitroglycerin on coronary lumen diameter and number of visualized septal branches on 64–MDCT angiography. *Am J Roentgenol* 2008; 190: 219–225.

17 答案 A。对于 24 小时内服用西地那非的患者，不应使用舌下硝酸甘油，以避免继发严重低血压。舌下服用硝酸甘油可扩张冠状动脉，提高成像质量。如果患者服用了西地那非，由于药物的半衰期较长、存在低血压风险，至少 48 小时后才能服用舌下硝酸甘油。

参考文献：Cheitlin MD, Hutter AM, Brindis RG, et al. ACC/AHA Expert Consensus Document. Use of sildenafil (viagra) in patients with cardiovascular disease. *Circulation* 1999; 99: 168–177. doi: 10.1161/01.CIR.99.1.168.

Kloner RA, et al. Time course of the interaction between tadalafil and nitrates. *J Am Coll Cardiol* 2003; 42(10): 1855–1860.

18 答案 D。图示为左心室的双腔视图，从基底部到心尖的前壁及心尖部下壁广泛延迟强化，下壁的其余部分正常。左前降支包裹心尖，可发生上述区域的心肌梗死。右冠状动脉区域梗死不引起前壁广泛受累。发育异常的左回旋支梗死可累及下外侧壁，这与图片所示不符。

参考文献：Hoyt J. Left anterior descending artery length and coronary atherosclerosis in apical ballooning syndrome (Takotsubo/stress induced cardiomyopathy). *Int J Cardiol* 2010; 145(1): 112–115. doi: 10.1016/j.ijcard.2009.06.018. Epub 2009 Jul 1.

Kinis S, et al. Normal and variant coronary arterial and venous anatomy on high-resolution CT angiography. *AJR Am J Roentgenol* 2007; 188: 1665–1674.

19a 答案 D。三腔心平面的平衡稳态图像显示主动脉瓣下方存在线性低信号结构，延伸到左心室流出道，最可能的诊断是主动脉瓣下隔膜。二尖瓣、心肌和室间隔都正常。主动脉瓣下隔膜可阻塞左心室流出道,如有症状可切除,治疗后可能复发,可伴发先天性心脏病(室间隔缺损、动脉导管未闭和主动脉缩窄)。

参考文献:Tarcin OT, et al. Discrete subaortic stenosis. *Tex Heart Inst J* 2003;30(4):286–292.

http://www.uptodate.com/contents/subvalvar-aortic-stenosis-subaortic-stenosis

19b 答案 B。主动脉瓣下隔膜可阻碍流经主动脉瓣的血流,其生理作用类似于主动脉瓣狭窄。隔膜可引起左心室流出道发生湍流,通过瓣膜的流量减少,导致射血分数降低。如果梗阻持续时间较长或梗阻严重可导致二尖瓣反流增加。对心脏收缩力无影响。

参考文献:Aboulhosn J, Child JS. Left ventricular outflow obstruction:subaortic stenosis, bicuspid aortic valve, supravalvar aortic stenosis, and coarctation of the Aorta. *Circulation* 2006;114:2412–2422. doi:10.1161/CIRCULATIONAHA.105.592089.

http://www.cardioaccess.com/OpImages/Diagrams/diagSM.html

20 答案 C。射血分数计算公式如下:

射血分数=[(舒张末期容积–收缩末期容积)/舒张末期容积]×100%。

射血分数=(100–40)/100×100%。

射血分数=60%。

舒张末期,心室容积最大,收缩末期;心室容积最小。两者之差即为每搏输出量。

参考文献:Guyton AC, Hall JE. *Textbook of medical physiology*, 11th ed. Elsevier Saunders, 2006:108. ISBN 0-7216-0240-1.

21 答案 D。心房颤动是最常见的持续性心律失常,其发病率随着年龄的增长而增加。心房颤动可引发脑卒中,20%~25%的脑卒中由心房颤动引起。心房颤动时,肺静脉口、冠状窦或沿心房分布的致心律失常病灶不断以混乱的方式激活心房。从窦房结开始的正常电信号传导过程发生短路,导致到达房室结和心室的电脉冲信号过多,心室跳动过快(>100 次/分)。

参考文献:Schotten U, et al. Pathophysiological mechanisms of atrial fibrillation:a translational appraisal. *Am Physiol Soc* 2011;91(1):265–325. doi:10.1152/physrev.00031.2009.

Waktare J. Cardiology patient page:atrial fibrillation. *Circulation* 2002;106:14–16. doi:10.1161/01.CIR.0000022730.66617.D9.

22 答案 A。在心脏 MRI 中,心外膜和心内膜容积之差乘以心肌密度(1.05g/mL)等于心肌质量。心脏 MRI 可完整显示心肌和理想的空间分辨率,能够准确地量化心肌质量。

参考文献:Bezante GP, et al. Left ventricular myocardial mass determination by contrast enhanced colour Doppler compared with magnetic resonance imaging. *Heart* 2005;91(1):38–43. doi:10.1136/hrt.2003.023234.

Higgins CB, Sakuma H. Heart disease:functional evaluation with MR imaging. *Radiology* 1996;199:307–315.

23 答案 B。由于心室僵硬或心室松弛不良,在心室舒张期,左心室不能充满血液,发生舒张功能障碍。导致每搏输出量和舒张末期容积降低,患者出现心力衰竭,射血分数正常。左心房在疾病发展过程中逐渐增大。

参考文献:European Study Group on Diastolic Heart Failure. How to diagnose diastolic heart failure. *Eur Heart J* 1998;19:990–1003.

Zile MR, Brutsaert DL. Clinical cardiology:new frontiers new concepts in diastolic dysfunction and diastolic heart failure: part I diagnosis, prognosis, and measurements of diastolic function. *Circulation* 2002; 105: 1387–1393. doi: 10.1161/hc1102.105289.

24 答案 C。心室内径>5.5cm 时，心室存在扩张。扩张型心肌病也可表现为室壁不均匀增厚或变薄、右心室质量不变和钆延迟增强。钆延迟强化有 3 种模式，包括心肌中层延迟强化、心外膜下延迟强化和无延迟强化。

参考文献：Francone M. Role of cardiac magnetic resonance in the evaluation of dilated cardiomyopathy: diagnostic contribution and prognostic significance. *ISRN Radiol* 2014; 2014: 16. Article ID 365404. doi: 10.1155/2014/365404.

McCrohon JA, Moon JCC, Prasad SK, et al. Differentiation of heart failure related to dilated cardiomyopathy and coronary artery disease using gadolinium-enhanced cardiovascular magnetic resonance. *Circulation* 2003; 108(1): 54–59.

25a 答案 B。图像显示左下肺静脉流入口附近的黏液瘤部分堵塞了进入左心房的血流。心脏黏液瘤最常见于左心房，通常呈宽基底，附着在房间隔上，也可能通过二尖瓣脱入左心室，导致肺静脉栓塞或阻塞。

参考文献：Grebenec ML, et al. Cardiac myxoma: imaging features in 83 patients. *Radiographics* 2002; 22(3): 673–689.

Stevens LH, et al. Left atrial myxoma: pulmonary infarction caused by pulmonary venous occlusion. *Ann Thorac Surg* 1987; 43(2): 215–217.

25b 答案 B。血流动力学是心脏生理学的基本组成部分。心脏的正常压力值包括：

右心房，1~8mmHg；左心房，4~12mmHg。

右心室，15~30/1–8mmHg；左心室，100~140/4~12mmHg。

肺动脉，15~30/4–12mmHg；主动脉，100~140/60~80mmHg。

肺毛细血管楔压(通常近似左心房压)达到 20mmHg 时，会发生间质性水肿；>20mmHg 时，会发生肺泡性水肿。

参考文献：Grossman W (ed.). *Cardiac catheterization and angiography*, 3rd ed. Philadelphia, PA: Lea & Febiger, 1986. http://www.uptodate.com/contents/cardiac-catheterization-techniques-normal-hemodynamics

26 答案 B。主动脉瓣关闭不全会导致每搏输出量增加、前负荷增加(血液反流)、左心室腔进行性扩张(血液反流)、后负荷增加(最初是由于排出增多的血容量所需的心肌压力增加)，由于血液不断进入心室，所以失去了等容舒张期。

参考文献：Bekeredjian R, Grayburn PA. Contemporary reviews in cardiovascular medicine valvular heart disease aortic regurgitation. *Circulation* 2005; 112: 125–134. doi: 10.1161/CIRCULATIONAHA.104.488825.

27 答案 B。竞技运动员的心脏因大量的心血管活动可发生一系列变化。大多数运动员左心房、左心室和右心室扩张，心肌质量增加。

参考文献：Maron BJ, Pelliccia A. Contemporary reviews in cardiovascular medicine the heart of trained athletes cardiac remodeling and the risks of sports, including sudden death. *Circulation* 2006; 114: 1633–1644. doi: 10.1161/CIRCULATIONAHA.106.613562.

第 4 章 缺血性心脏病

问题

1 下图中右冠状动脉异常与下列哪项密切相关(该患者有胸痛症状但无心电图改变)?

扫码看彩图

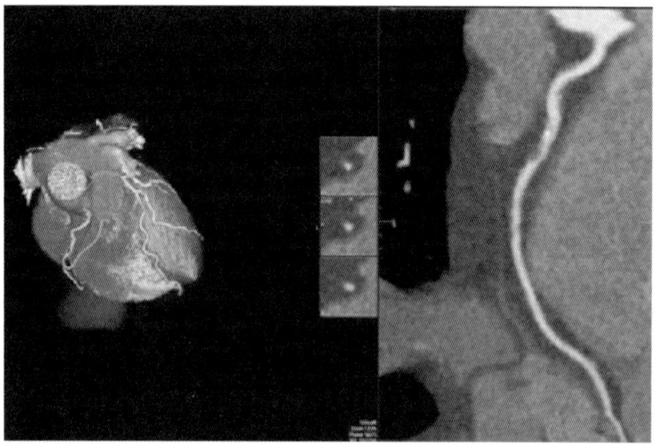

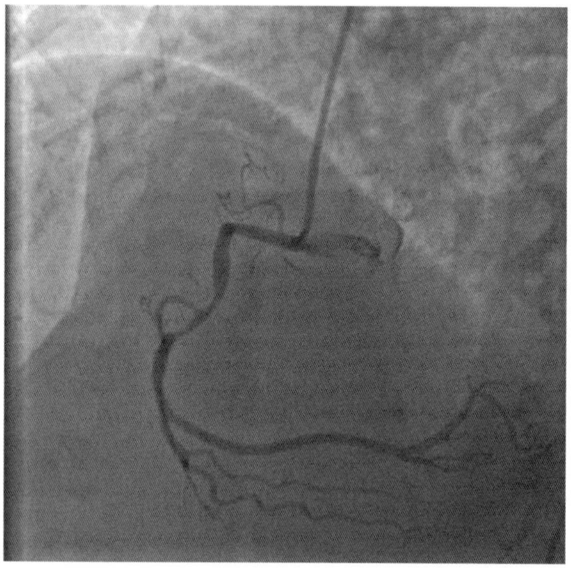

A.侧壁运动功能减退　　B.下壁血流严重受限

C.右冠状动脉闭塞　　D.ST 段抬高型心肌梗死

2 行心脏 CTA 检查时,服用下列哪种药物的患者,不能舌下含服硝酸甘油?

A.二甲双胍　　B.西地那非

C.地尔硫䓬　　D.阿托伐他汀

3 下图所示患者运动时出现胸痛,应首选下列哪种药物治疗?

A.舌下硝酸甘油　　B.地高辛

C.腺苷　　D.β 受体阻滞剂

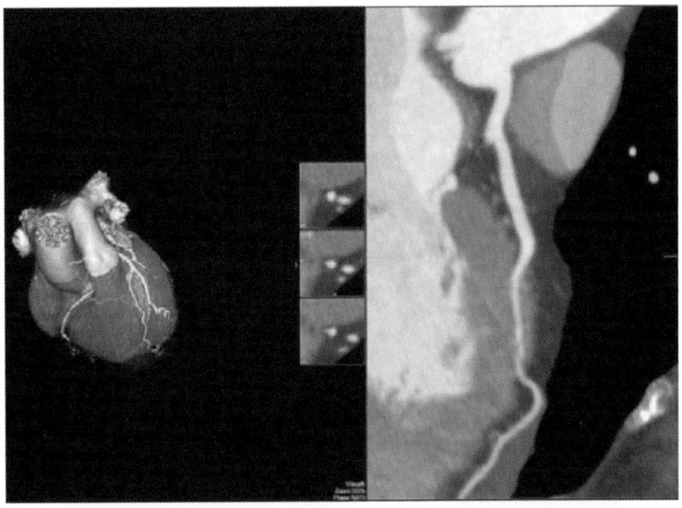

扫码看彩图

4　根据下图可知,该患者接受了几次冠状动脉搭桥手术?

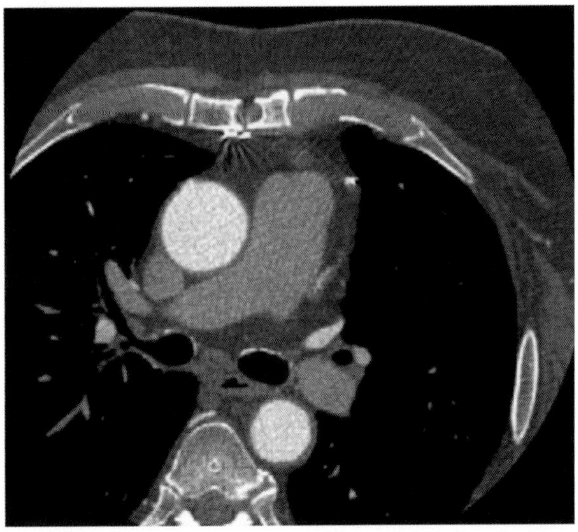

A.没有　　B.至少 1 次

C.至少 2 次　　D.至少 3 次

5　关于冠状动脉搭桥术的 10 年通畅率,以下哪项说法正确?

A.左内乳动脉桥>大隐静脉桥　　B.左内乳动脉桥<大隐静脉桥

C.左内乳动脉桥=大隐静脉桥　　D.不确定

6　患者 72 岁,因气急行冠状动脉 CTA 检查。作为检查的一部分,需要评估钙化积分,结果如下图所示[总钙化积分为 2286(Agatston 积分)]。下列哪项结论正确?

A.该患者有动脉粥样硬化斑块　　B.冠状动脉高度狭窄可能

C.该患者发生冠状动脉事件的风险较低　　D.主动脉瓣狭窄可能

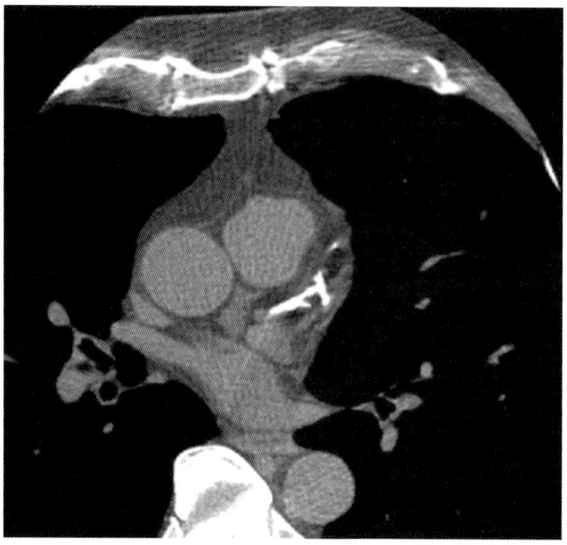

7 患者心率为 60 次/分，采用以下扫描参数：120kVp，700mA，机架转速 320ms，对比剂 80mL，对比剂注射速率 6.5mL/s，层厚 0.625mm，获得下图。下图质量差，最可能的原因是：

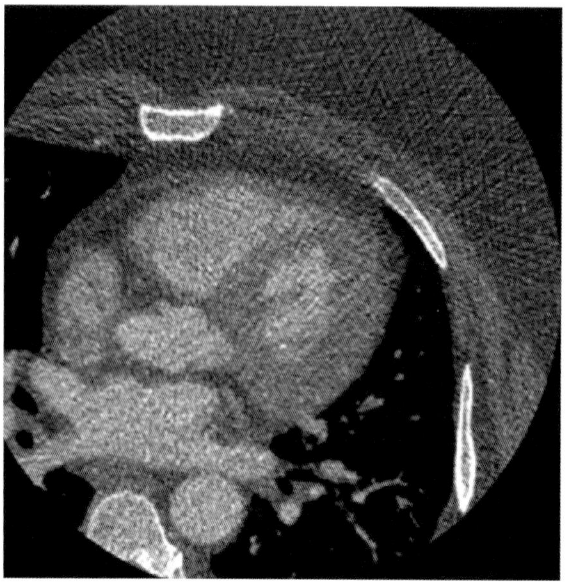

A.时间分辨率低　　B.体重指数大

C.对比剂增强时间错误　　D.空间分辨率过高

8 患者 66 岁，心肌梗死 2 天。根据下图，可得出以下哪项结论？

A.心尖部有血栓　　B.室间隔活性存在

C.病变最可能发生在左回旋支　　D.室间隔运动正常

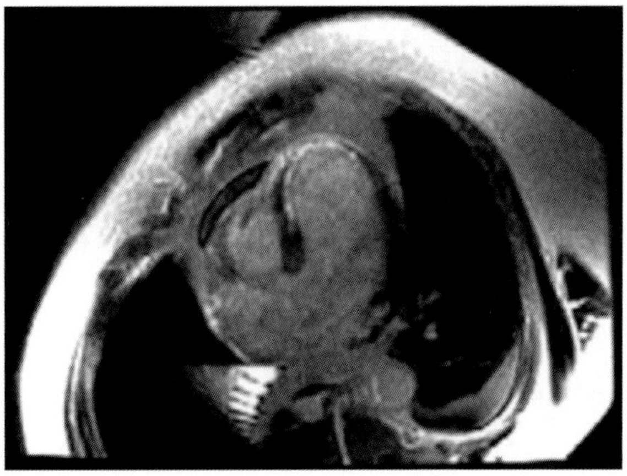

9 患者，男，50 岁，冠状动脉 CTA 图像如下图所示。患者无既往史，关于其左主干病变，首选下列哪项治疗方法？

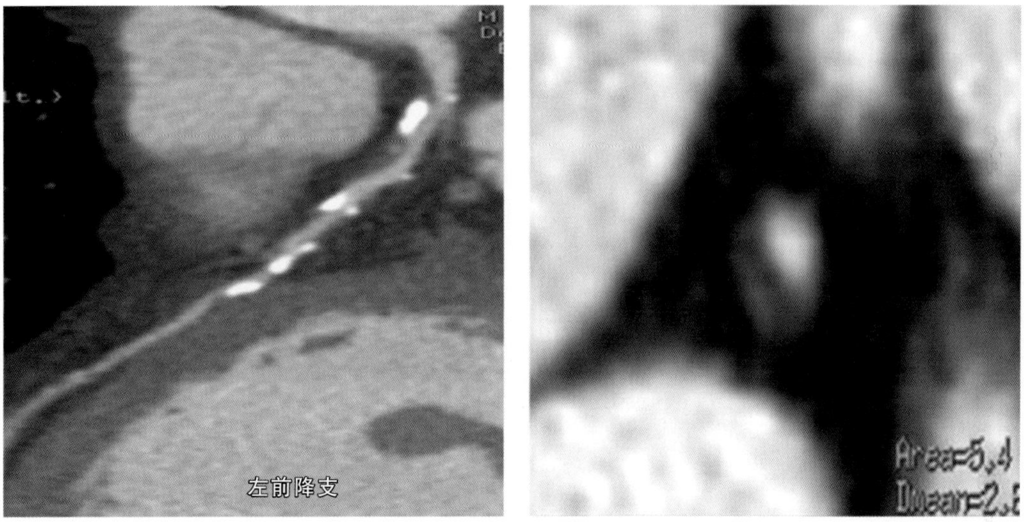

A.血管成形术　　B.支架植入术

C.旁路移植术　　D.改变生活方式和他汀类药物治疗

10 关于下图延迟强化序列中前壁的低信号区域，以下哪项陈述正确？

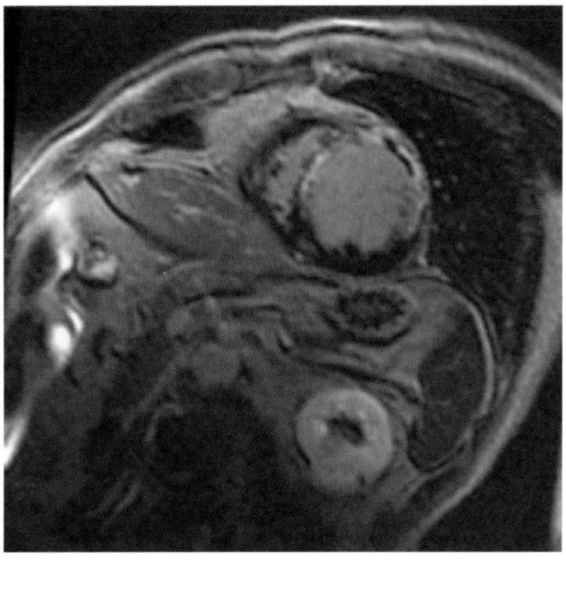

A.这是正常心肌的信号抑制

B.它代表无复流区域,提示预后较差

C.它代表冬眠心肌

D.这表明在图像采集过程中未选取最佳的反转时间

11 根据目前适用的标准指南,下列哪种临床情况是冠状动脉 CTA 的检查指征?

A.急性心肌梗死伴 ST 段抬高。

B.70 岁男性糖尿病患者的骨科手术术前检查。

C.持续症状(胸痛),心电图负荷试验阴性。

D.评估左前降支 2.0mm 支架植入患者的冠状动脉病变。

12 患者,女,40 岁,因胸痛到急诊室就诊,心肌酶谱和心电图正常。医疗记录显示,她在 2 个月前出现过类似症状。当时,她接受了冠状动脉 CTA 检查,检查结果正常。下一步该患者应接受什么检查?

A.重做一次冠脉 CTA　　B.入院并做负荷试验

C.导管造影　　D.评估可能的非心源性胸痛

13 患者,女,39 岁,因胸痛到急诊科就诊。患者无既往史,心电图未见异常,心肌酶谱阴性。冠状动脉 CTA 如下图所示。根据 CT 图像和临床检查,下列哪项是合理的处置方案?

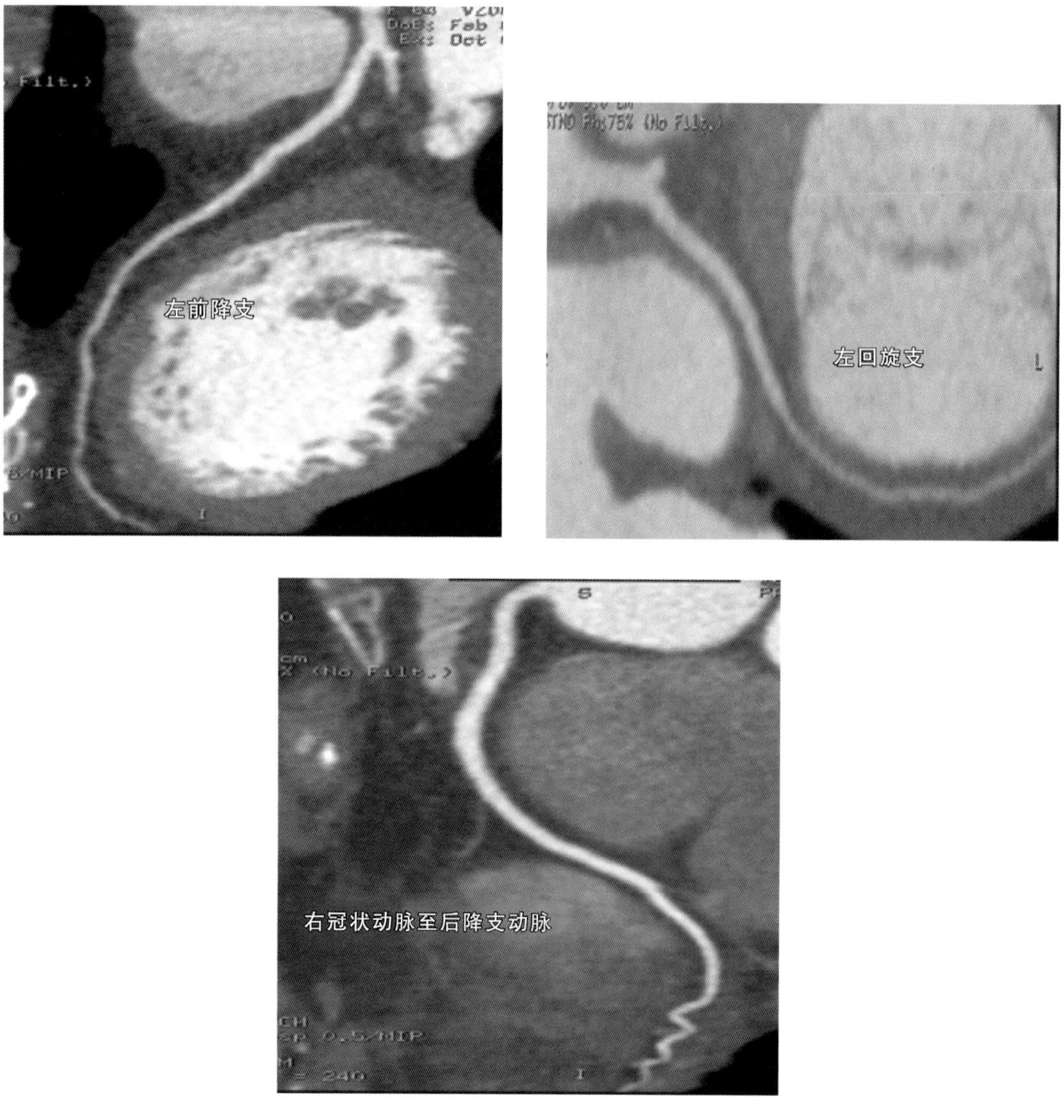

A.出院回家　　B.采用遥测监护系统

C.负荷试验　　D.请心内科会诊,咨询是否需要导管介入

14 一例心肌梗死后 3 天的患者进行 CMR 检查。入院后冠脉造影显示左前降支和右冠状动脉严重狭窄。入院第 2 天,新发二尖瓣反流及右肺上叶肺水肿。应该考虑梗死的哪些并发症?

A.动脉瘤形成　　B.血栓形成

C.乳头肌梗死　　D.心包积液

15 下列哪种斑块特征是发生急性冠状动脉综合征的高危指标?

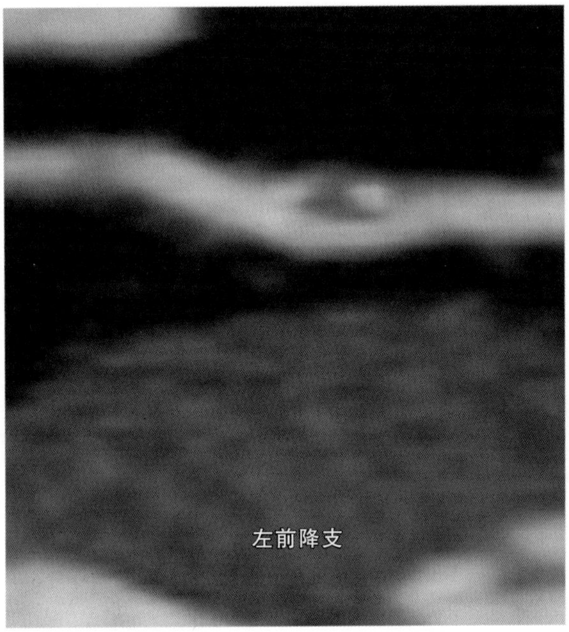

A.正性重构　　B.致密钙化

C.中心高密度　　D.厚纤维帽

16 下图右侧的短轴图像是通过左侧心图像的哪个平面获得的?

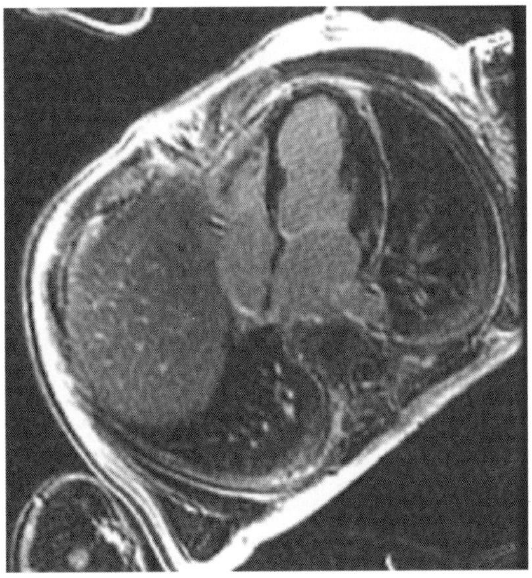

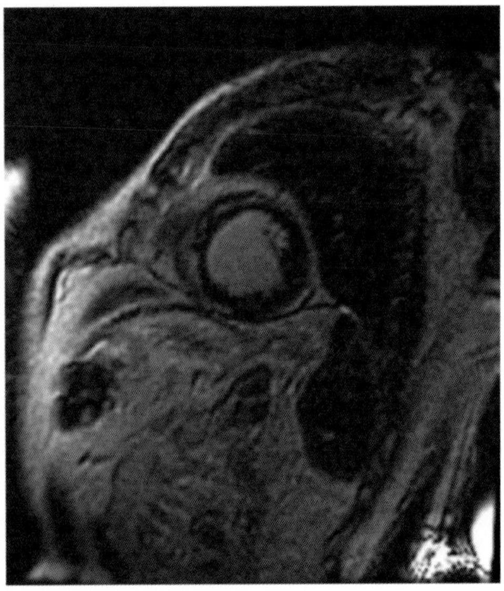

A.垂直于左心室的心尖。　　B.垂直于二尖瓣。

C.垂直于左心室流出道。　　D.垂直于室间隔，平行于二尖瓣。

17 在延迟强化序列中，随着钆剂注射后时间的延长，为了保持心肌信号的抑制，如何调整反转时间？

A.增加反转时间　　B.减少反转时间

C.无须更改

18 下面两图来自同一例患者的CTA，检查结果应报告为：

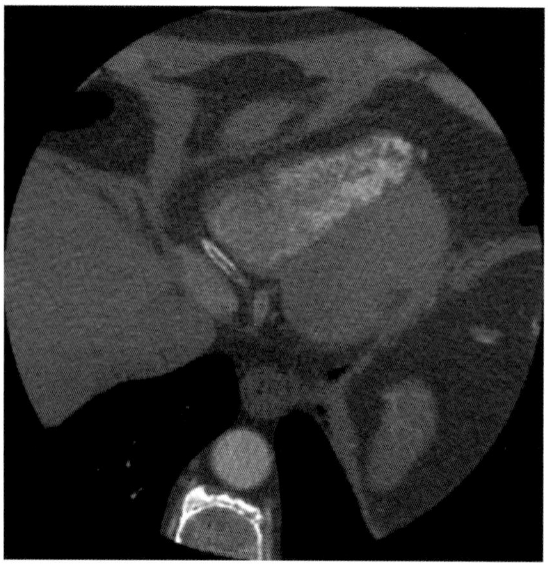
A

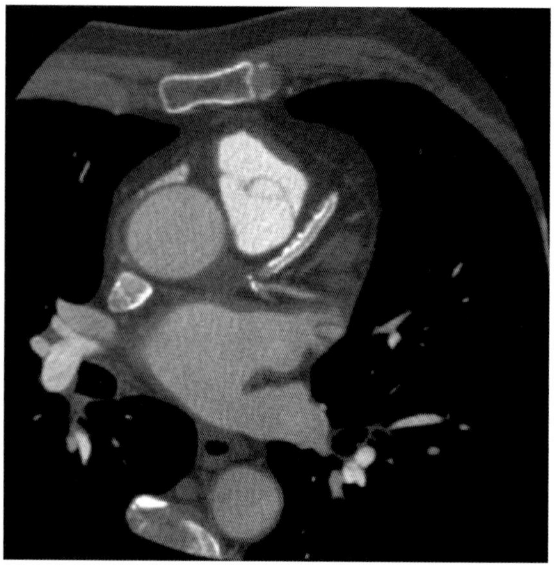
B

A.左前降支及右冠支架通畅。　　B.左前降支及右冠支架闭塞。

C.左前降支支架通畅，右冠支架闭塞。　　D.左前降支支架闭塞，右冠支架通畅。

19 经皮介入治疗后支架血栓形成可能是由于未遵守下列哪个医嘱？

A.他汀类药物治疗　　B.正性肌力药治疗

C.β受体阻滞剂治疗　　D.双重抗血小板治疗

20 采用冠状动脉CT检测支架闭塞/狭窄，下列哪种直径的支架敏感性显著降低？

A. 3mm　　B. 4mm

C. 5mm　　D. 6mm

21 在下图胸片中放置的心脏支持装置最常与哪项临床参数有关？

A.心房颤动　　B.孤立性左束支传导阻滞

C.急性心肌梗死合并心源性休克　　D.稳定型心绞痛患者植入支架

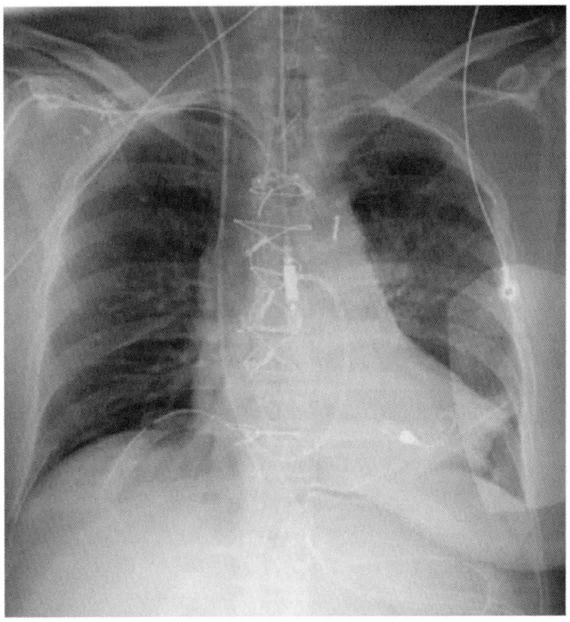

22 关于下图所示心肌梗死后的左心室，以下哪项陈述正确?

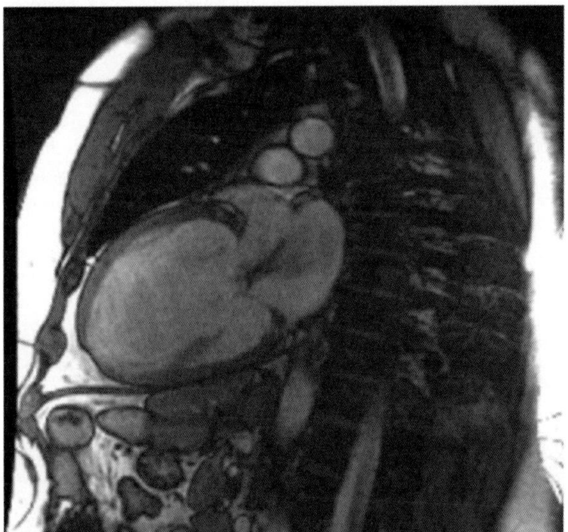

A.左心室弥漫钙化　　B.二尖瓣反流
C.左心室弥漫性脂肪沉积　　D.左心室肌小梁增多

23 由缺血性心脏病引起的扩张型心肌病占比为:
A. 0.5%~1%　　B. 5%~7%
C. 15%~20%　　D. 25%~30%

24 本次检查图像质量不佳,最有可能是由于:

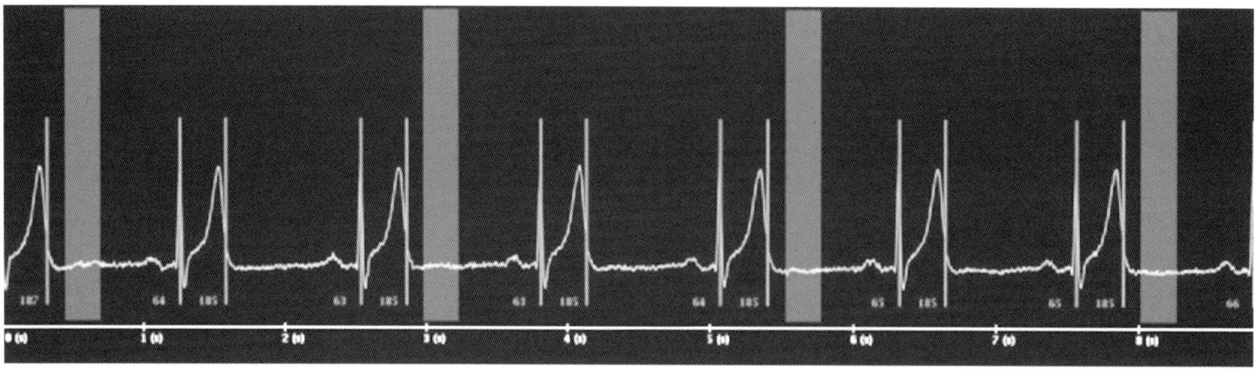

A.室性二联率　　B.不当触发

C.快速型心律失常　　D.心电图低电压

扫码看彩图

25 负荷灌注 MRI 中,腺苷的剂量为:

A. 25μg/(kg·min)　　B. 50μg/(kg·min)

C. 100μg/(kg·min)　　D. 140μg/(kg·min)

26 对于接受最佳药物治疗仍有症状的稳定性冠心病患者,经皮冠状动脉介入治疗(PCI)有何获益?

A.可提高生存率　　B.可减少未来出现心肌梗死的可能性

C.可改善心绞痛　　D.可能降低生存率

27 下列哪例患者最适合行冠状动脉 CTA?

A. 35 岁女性,情绪应激期不典型胸痛。

B. 47 岁男性,有吸烟史、冠心病家族史和不典型胸痛。

C. 55 岁女性,有吸烟史、心房颤动和不典型胸痛。

D. 76 岁男性,有吸烟史和心绞痛史。

28a 患者,女,47 岁,胸痛,无心脏病史,实验室检查肌钙蛋白增高。最有可能的诊断是:

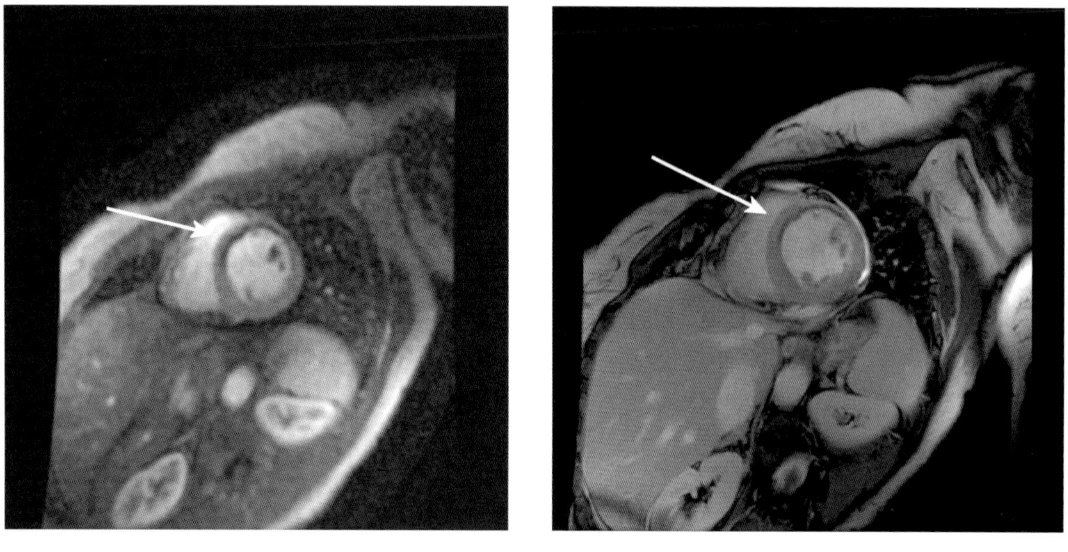

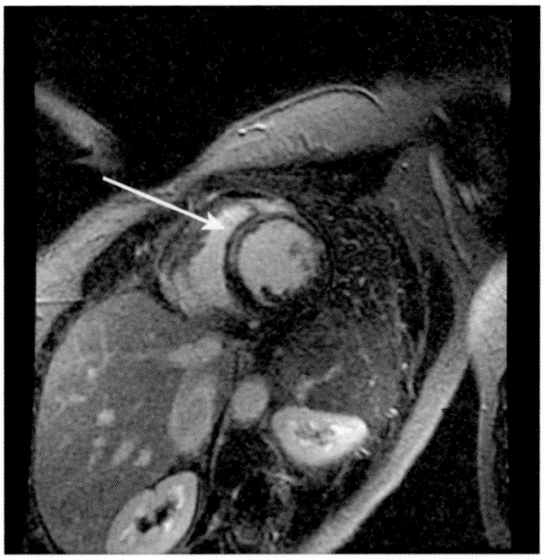

A.心肌炎　　B.急性心肌梗死
C.心肌淀粉样变　　D.结节病
E.致密化不全心肌病

28b 上图病变累及哪支血管的供血区?
A.左前降支　　B.左回旋支
C.后降支　　D.左心室后支

28c 与一般的心肌梗死相比,伴微血管梗阻的梗死预后如何?
A.比一般的梗死预后差　　B.比一般的梗死预后好
C.两者预后一样

答案与解析

1 **答案 B**。右冠状动脉(右冠优势型)的曲面重建显示近端管腔内的混合斑块导致严重(约 80%)狭窄。其近端非钙化斑块导致 40%~50%的狭窄。狭窄>70%的病变被认为有血流动力学意义,这个结论基于心肌血流研究。左心室侧壁由回旋支供血,而不是右冠状动脉。冠状动脉造影提示右冠状动脉有对比剂通过,提示部分通畅。STEMI 是由急性斑块破裂和急性完全闭塞引起的。

参考文献:Uren NG,Melin JA,De Bruyne B,et al. Relation between myocardial blood flow and severity of coronary-artery stenosis. *N Engl J Med* 1994;330(25):1782–1788.

2 **答案 B**。行冠状动脉 CTA 检查时,给予舌下硝酸甘油以扩张冠状动脉。由于可能诱发低血压,磷酸二酯酶抑制剂作为舌下硝酸甘油给药的禁忌证。在冠状动脉 CTA 前必须检查患者的用药情况。

参考文献:http://www.ctisus.com/learning/pearls/cardiac/patient-prep:-beta-blockers,-iv-contrast,-etc

3 **答案 D**。左前降支的曲面重建显示左前降支中段长节段的心肌桥,这是心肌桥最常见的位置。研究表明,随着心肌桥深度和长度的增加,心肌缺血的可能性亦增加。首选治疗是用 β 受体阻滞剂减轻左心室负荷。难治性病例可转外科行心肌桥去顶松解术治疗。

参考文献:Nakanishi R,et al. Myocardial bridging on coronary CTA:an innocent bystander or a culprit in myocardial infarction? *JCCT* 2012;6:3–13.

Vliegen HW,Jukema JW,Bruschke AVG. *Congenital coronary artery anomalies. Anatomy,diagnosis,and management*. Leiden,The Netherlands:TTMA B.V.,2012.

4 **答案 C**。图像显示升主动脉一个小突起,连接闭塞的静脉桥。此外,左内乳动脉不像右内乳动脉那样沿胸壁内缘走行,表明左内乳动脉已经被用于(最有可能)左前降支的移植。

参考文献:Frazier A,et al. Coronary artery bypass grafts:assessment with multidetector CT in the early and late postoperative settings. *Radiographics* 2005;25:881–896.

5 **答案 A**。大隐静脉桥 10 年的通畅率为 61%,而内乳动脉桥的通畅率为 85%(P<0.001)。

参考文献:Goldman,et al. *J Am Coll Cardiol* 2004;44(11):2149–2156.

6 **答案 A**。冠状动脉钙化与斑块负荷呈正比,而与狭窄程度无关。虽然已有研究表明,钙化积分>100AU 的患者发生冠状动脉事件的风险比积分<100AU 的患者高 5 倍,但仅凭钙化积分图像无法确定严重狭窄的存在,因为这不能显示非钙化斑块。此外,钙化可能大部分位于壁内,不会引起明显的管腔狭窄。

参考文献:Guerci AD,et al. Relation of coronary calcium score by electron beam computed tomography to arteriographic findings in asymptomatic and symptomatic adults. *Am J Cardiol* 1997;79:128–133.

Yadon,et al. J Am Coll Cardiol 2005;46(1):158–165.

7 **答案 B**。上述所有扫描参数均在合理范围内。然而,这例患者的体型导致 X 线的明显衰减,图像噪声显著增加。BMI>39kg/m^2 可能导致图像质量无法诊断,是一种相对禁忌证。

参考文献:Raff,et al. SCCT guidelines on the use of coronary computed tomographic angiography for patients presenting with acute chest pain to the emergency department:A Report of the Society of Cardiovascular Computed Tomography Guidelines Committee. *J Cardiovas Comput Tomogr* 2014;8:254 e271.

8 答案 B。心肌梗死表现为心内膜下强化或(严重时)透壁性强化。如果<50%的受累心肌出现纤维瘢痕/延迟强化,就表明活性存在,并且血运重建已被证明可以改善梗死后射血分数和临床预后。

参考文献:Cummings,et al. A pattern based approach to assessment of delayed enhancement innonischemic cardiomyopathy at MR imaging. *Radiographics* 2009;29:89–103.

Kim R,et al. The use of contrast enhanced magnetic resonance imaging to identify reversible myocardial dysfunction. *NEJM* 2000;343(2):1445–1453.

9 答案 C。左主干和左前降支的曲面重建显示左主干内混合斑块,导致狭窄>50%。基于心肌血流研究,左主干>50%的狭窄被认为有血流动力学意义。狭窄>50%的左主干病变是冠状动脉旁路移植术的适应证。

参考文献:Uren NG,Melin JA,De Bruyne B,et al. Relation between myocardial blood flow and severity of coronary-artery stenosis. *N Engl J Med* 1994;330(25):1782–1788.

Eagle KA,et al. ACC/AHA guidelines for coronary artery bypass graft surgery:executive summary and recommendations:a report of the American College of Cardiology/American Heart Association Task Force on Practice Guidelines (Committee to revise the 1991 guidelines for coronary artery bypass graft surgery). *Circulation* 1999;100(13):1464–1480.

10 答案 B。微血管阻塞(MVO),也称为无复流现象,是梗死心肌内因微血管阻塞导致对比剂无法灌注的部分组织。梗死后,对比剂潴留于细胞间质,在延迟增强图像上形成强化的心肌瘢痕。在 MVO 区域,对比剂无法到达细胞间质,呈明显的低信号,周围环绕延迟强化的纤维瘢痕。MVO 被认为是一个预后不良的指标,随后左心室将发生不良重构。

参考文献:Wu K. CMR of microvascular obstruction and hemorrhage in myocardial infarction. *JCMR* 2012;14:68.

11 答案 C。冠状动脉 CTA 的阴性预测值>95%,是一种排除冠状动脉疾病的可靠检查方法。特别适合用于评估不典型胸痛的低危患者、压力负荷实验阴性或可疑阳性的低危患者,以及急诊室低-中危的急性胸痛患者(根据 ACRIN-PA 和 ROMICAT-Ⅱ临床试验)。

参考文献:Taylor,et al. ACCF/SCCT/ACR/AHA/ASE/ASNC/NASCI/SCAI/SCMR 2010

Appropriate use criteria for cardiac computed tomography. Evaluation of graft patency after CABG has an appropriateness score of 8/9 in a symptomatic patient. *Circulation* 2010;122:e525–e555.

12 答案 D。在急诊室接受冠状动脉 CTA 检查的患者数据可长期保存。目前的数据显示,在急诊就诊的低危患者正常的 CTA 可有长达 2 年的"保质期"。这就是说,这些患者在 2 年内没有发生急性冠脉综合征的记录,无须再次扫描。

参考文献:Schlett,et al. Prognostic value of CT angiography for major adverse cardiac events in patients with acute chest pain from the emergency department. *JACC Cardiovas Img* 2011;4(5):481–491.

13 答案 A。ACRIN-PA、CT-STAT 和 ROMICAT 等几项临床试验已经证明,冠状动脉 CTA 对低危的急诊胸痛患者的评估是有效的。目前的数据支持以下观点,对于可能出现急性冠脉综合征的低-中危患者,CCTA 阴性即允许安全、尽快地出院回家,无须入院和继续监测。

参考文献:Litt HI,et al. CT angiography for safe discharge of patients with possible acute coronary syndromes.

N Engl J Med 2012;366:1393–1403.

14 答案 C。心肌梗死有很多相关的并发症,包括心尖部室壁瘤、射血分数减低、室间隔缺损和乳头肌梗死。在一项研究中发现,乳头肌断裂的发生率约为 0.9%。临床特征通常见于梗死后第 1 周。更常见的是轻度二尖瓣反流,很少因乳头肌功能障碍引起的肺水肿。

参考文献:Clements, et al. Ruptured papillary muscle, a complication of myocardial infarction: clinical presentation, diagnosis, and treatment. *Clin Cardiol* 1985;8:93–103.

15 答案 A。目前对心脏 CTA 的兴趣集中在辨认哪些斑块是可能发生破裂、导致急性冠脉综合征的"高危"斑块。斑块的某些形态学特征(即使无明显血流限制)被认为是高危特征,包括低密度(脂肪成分)、正性重构、点状钙化和斑块溃疡。

参考文献:Motoyama, et al. Coronary CT angiography and high-risk plaque morphology. *Cardiovas Interv Ther* 2013;28(1):1–8.

Voros S, Rinehart S, Qian Z, et al. Coronary atherosclerosis imaging by coronary CT angiography: current status, correlation with intravascular interrogation and meta-analysis. *J Am Coll Cardiol Img* 2011;4(5):537–548. doi:10.1016/j.jcmg.2011.03.006.

16 答案 D。了解心脏成像平面对于准确完成 CMR 检查评估心肌轴是至关重要的。二、三、四腔心和短轴图像是用于评估功能、室壁运动、水肿和瘢痕的主要平面。短轴图像用于功能测量、室壁运动评估和在延迟增强图像上识别瘢痕。短轴图像是通过规定一个平行于二尖瓣和垂直于室间隔的平面获得的。

参考文献:Ginat D, et al. Cardiac imaging: Part 1, MR pulse sequences, imaging planes, and basic anatomy. *AJR Am J Roentgenol* 2011;197(4):808–815.

17 答案 A。为了获得准确的延迟增强成像结果,选择合适的 TI 即反转时间非常重要。选择合适的 TI 值"抑制"正常心肌(正常心肌无钆对比剂滞留,而损伤的心肌残留钆对比剂)。原则上,完全抑制正常心肌信号(黑色)的最佳 TI 值必须通过不同反转时间的迭代成像来确定。注射对比剂后,随着时间的推移,正常心肌的信号增加,需要选择一个较长的反转时间来抑制其信号。

参考文献:Kim R, et al. How we perform delayed enhancement imaging. *J Cardiovas Magnet Reson* 2003;5(3):505–514.

18 答案 C。图 A 显示右冠远端支架内低密度,该低密度物质是支架内长期形成的血栓。图 B 显示左前降支两个支架通畅。一般来说,直径>3mm 的支架易于评估,而<2.5mm 的支架则较难评估。

参考文献:Hong C, Chrysant GS, Woodard PK, et al. Coronary artery stent patency assessed with in-stent contrast enhancement measured at multi-detector row CT angiography: initial experience. *Radiology* 2004;233(1):286–291.

Martine R-J, Rémy J. *Integrated cardiothoracic imaging with MDCT*. Berlin, Germany: Springer Verlag, 2009.

19 答案 D。冠状动脉支架成功植入后,可能由于支架内血栓形成或再狭窄而无法保持血流通畅。支架内血栓可形成于植入后早期、晚期或非常晚期,裸金属支架发生率更高。随着药物洗脱支架和抗凝治疗的发展和应用,血栓形成的发生率已经下降。目前的指南要求裸金属支架和药物洗脱支架植入后分别进行 1 个月和 1 年的双重抗血小板治疗。

参考文献:Cutlip, et al. Antithrombotic therapy for elective percutaneous coronary intervention: General use. Uptodate.com.

20 答案 A。检测支架通畅性的敏感性从直径≤3mm 支架的 54%提高到>3mm 支架的 86%。因此,支架大小是决定检测准确性的一个关键因素。

参考文献:Gilard M, et al. Assessment of coronary artery stents by 16 slice computed tomography. *Heart* 2006;92(1):58-61.

Mahnken A, et al. CT Imaging of coronary stents: past present and future. *ISRN Cardiol* 2012;2012(1):286-291. Article ID 139823.

21 答案 C。图中显示气管插管、鼻胃管和双侧胸腔引流管。主动脉内球囊泵用于连接皮下左心室辅助装置。这些循环支持装置用于需要血流动力学支持的急性心肌梗死患者。

参考文献:Delgado D, et al. Mechanical circulatory assistance state of the art. *Circulation* 2002;106:2046-2050.

Naidu SS. Novel percutaneous cardiac assist devices: the science of and indications for hemodynamic support. *Circulation* 2011;123(5):533-543. doi:10.1161/CIRCULATIONAHA. 110.945055. Review.

22 答案 B。图像显示左心室扩大,继发二尖瓣瓣叶对合不良和二尖瓣反流。二尖瓣反流表现为左心房内的去相位伪影(低信号)。左心室扩张的定义是舒张期左心室腔增大(>给定年龄和体表面积的预期左心室大小的 112%)和左心室射血分数降低。

参考文献:Chatterjee K, Massie B. Systolic and diastolic heart failure: differences and similarities. *J Card Fail* 2007;13:569-576.

23 答案 B。大多数心力衰竭病例原因不明,属于特发性。缺血性心肌病占 5%。

参考文献:Elliott P. Diagnosis and management of dilated cardiomyopathy. *Heart* 2000;84:106-112.

Michael Felker G, Thompson RE, Hare JM, et al. Underlying causes and long-term survival in patientswith initially unexplained cardiomyopathy. *NEJM* 2000;342:1077-1084.

24 答案 B。冠状动脉成像的最佳时相是 60%~80%的 R-R 区间。正常的心电图追踪依赖 R 波内的最高电压。在 T 波高电压的情况下,可能由于将高 T 波误认为另一个 R 波而错误地触发扫描,同时记录的心率也被错误地提高。要纠正这个错误,可以提高触发阈值,使较高的 R 波作为唯一的峰值来触发扫描,也可以通过改变导联使 R 波高于 T 波(重要的是要确保没有潜在的器质性病变导致 T 波高电压。在实际工作中应该提醒相关临床医生警惕)。

参考文献:Lee V. *Cardiovascular MRI: Physical principles to practical protocols.* Philadelphia, PA: Lippincott Williams & Wilkins, 2005:302.

Shuman et al. Prospective versus retrospective ECG Gating for 64-detector CT of the coronary arteries: comparison of image quality and patient radiation dose. *Radiology* 2008;248(2).

25 答案 D。除了延迟增强,CMRI 的新进展还可以通过灌注成像识别瘢痕。灌注成像的另一个优点是显示心脏负荷状态下的室壁运动和射血分数。表明缺血的室壁运动异常可能仅在压力负荷下才会出现。灌注扫描包括负荷期和静息期,在负荷扫描过程中以 140μg/(kg·min)的剂量注射腺苷。

参考文献:Kramer C, et al. Standardized cardiovascular magnetic resonance imaging (CMR) protocols, society for cardiovascular magnetic resonance: board of trustees task force on standardized protocols. *J Cardiovas Magn Reson* 2008;10:35.

Vogel-Claussen J, et al. Comprehensive adenosine stress perfusion MRI defnes the etiology ofchest pain in the emergency room: comparison with nuclear stress test. *J Magn Reson Img* 2009;30(4):753-762.

26 答案 C。接受药物治疗仍有症状的稳定性冠心病患者，PCI 只能改善心绞痛，没有证据表明可提高生存率或减少未来的心肌梗死。只有当患者症状无法忍受或不能耐受药物治疗时，才推荐稳定性冠心病患者行 PCI。

参考文献：Kureshi F, Jones PG, Buchanan DM, et al. Variation in patients' perceptions of elective percutaneous coronary intervention in stable coronary artery disease: cross sectional study. *BMJ* 2014;349:g5309. doi:10.1136/bmj.g5309.

27 答案 B。低至中度冠心病预测风险的患者最适合进行冠状动脉 CTA 检查。在所给的选项中，有吸烟史和冠心病家族史的 47 岁男性最符合这一类别。35 岁的女性患者冠心病的可能性极低。这例 55 岁的女性符合风险预测要求，但她患有心房颤动，不适合冠状动脉 CTA 检查。76 岁心绞痛患者冠心病可能性很大，应该直接进行心导管检查。

参考文献：American College of Cardiology Foundation Task Force on Expert Consensus Documents; Mark DB, Berman DS, Budoff MJ, et al. ACCF/ACR/AHA/NASCI/SAIP/SCAI/SCCT 2010 expert consensus document on coronary computed tomographic angiography: a report of the American College of Cardiology Foundation Task Force on Expert Consensus Documents. *Circulation* 2010;121 (22):2509-2543. doi:10.1161/CIR.0b013e3181d4b618.

28a 答案 B。灌注图像显示前间隔区心内膜下灌注异常。在 b-SSFP 图像上，前间隔区心内膜下持续灌注减低。晚期钆增强图像显示 MVO 的证据：心内膜下区域由于 MVO 无强化，心肌中层出现提示梗死的延迟强化。

28b 答案 A。前间隔区是左前降支供血区域。

28c 答案 A。与没有 MVO 的梗死相比，伴 MVO 者预后更差。

参考文献：Hamirani YS, Wong A, Kramer CM, et al. Effect of microvascular obstruction and intramyocardial hemorrhage by CMR on LV remodeling and outcomes after myocardial infarction: a systematic review and meta-analysis. *JACC Cardiovas Img* 2014;7(9):940-952. doi:10.1016/j.jcmg.2014.06.012.

第 5 章　心肌病

问题

1 下列哪项是致心律失常性右心室发育不良(ARVD)的主要/次要标准?

A.标准化右心室舒张末期容积指数 90mL/m^2　B.心室壁脂肪浸润

C.右心室射血分数 50%　D.右心室壁运动不同步

2 患者,26 岁,发热、体重下降,血培养葡萄球菌阳性。结合患者病史和 CT 图像,下列哪种病因可能性最大?

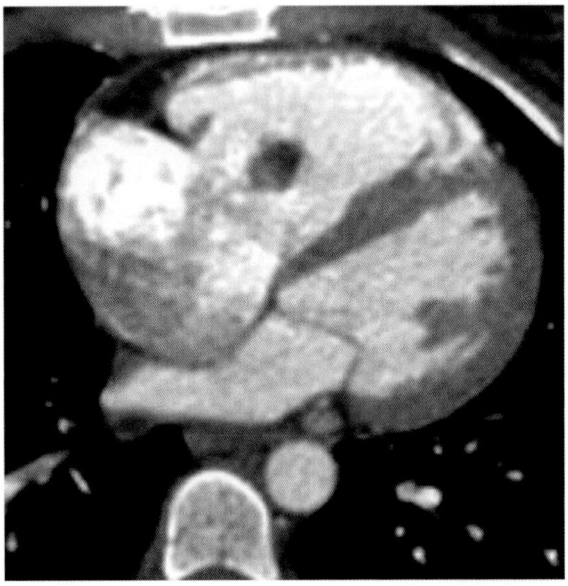

A.肥厚型梗阻性心肌病　B.二尖瓣黏液样退行性变

C.反常性栓子　D.感染性心内膜炎

3 下列哪项最符合下图的影像表现?

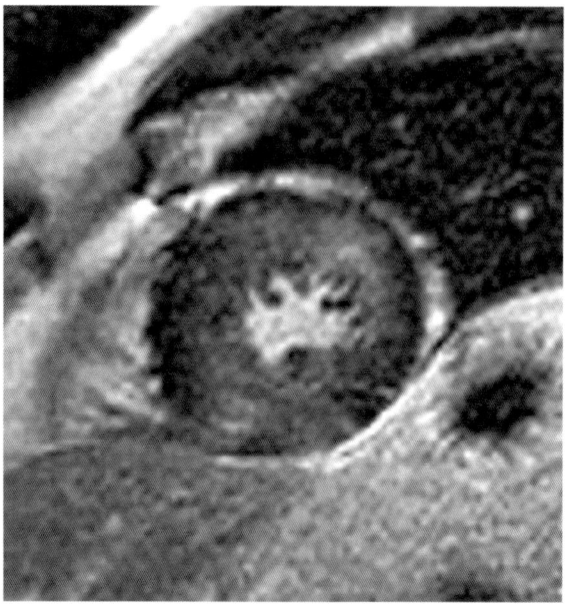

A.心肌梗死

B.肥厚型心肌病

C.心肌炎

D. AVRD

4 根据下图所示,下列哪项诊断可能性最大?

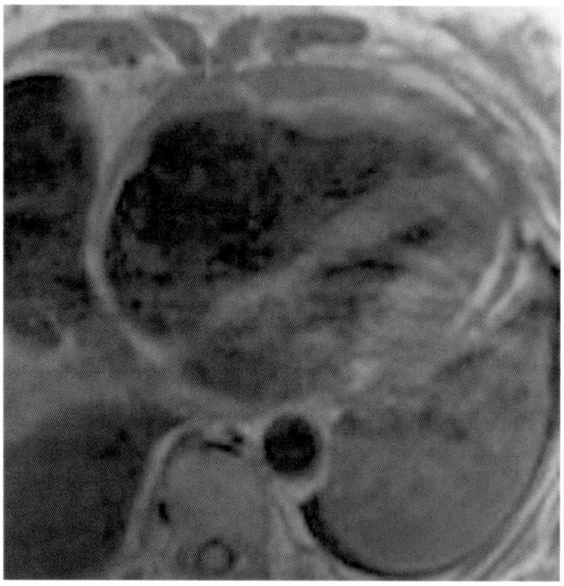

A.限制型心肌病

B.缩窄性心包炎

C.肥厚型心肌病

D.左心室心肌致密化不全

5　患者，26 岁，心力衰竭进展，根据下图的影像表现，下列哪项最能解释该病情？

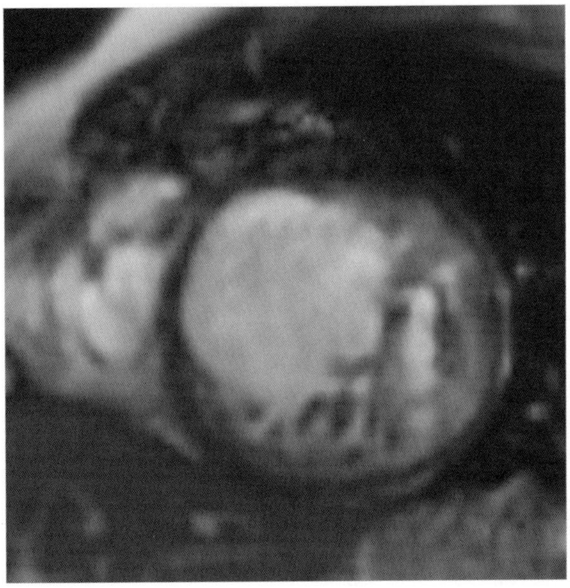

A.限制型心肌病　　B.缩窄性心包炎

C.肥厚型心肌病　　D.左心室心肌致密化不全

6　患者因不典型胸痛和运动耐力下降数月就诊。无个人或家族心脏病病史，根据下图的影像表现，下列哪项是最可能的病因？

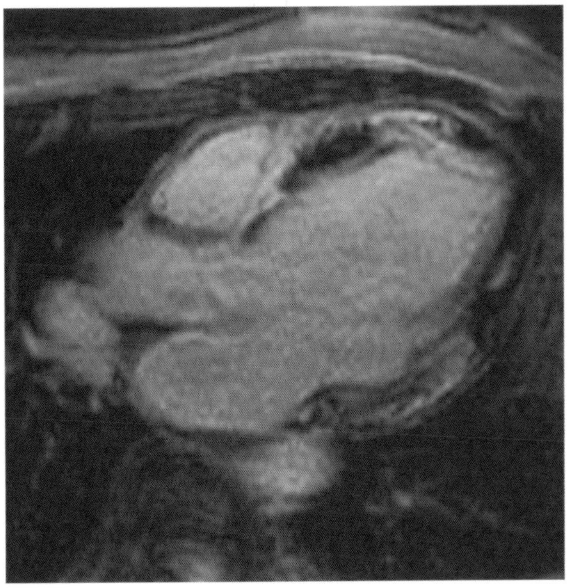

A.心肌梗死　　B.肥厚型心肌病

C.心肌炎　　D. ARVD

7 患者因运动耐力下降和收缩功能减低进行 CMR 检查。根据下图的影像表现，下列哪项是最可能的病因？

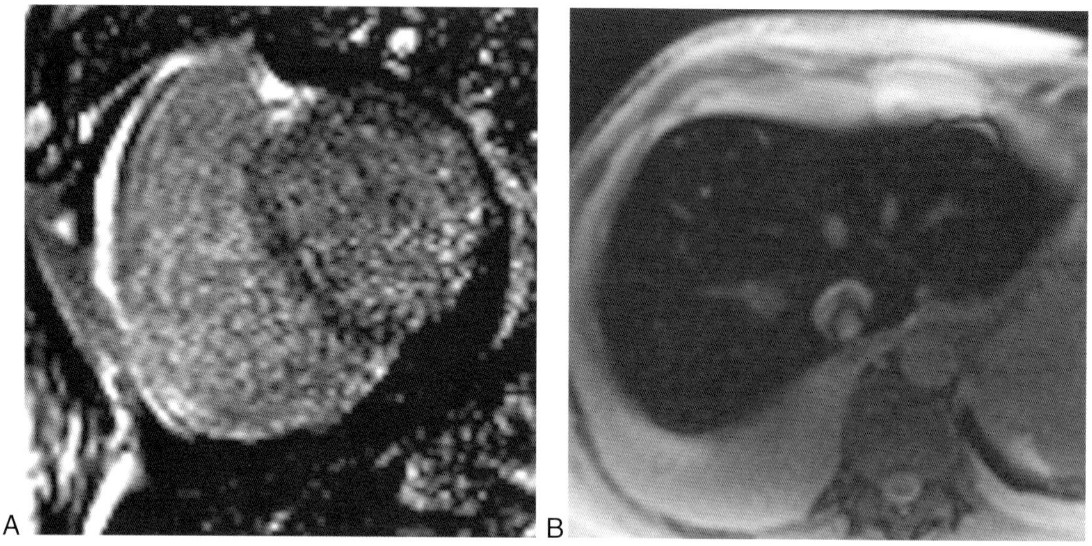

A.心肌梗死　　B.肥厚型心肌病

C.心肌炎　　D.血色病

8 患者，女，36 岁，急性胸痛、肌钙蛋白升高，轻度高血压，既往无其他病史。急诊心导管提示无冠状动脉阻塞性病变，左心室造影提示收缩末期心尖部运动减弱（见下图）。

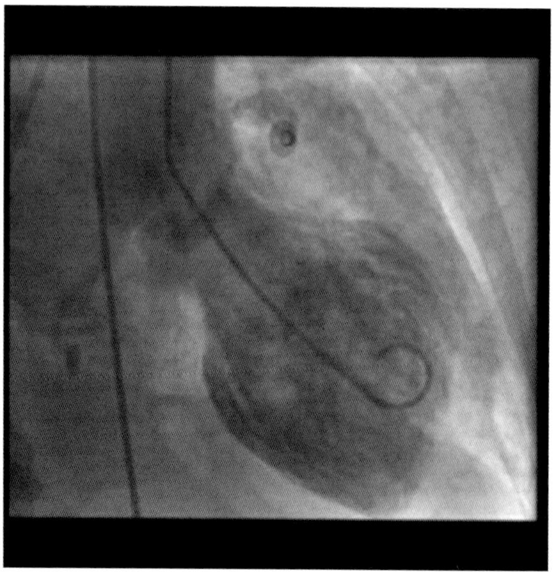

结合临床表现和影像，下列哪项是最可能的病因？

A.酒精性扩张型心肌病　　B.肥厚型心肌病

C.应激性心肌病　　D.缺血性心肌病

9　下列哪项能引起基底段室间隔肥厚？

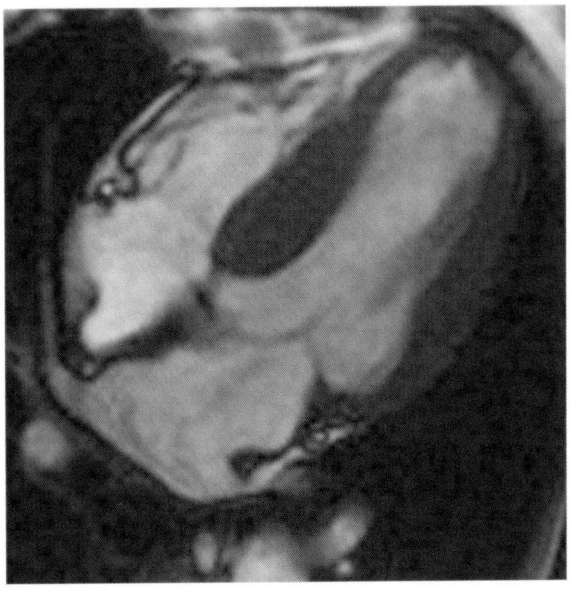

A.心肌致密化不全　　B.重度主动脉瓣狭窄

C.尤尔畸形　　D.主动脉瓣环扩张

10　患者，男，27 岁，踢足球时突发晕厥，经医务人员现场复苏后被送至急诊室。追问家族史，他的叔叔曾在相同年龄时，在打篮球时猝死。CMR 表现如下所示。

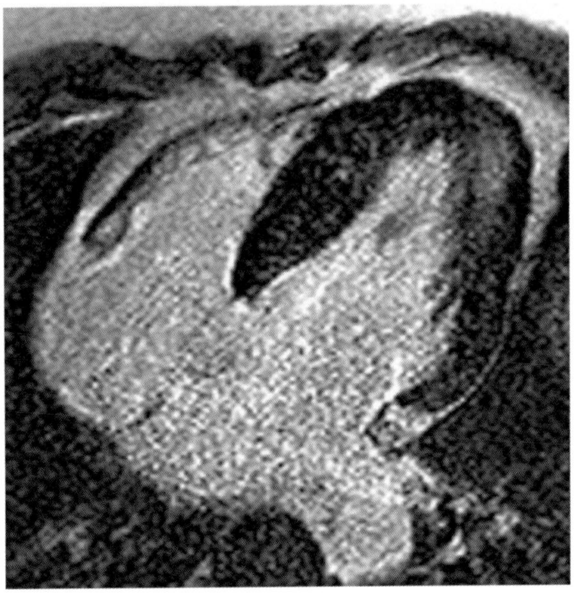

结合临床和影像表现，你最推荐下列哪项治疗？

A. β 受体阻滞剂　　B. ICD

C. ACE 抑制剂　　D.类固醇治疗

11 一例心肌病患者,外周血嗜酸性粒细胞增多症,根据下列影像表现,哪项异常最可能反映潜在的心肌病?

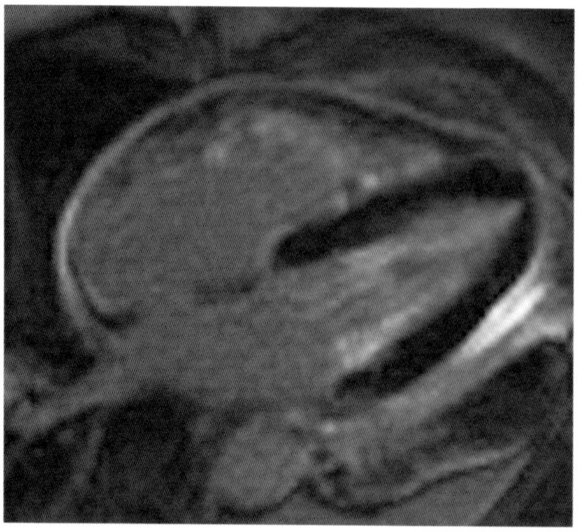

A. Loeffler 心内膜炎
B.心肌梗死
C.心脏结节病
D.心肌淀粉样变性

12 患者,68 岁,左心室功能中度减退,重度舒张功能不全。CMR 提示双房增大,两侧胸腔积液,以及收缩、舒张功能障碍(见下图)。

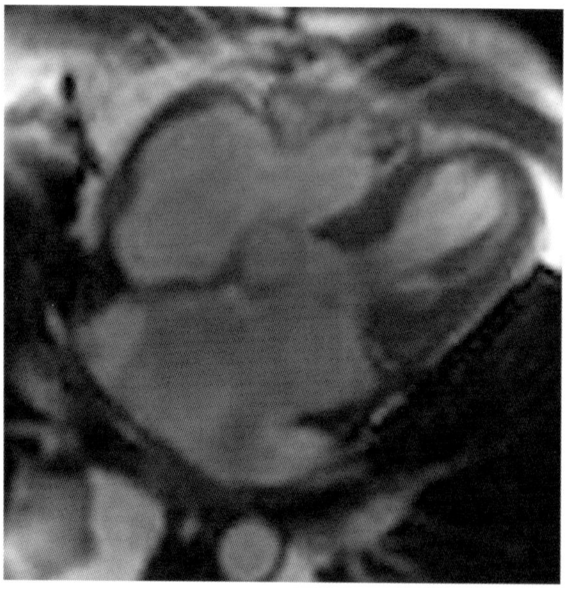

结合临床表现和影像,下列哪项是最可能的病因?

A.限制型心肌病
B.缺血性心肌病
C.扩张型心肌病
D.炎症性心肌病

13 患者,47 岁,CMR 表现为心力衰竭进展期。结合下图,下列哪项与 MRI 表现最相关?

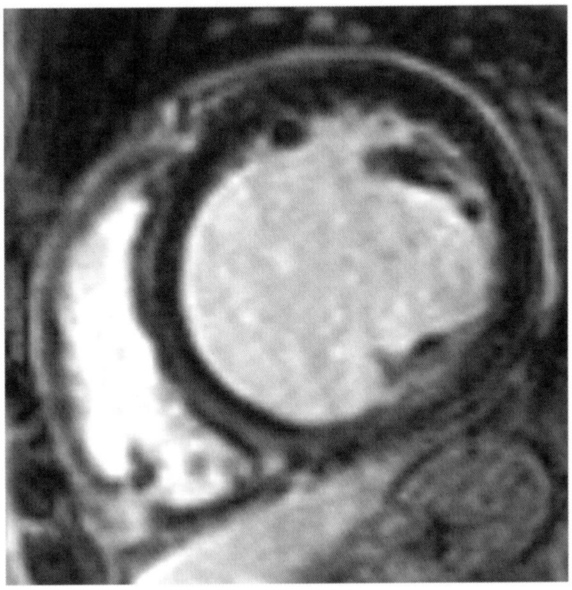

A.非缺血性扩张型心肌病　　B.心脏结节病

C.致心律失常性右心室心肌病　　D.室间隔梗死所致缺血性心肌病

14 患者,男,77 岁,多发性骨髓瘤病史,表现为进行性呼吸困难,超声心动图提示左心室弥漫性肥厚、左心室功能减退,CMR 检查进一步评估。

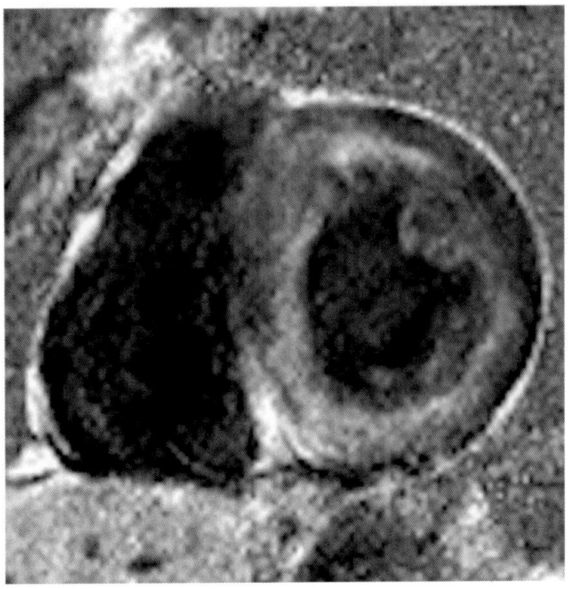

结合临床病史和影像表现,下列哪项诊断最符合该心肌病?

A.淀粉样变性　　B.扩张型心肌病

C.肥厚型心肌病　　D.铁过载心肌病

15 扩张型心肌病最常见的病因是什么？

A.缺血性　　B.家族性

C.炎症性　　D.特发性

16a 患者，27 岁，不典型胸痛 2 天，既往体健，详细询问病史发现近期有上呼吸道感染和发热，自行服用了一些非处方药，超声心动图仅提示少量心包积液。

结合临床表现，以下哪项最能解释当前病情？

A.心肌梗死　　B.心肌炎

C.限制型心肌病　　D.缩窄性心包炎

16b 结合上述问题，MRI 扫描序列包括反转恢复延迟增强，为了评估心肌炎，还需要什么额外的 MRI 序列？

A.化学位移序列　　B.平扫和早期增强序列

C. CSPAMM 心肌标记　　D.对比增强 MRA

17a 患者，男，27 岁，既往体健，因进行性气急、运动困难数月就诊。CMR 提示左心室功能下降，如下图：

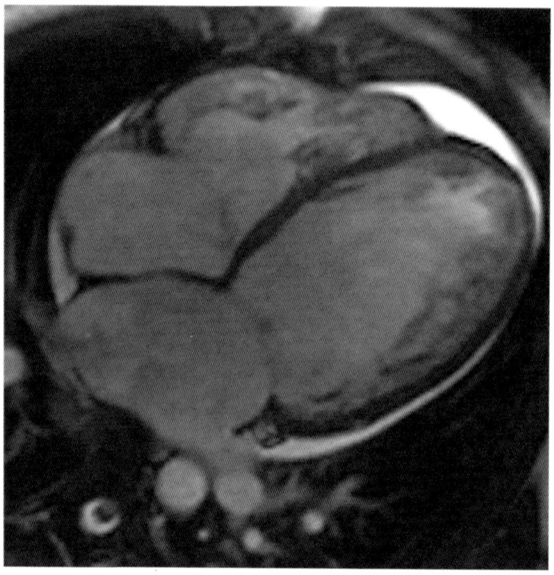

结合临床表现，哪一项最符合当前心肌病？

A.扩张型心肌病　　B.炎症性心肌病（心肌炎）

C.心室心肌致密化不全　　D.慢性高血压改变

17b 下列哪项是该病的并发症？

A.传导异常　　B.左心室肥厚

C.心室壁瘤　　D.瓣膜口狭窄

18 一例急性髓细胞性白血病患者，超声心动图提示异常，CT 表现如下图，室间隔和右心室心尖部浸润性肿块。

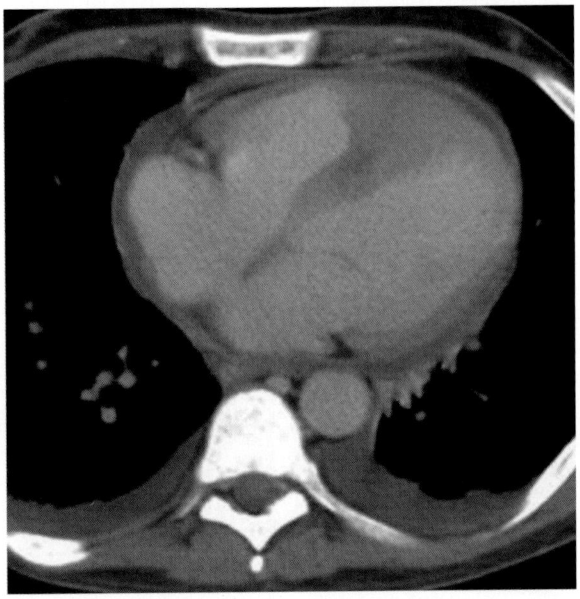

结合临床和影像表现，应考虑下列哪项诊断？

A.原发性血管肉瘤　　B.粒细胞肉瘤

C.乳头状弹力纤维瘤　　D.原发性心脏淋巴瘤

19 在限制型心肌病中，心室顺应性和舒张期容量的关系如何？

A.心室顺应性增加，舒张期容量减少。　　B.心室顺应性下降，舒张期容量增加。

C.心室顺应性增加，舒张期容量增加。　　D.心室顺应性下降，舒张期容量减少。

20 下列哪一种 MRI 序列可以定量铁过载心肌病的铁含量？

A. T2*　　B.延迟钆增强

C.化学位移成像　　D. T1

21 下图是何 MRI 序列？

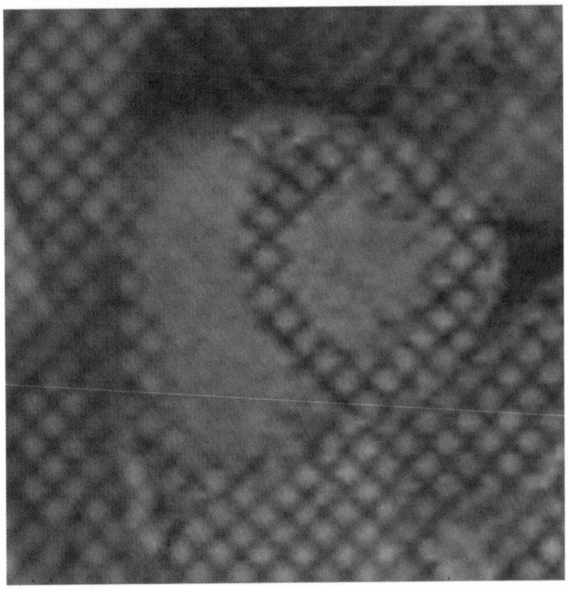

A. T1-Mapping　　B.时间飞跃法

C.相位对比法　　D. SPAMM 标记

22a 患者，女，66 岁，表现为室性期前收缩综合征(PVC)，下图所示右心室壁异常表现最常见于下列哪一类患者？

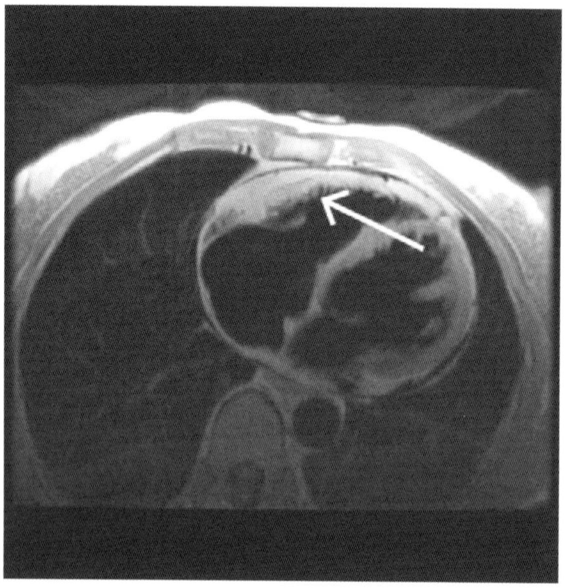

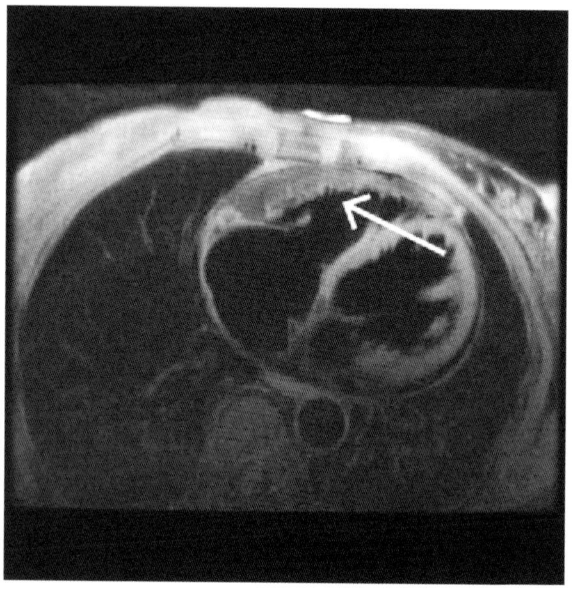

A.男性青年心源性猝死　　B.女性青年主动脉扩张

C.老年肥胖女性　　D.老年瘦弱男性

22b 该患者的右心室射血分数为 67%，右心室舒张末期容积指数为 81mL/m²，也没有右心室壁运动异常，下列哪项可用于诊断 ARVD？

A.没有符合 ARVD 诊断的表现　　B.符合 ARVD 诊断的次要标准

C.符合 ARVD 诊断的主要标准　　D.符合 ARVD 诊断的主要和次要标准

23a 患者，35 岁，有 Chagas 感染史，现表现为进行性气短，CT 表现如下：

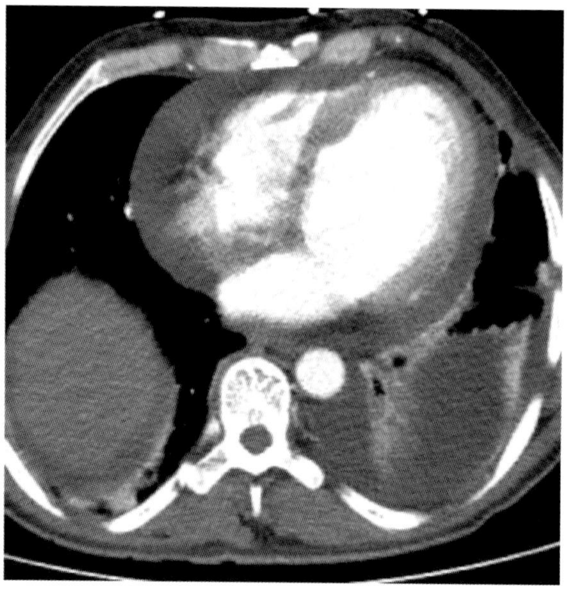

Chagas 病的哪一期以心包积液和心包炎为主要特征?

A.急性期　　B.不定期

C.慢性期　　D.终末期

23b Chagas 病慢性期的常见心外表现是什么?

A.食管狭窄　　B.巨结肠

C.紫色红斑　　D.肺动脉瘤

24 患者,女,27 岁,主诉胸闷、水肿和心悸。既往体健,2 个月前产下一健康新生儿,现诉症状进行性加重,超声心动图提示左心室扩张,EF 为 35%,无其他室壁运动异常。

最符合下列哪一种心肌病?

A.产后心肌病　　B.淀粉样变性

C.肥厚型心肌病　　D. ARVD

25 跨瓣血流的早期(E 峰)和晚期(A 峰)流速比率是舒张期心室充盈的指标,下列哪项 E/A 比值最符合限制型心肌病的特点?

A. >2.0　　B. 1.5~1.9

C. 1.0~1.4　　D. <1.0

26 患者,男,22 岁,有智力缺陷和骨骼肌病,伴心力衰竭进展,左心室短轴图如下所示。

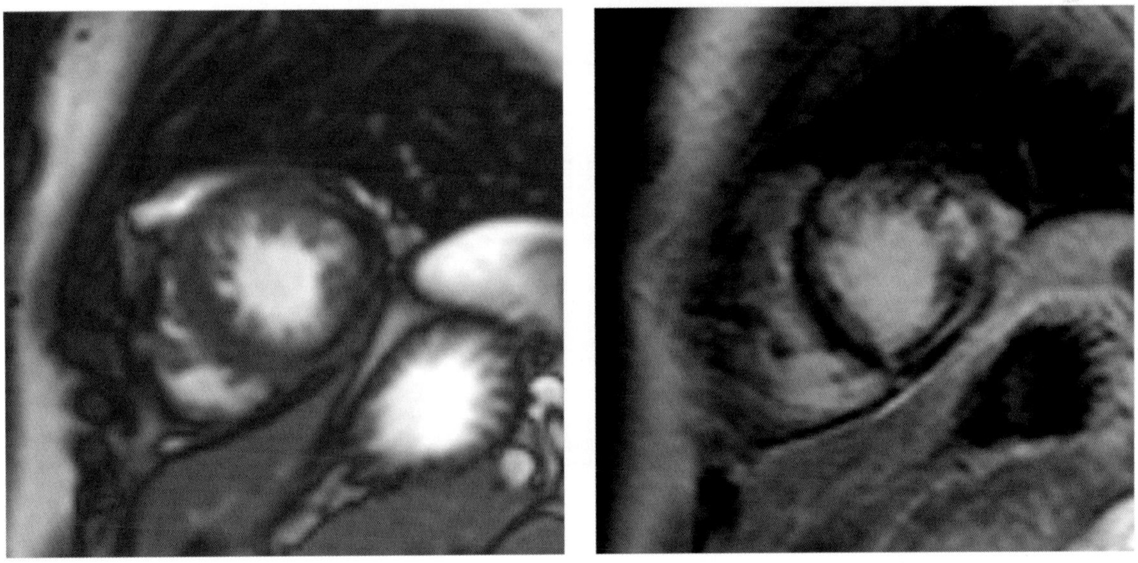

结合临床病史和影像,下列哪项诊断最有可能?

A. Danon 病　　B.遗传性共济失调

C. Fabry 病　　D.淀粉样变性

27 肺结节病患者,近期因三度传导阻滞而住院,住院期间诊断为心脏结节病。FDG-PET 首次评估提示侧壁代谢活性增加,治疗 6 个月后 PET 复查提示上述病变区无代谢异常。

下列哪项最能解释 PET 表现?

A.最初的炎症性心肌已无炎症性活动　　B.最初灌注良好的心肌发生缺血

C.最初的水肿心肌不再水肿　　D.最初的冬眠心肌已无活性

28 患者,女,54 岁,室性期前收缩综合征,完善检查以评估 ARVD,下图所示舒张末期和收缩末期图像,右心室心尖旁的收缩期膨隆提示:

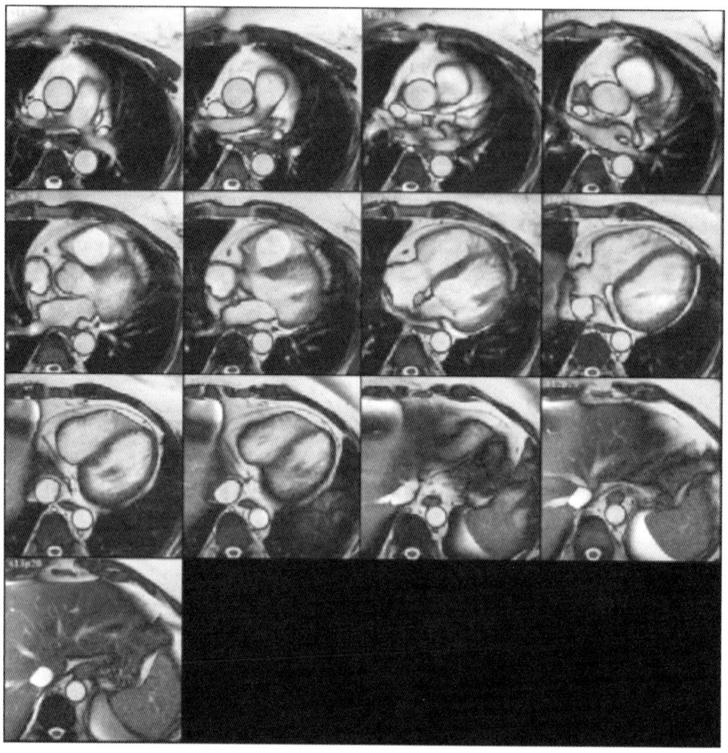

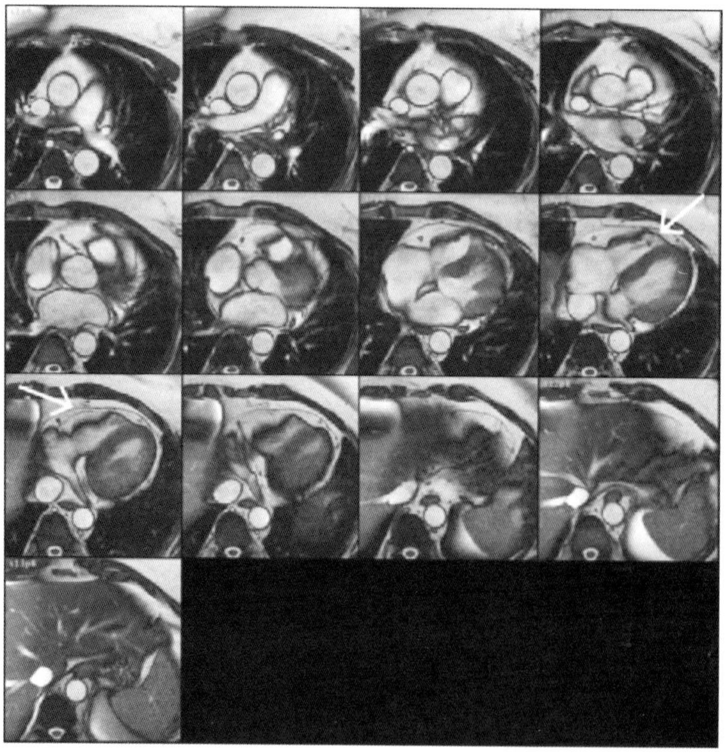

A.无其他右心室壁运动异常的情况下,此处表现正常。

B.符合 ARVD 次要标准的异常表现。

C.符合 ARVD 主要标准的异常表现。

29 重症地中海贫血患者主要是通过螯合疗法来治疗铁过载心肌病，下列哪项 MRI 表现说明治疗有效？

A.心肌 T1 值增加　　B.心肌 T2* 值降低

C.心肌 T2* 值增加　　D.心肌 T1 值降低

30 患者，男，57 岁，多发性骨髓瘤。患者出现心力衰竭进展期的症状，行 CMR 检查排除淀粉样病变，下列哪项 MRI 表现最支持该诊断？

A.平扫 GRE 序列显示心室扩张，室壁变薄　　B.增强 T1 序列显示非对称性室间隔肥厚

C.SSFP 电影序列显示右心室壁异常运动　　D.增强反转恢复序列显示心肌信号抑制不良

31 下列哪一类心肌病是心脏移植的相对禁忌证？

A.肥厚型心肌病　　B.淀粉样变性

C.特发性扩张型心肌病　　D.血色病

答案与解析

1 **答案 D**。ARVD 是一种遗传性心肌病,家族性 ARVD 发病率为 15%~50%,ARVD 诊断困难。

ARVD 诊断基于临床和非临床标准,包括家族史,分为主要标准和次要标准。"明确"诊断包括两个主要标准或 1 个主要和 2 个次要标准,或者 4 个次要标准。"临界"诊断包括 1 个主要和 1 个次要标准或 3 个次要标准。最后,"可能"诊断包括 1 个主要或 2 个次要标准。

原标准在 2010 年进行了修订,包括 MRI 和超声心动图的特异性征象。MRI 的主要影像标准包括:

(1)局部右心室无运动,异常运动或右心室收缩不同步。

(2)右心室功能障碍表现,根据严重程度决定主要标准或次要标准。

①右心室 EDVI≥110mL/m^2(男性)或≥100mL/m^2(女性),或 RVEF≤40%,同时满足(1),符合主要标准。

②100mL/m^2≤右心室 EDVI <110mL/m^2(男性)或 90mL/m^2≤右心室 EDVI <100mL/m^2(女性),或 40%<RVEF≤45%,同时满足(1),符合次要标准。

其他形态异常如脂肪浸润和延迟增强可通过 MRI 检测,但因敏感性较低未列入诊断标准。

参考文献:Marcus FI, McKenna WJ, Sherrill D, et al. Diagnosis of arrhythmogenic right ventricular cardiomyopathy/dysplasia proposed modification of the task force criteria. *Circulation* 2010;121(13):1533-1541.

Tavano A, Maurel B, Gaubert J-Y, et al. MR imaging of arrhythmogenic right ventricular dysplasia: what the radiologist needs to know. *Diagn Interv Imaging* 2015;96(5):449-460.

2 **答案 D**。对比增强 CT 显示三尖瓣的隔瓣巨大赘生物,与感染性心内膜炎(IE)一致。静脉药物滥用者发生 IE 的风险比风湿性心脏病或人工瓣膜患者高数倍。这类 IE 病例的 65%~80%发生于 27~37 岁男性。46%~78%的 IE 位于三尖瓣,24%~32%发生于二尖瓣,主动脉瓣占 8%~19%;16%的 IE 患者可累及多个瓣膜。

IE 是肥厚型心肌病的罕见并发症。据估计,所有患者的发病率为每年 1.4/1000,而左心室流出道梗阻和左心房扩大患者的发病率则增加到每年 3.8/1000。

在美国,二尖瓣脱垂(MVP)是需要手术治疗的孤立性二尖瓣反流的最常见原因,这是患者易患 IE 的最常见心脏病。然而,IE 中二尖瓣脱垂的发病率并不完全是相对风险的直接反映,而是一般人群中该疾病发生率的函数。MVP 患者罹患 IE 的危险因素包括二尖瓣反流或二尖瓣瓣叶增厚,占非药物滥用或医院感染的自体瓣膜心内膜炎的 7%~30%。

动脉导管未闭患者并发 IE 的风险在过去 30~40 年间有所下降,现在非常罕见。

参考文献:Karchmer CM. Infectious endocarditis. In: Bonow RO, Braunwald E(eds). *Braunwald's heart disease: A textbook of cardiovascular medicine*. Philadelphia, PA: Saunders, 2012:1540-1560.

Louahabi T, Drighil A, Habbal R, et al. Infective endocarditis complicating hypertrophic obstructive cardiomyopathy. *Eur Heart J Cardiovas Imaging* 2006;7(6):468-470.

Sadiq M, Latif F, ur-Rehman A. Analysis of infective endarteritis in patent ductus arteriosus. *Am J Cardiol* 2004;93(4):513-515.

3 **答案 B。**心脏的短轴位显示左心室明显肥大。该 MRI 序列是一种反转恢复技术，根据抑制心肌信号的反转时间评估延迟强化。在这个病例中，心肌中层存在斑片状强化，前侧壁和下间壁中有更多的局灶性纤维化。该结果与肥厚型心肌病(HCM)一致。

这种增强形式不符合心肌梗死表现，心肌梗死主要位于心内膜下。淀粉样变性可见左心室肥厚和斑片状强化。然而，由于淀粉样蛋白的 T1 特性和弥漫性增加的细胞外容积，心肌信号抑制困难是特征性表现。

HCM 是一种以左心室肥厚(室壁厚度为 12~15mm)为特征的遗传性疾病，但症状、预后和治疗方法各异。HCM 的病理学特征包括心肌细胞排列紊乱和间质纤维化。

HCM 有几种不同的影像学表型[例如，非对称性(室间隔)HCM、心尖型 HCM、对称性 HCM（同心性 HCM）和中段 HCM]。左心室室壁厚度增加可能导致左心室流出道(LVOT)狭窄，可能观察到二尖瓣前叶的收缩期前向运动，可加重 LVOT 梗阻，减少冠状动脉和体循环血流量。

左心室室壁增厚、潜在灌注异常及延迟增强证实的纤维化是重要的影像标志，预示 HCM 患者的猝死风险增加。

参考文献：Hoey ETD, Teoh JK, Das I, et al. The emerging role of cardiovascular MRI for risk stratification in hypertrophic cardiomyopathy. *Clin Radiol* 2014;69(3):221-230.

Maron BJ. Hypertrophic cardiomyopathy: a systematic review. *JAMA* 2002;287(10):1308-1320.

4 **答案 B。**T1 加权轴位图像显示心包显著的近环形增厚(本例最大厚度>1cm)。该表现符合缩窄性心包炎。

缩窄性心包炎的特征表现是心包的纤维性或钙化性增厚，阻碍心脏的正常舒张期充盈。以前，结核病是缩窄性心包炎的最常见原因，常伴有广泛的心包钙化；现在，结核性心包炎罕见。重要的缩窄性心包炎原因是增多的纵隔放射治疗和心脏手术。

患者通常出现右心力衰竭的体征和症状，与左心室功能不全或瓣膜病变的严重程度不符。限制型和缩窄性心脏疾病都表现为充盈突然下降，后负荷增加和每搏输出量下降。区分缩窄性心包炎和限制型心肌病很重要，因为前者需要手术治疗，后者需内科治疗。

典型的缩窄性心包炎患者心包弥漫性增厚，>4mm；但是，即使心包没有增厚，也不能完全排除该诊断。心腔大小可能在正常范围，上、下腔静脉和肝静脉扩张。呼吸对心脏充盈的影响可提供重要的诊断信息，包括成像和导管造影，缩窄性心包炎的心脏舒张受限，左心室充盈减少，继发右心室充盈增多。这表现为舒张期充盈时室间隔曲线改变和特征性的“室间隔舞蹈”。

限制型心肌病的特征是心室顺应性显著降低，病因繁多，包括肥厚型心肌病。影像表现包括心室壁增厚，伴有双侧心房扩大。

左心室心肌致密化不全(VNC)是一种发育性心肌异常，可在儿童期或成年期出现充血性心力衰竭、心律失常或血栓栓塞。由于在胎儿早期，心肌发育的致密化过程失败，导致永存的非致密化心内膜。通常累及左心室，可以表现为扩张型或肥厚型心肌病。

参考文献：Hughes S. Cardiomyopathies. In：Suvarna SK（ed.）. *Cardiac pathology*. London，UK：Springer，2013：183–200.

Ling LH，Oh JK，Schaff HV，et al. Constrictive pericarditis in the modern era evolving clinical spectrum and impact on outcome after pericardiectomy. *Circulation* 1999；100（13）：1380–1386.

5 答案 D。心室中段短轴 SSFP 图像显示与正常的致密化心肌相比，左心室腔的小梁显著增加。这种表现符合 VNC。需要注意的是，在 VNC 的情况中乳头肌通常不能正常发育成形。

VNC 也被称为海绵状心肌病，是一种先天性心肌异常，症状可出现于儿童或成人。由于在胎儿早期的心肌致密化进程中断，非致密性心内膜持续存在，因此发生了 VNC。通常发生于左心室，可以表现为扩张型或肥厚型心肌病。

超声心动图或 MRI 是检测 VNC 心肌病的诊断方法，其特征是典型的大量肌小梁和深陷的小梁间隐窝。诊断线索：在乳头肌插入心尖部的层面≥3 个节段呈现过度小梁化，非致密心肌与致密心肌的厚度比>2.3∶1（敏感性为 86%，特异性为 99%）。

由于伴发心力衰竭、室性心律失常和全身性栓塞，VNC 患者具有很高的发病率和死亡率。心律失常导致的猝死往往是最常见的死亡原因。不幸的是，目前无法有效治疗 VNC，唯一明确的治疗方法是心脏移植。

参考文献：Petersen SE，Selvanayagam JB，Wiesmann F，et al. Left ventricular non-compaction：insights from cardiovascular magnetic resonance imaging. *J Am Coll Cardiol* 2005；46（1）：101–105.

Zenooz NA，Zahka KG，Siwik ES，et al. Noncompaction syndrome of the myocardium：pathophysiology and imaging pearls. *J Thorac Imaging* 2010；25（4）：326–332.

6 答案 C。反转恢复序列显示心肌信号抑制，心肌中层和心外膜下分布的多灶性延迟强化。这些表现最符合心肌炎。心外膜下心肌强化模式与梗死不符。肥厚型心肌病通常表现为不对称性心肌增厚和相关家族史。ARVD 通常表现为心肌信号抑制异常。

心肌炎（炎性心肌病）是由各种病原体和触发因素引起的心脏炎症（例如，病毒、细菌、真菌感染、药物毒性或放射治疗后）。尽管病因不同，炎症最终导致白细胞浸润、非缺血性变性、心肌细胞坏死和心脏功能障碍。

延迟增强（LGE）的存在提示不可逆的心肌坏死和纤维化，典型分布于心外膜下，有时也分布于中层或局灶透壁性。T2 加权成像和早期增强成像技术已被证实能分别检测水肿和充血。除 LGE 之外，这些成像特征还包括 3 个“路易斯湖诊断标准”，推荐用于诊断心肌炎。当这些组织表征序列中的两个或多个为阳性时，心肌炎的总诊断准确率为 78%；如果仅根据 LGE，则诊断准确率为 68%。

定量 T2–Mapping 具有提高心肌水肿检测准确性的潜力。此外，T1–Mapping 有望克服 LGE 成像需要大范围坏死才能获得足够 T1 对比的限制。

参考文献：Ferreira VM，Piechnik SK，Dall'Armellina E，et al. T1 mapping for the diagnosis of acute myocarditis using CMR. *JACC Cardiovas Imaging* 2013；6（10）：1048–1058.

Friedrich MG，Sechtem U，Schulz-Menger J，et al. Cardiovascular magnetic resonance in myocarditis：a JACC white paper. *J Am Coll Cardiol* 2009；53（17）：1475–1487.

Yilmaz A，Ferreira V，Klingel K，et al. Role of cardiovascular magnetic resonance imaging（CMR）in the diagnosis of acute and chronic myocarditis. *Heart Fail Rev* 2013；18（6）：747–760.

7 答案 D。图 A 的反转恢复序列显示与纤维化一致的斑片状延迟增强。图 B 的轴位 SSFP 图像显示肝脏的特征性低信号，符合铁沉积，由于磁敏感而导致信号丢失。未证实其他病因引起这些变化。

铁过载心肌病(IOC)是一种由心肌中铁质沉积引起的继发性心肌病。IOC 可能由遗传性铁代谢疾病(例如，血色素沉着症、地中海贫血)引起，也可能继发于多次输血或血红蛋白合成异常导致的病变红细胞生成。

IOC 主要有两种影像表型——心室心肌浸润引起限制型心肌病，常见于原发性血色病，以及继发性血色病早期阶段伴有严重舒张功能障碍的扩张型心肌病。超声心动图一般无法鉴别 IOC 与特发性扩张型心肌病。心肌中铁质沉积引起 T2* 弛豫时间缩短，可通过 CMR 的多回波梯度序列来检测。IOC 的 T2* 值通常<20ms，如果<10ms，认为铁负荷严重超量。纤维化的严重程度决定了延迟强化的范围大小。

参考文献：Anderson L. Cardiovascular T2-star (T2*)magnetic resonance for the early diagnosis of myocardial iron overload. *Eur Heart J* 2001;22(23):2171–2179.

Kremastinos DT, Farmakis D. Iron overload cardiomyopathy in clinical practice. *Circulation* 2011;124(20):2253–2263.

8 答案 C。鉴于胸痛症状和肌钙蛋白升高，首要关注的是阻塞性冠状动脉病变的存在并立即进行冠状动脉介入。冠状动脉造影阴性和心室造影心尖扩张的特征性表现符合应激性心肌病，也称为 Takotsubo 心肌病。

Takotsubo 心肌病(TTC)是一种快速可逆的急性心力衰竭，据报道由应激性事件引发，并伴有独特的左心室收缩模式。TTC 的临床表现极似急性冠脉综合征，但血管造影没有显著的冠状动脉狭窄。

TTC 的表现多样，包括心尖、中部、基底部或双心室"气球"改变。最常见的是严重的心尖前壁无运动而基底节段收缩增强("心尖气球"样改变)。典型的 TTC 没有延迟强化，可鉴别 Takotsubo 心肌病与前壁心肌梗死。

许多研究报道了 TTC 良好的长期预后；然而，急性期 TTC 确实会危及生命，这与可能发生的并发症有关，包括心力衰竭、心律失常、心源性休克、LVOT 梗阻、二尖瓣反流、心室血栓和心脏破裂。

急性期 TTC 主要是对症治疗。TTC 患者通常预后良好，96%的患者可痊愈。

参考文献：Eitel I, Schuler G, Gutberlet M, et al. Biventricular stress-induced (takotsubo)cardiomyopathy with left midventricular and right apical ballooning. *Int J Cardiol* 2011;151(2):e63–e64.

Virani SS, Khan AN, Mendoza CE, et al. Takotsubo cardiomyopathy, or broken-heart syndrome. *Tex Heart Inst J* 2007;34(1):76–79.

9 答案 B。尽管常见于肥厚型心肌病，但基底段室间隔肥厚(BSH)可独立于 HCM，多发生于老年患者和全身性高血压患者。Framingham 心脏研究中确定了超过 3500 例孤立性室间隔肥厚的患者，BSH 的特征是室间隔厚度>1.4cm，而无其他异常。BSH 不引起心血管疾病的发生率或死亡率增加。

根据一系列尸检和超声心动图数据，大约 10%血流动力学不稳定的 AS 患者伴有室间隔不对称增厚。最近研究表明，膜性主动脉瓣狭窄引起的肥厚型心脏病患者主动脉瓣置换术后早期和晚期预后不良。然而，对于是否在主动脉瓣修复的同时进行定向治疗如心肌切除术或乙醇消融仍存在争议。

VNC、Uhl 畸形和主动脉瓣环扩张与这种现象无关。

参考文献：Di Tommaso L, Stassano P, Mannacio V, et al. Asymmetric septal hypertrophy in patients with severe aortic stenosis: the usefulness of associated septal myectomy. *J Thoracic Cardiovas Surg* 2013;145(1):171-175.

Diaz T, Pencina MJ, Benjamin EJ, et al. Prevalence, clinical correlates, and prognosis of discrete upper septal thickening on echocardiography: the Framingham Heart Study. *Echocardiography* 2009;26(3):247-253.

Kelshiker MA, Mayet J, Unsworth B, et al. Basal septal hypertrophy. *Curr Cardiol Rev* 2013;9(4):316-324.

10　答案 B。水平长轴表现出明显的左心室增厚，伴轻度不对称性室间隔增厚，与 HCM 一致。在左心室心尖附近也观察到片状延迟增强，与心肌纤维化区域相符合。

HCM 是一种临床和遗传异质性疾病，最常见的特征是左心室肥厚。HCM 具有一系列潜在的结局，包括心力衰竭和心源性猝死，但患者也可存活至正常预期寿命。

基于 20 年前收集的原始数据，估计 HCM 的患病率为 1/500。HCM 诊疗上的进步，包括对潜在的分子和遗传基质的更深理解，同辈家人筛查及更敏感的心脏诊断成像，都提示可能低估了 HCM 的患病率。尽管许多患者尚无症状或表现为良性自然史，但其他无症状或轻度症状的年轻(<25 岁)HCM 患者仍可能发生猝死。

HCM 患者发生猝死的常规危险因素包括 HCM 相关的猝死家族史、近期发生无法解释的晕厥、左心室壁厚度>30mm、24 小时动态心电图提示非持续性室性心动过速及运动后低血压反应。CMR 成像已成为一种精确的诊断工具，也是评估猝死风险的有力辅助手段。CMR 提供左心室壁增厚的形态学表型特征，而通常的标准超声心动图各断面成像显示欠佳。与没有 LGE 的患者相比，存在 LGE 的患者，HCM 患者的 LGE 发生致死性室性快速型心律失常的风险增加 7 倍。目前仍不断发表大型前瞻性研究验证其效用，许多专家认为 LGE 的存在可作为中度风险 HCM 患者放置 ICD 的指导。

参考文献：Efthimiadis GK, Pagourelias ED, Gossios T, et al. Hypertrophic cardiomyopathy in 2013: current speculations and future perspectives. *World J Cardiol* 2014;6(2):26-37.

Hoey ETD, Teoh JK, Das I, et al. The emerging role of cardiovascular MRI for risk stratification in hypertrophic cardiomyopathy. *Clin Radiol* 2014;69(3):221-230.

Semsarian C, Ingles J, Maron MS, et al. New perspectives on the prevalence of hypertrophic cardiomyopathy. *J Am Coll Cardiol* 2015;65(12):1249-1254.

11　答案 A。心脏的水平长轴图像显示心内膜下心肌延迟增强，累及两个心室，其余心肌信号抑制正常。尽管典型的梗死发生于心内膜下，但异常信号的分布不符合血管分布。其余心肌不显著的信号抑制不是典型的淀粉样变性表现。而心脏结节病通常累及心肌中层至心外膜下区域。

嗜酸性细胞介导的心肌炎可与寄生虫感染（热带心内膜心肌纤维化）或 Churg-Strauss 综合征(一种坏死性小血管炎)有关，也可发生于一种特发性疾病(称为 Loeffler 心内膜炎或嗜酸性粒细胞增多症)。临床上表现为 3 个经典的组织学发展阶段：

(1)急性坏死期——表现为心内膜下坏死及全身症状、肺浸润、房室瓣反流和双心室衰竭。

(2)亚急性血栓阶段——以血栓形成、斑片出血为特征,更严重者发生脑、脾、肾和心肌梗死。

(3)晚期纤维化阶段——左心室或右心室,或两室均发生心内膜表面的晚期纤维化。

CMR 明确嗜酸性粒细胞浸润的特征性表现包括心肌炎症、附壁血栓和心内膜纤维化。使用首过灌注 MRI 可区分灌注、增强的心肌,以及血供不良、低强化的血栓或嗜酸性粒细胞浸润。LGE 的典型表现是明显的广泛心内膜下增强,而不限于某血管支配区域。有时可在左、右心室心尖部发现不强化的血栓。

如果没有及时、适当地治疗,心内膜心肌纤维化,尤其是因附壁血栓脱落引起的血栓栓塞事件可能导致致命的并发症或不可逆的神经缺陷。随访 MRI 可显示治疗效果,包括减少左心室重量和改善收缩功能,同时改善临床症状。

参考文献:Kleinfeldt T,Ince H,Nienaber CA. Hypereosinophilic syndrome:a rare case of Loeffler's endocarditis documented in cardiac MRI. *Int J Cardiol* 2011;149(1):e30–e32.

Mannelli L,Cherian V,Nayar A,et al. Loeffler's endocarditis in hypereosinophilic syndrome. *Curr Probl Diagn Radiol* 2012;41(4):146–148.

Perazzolo Marra M,Thiene G,Rizzo S,et al. Cardiac magnetic resonance features of biopsy-proven endomyocardial diseases. *JACC Cardiovas Img* 2014;7(3):309–312.

12 **答案 A。**水平长轴显示双房增大,而心室相对正常。虽然缩窄性心包炎和限制型心肌病可表现为相似的临床症状,但限制型心肌病通常表现为双房增大,而缩窄性心包炎心腔大小基本正常。这是由心室顺应性降低所致。心室扩大可见于缺血性、炎症性或扩张型心肌病。

总的来说,限制型心肌病是指一组原发或继发的心肌浸润性疾病,其特征表现是左心室腔大小和收缩功能正常,但心肌僵硬、心室顺应性减低。原发性限制型心肌病包括心内膜纤维化、Loeffler 心内膜炎和特发性原发性限制型心肌病。继发性限制型心肌病更常见,通常由多系统疾病(例如,淀粉样变性、血色病)累及心肌所致。

限制型心肌病的常见形态学表现为心房扩大和心室壁增厚。如果并存肺动脉高压,右心室也可能扩大。CMR 可准确鉴别限制型心肌病和缩窄性心包炎,是一种重要的诊断工具,这两种疾病有不同的治疗方法。限制型心肌病 LGE 的存在提示心肌纤维化。

舒张功能受限,可通过电影序列或相位对比图像上的心室充盈模式轻松评估。限制性左心室充盈的特征是等容舒张时间缩短、舒张早期减速时间短、充盈明显,而舒张晚期充盈减少甚至缺失。

参考文献:Belloni E,De Cobelli F,Esposito A,et al. MRI of cardiomyopathy. *Am J Roentgenol* 2008;191(6):1702–1710.

Gupta A,Singh Gulati G,Seth S,et al. Cardiac MRI in restrictive cardiomyopathy. *Clin Radiol* 2012;67(2):95–105.

Hughes S. Cardiomyopathies. In:Suvarna SK (ed.). *Cardiac pathology*. London:Springer,2013:183–200.

13 **答案 A。**对比增强后短轴反转恢复序列显示室间隔中层的线性延迟增强。

大约30%的非缺血性扩张型心肌病表现为心肌中层条状延迟强化。强化的位置不符合缺血性疾病的模式。异常强化被认为是继发的替代性纤维化,病理样本中有报道,可能与心肌缺血的亚临床病灶有关。这种线状强化被认为是心源性猝死风险增加的标志,因为纤维化可能导致电生理不稳定。

参考文献:Cummings KW,Bhalla S,Javidan-Nejad C,et al. A pattern-based approach to assessment of delayed enhancement in nonischemic cardiomyopathy at MRI imaging. *Radiographics* 2009;29 (1):89-103.

14 答案 A。左心室的短轴图像显示反转恢复序列中弥漫性心肌信号抑制异常。由于血池含有最大浓度的钆,血池信号的反转早于心肌信号抑制。在这例患者中,心内膜下心肌的信号抑制早于血池,而剩余的心肌信号抑制几乎与血池同时发生。这种反常的延迟增强表现几乎都发生于心肌淀粉样蛋白沉积。

心脏淀粉样变性是最常见的浸润型继发性限制型心肌病,由心肌间质中不溶性淀粉样蛋白原纤维的沉积引起。心脏淀粉样变性可根据沉积的淀粉样原纤维蛋白的类型进行分类。影响心脏的最常见类型的淀粉样变性是由淀粉样蛋白原纤维与单克隆κ和λ免疫球蛋白轻链的复合沉积而导致的AL淀粉样变性。AL淀粉样变性主要与浆细胞恶病质(例如,B细胞淋巴瘤、Waldenstrom巨球蛋白血症、多发性骨髓瘤)有关。转甲状腺素蛋白基因的突变主要累及神经系统和心脏疾病,某些突变则导致淀粉样物质仅沉积于心肌。血清淀粉样A蛋白的片段则引起AA(继发性)淀粉样变性,与多种慢性炎症性疾病相关,但很少影响心脏。

没有单一的非侵入性检查可确定心脏淀粉样变性的诊断。心肌淀粉样变性的诊断通常依赖于:①超声心动图评估,尤其是左心室壁厚度的测量、心肌外观的主观评估、舒张功能/限制性生理学的评估;②心肌内膜活检中淀粉样蛋白沉积的组织病理学发现。

CMR的空间分辨率和信噪比高,测量心腔容积、心肌质量及左心室和房间隔壁厚度的可重复性好。心脏淀粉样变性的主要特征是弥漫性心肌增厚包括心房和瓣膜。双房扩大和舒张期充盈受限也可能与心室收缩功能减低和室壁顺应性降低相关,晚期可演变为明显的限制型心肌病。

LGE组织特征为进一步评估淀粉样蛋白浸润提供了独特的临床价值。LGE的特点是弥漫性、不均匀的心内膜下分布,可能类似于因不恰当的反转时间导致的心肌信号抑制不良。

参考文献:Maceira AM. Cardiovascular magnetic resonance in cardiac amyloidosis. *Circulation* 2005;111 (2):186-193.

Selvanayagam JB,Leong DP. MRI imaging and cardiac amyloidosis:where to go from here? *JACC Cardiovas Imaging* 2010;3(2):165-167.

15 答案 D。扩张型心肌病是一系列异质性心肌疾病,其特征是心室扩张和心肌收缩力下降(通常射血分数<40%)。

原因尚不清楚,目前认为高达50%的病例是特发性的,其他病例可能源于缺血性、遗传性或家族性、病毒性、免疫性或毒性等原因,或继发于心肌功能不全的无法以缺血性损伤解释的心血管疾病。20%~35%的特发性扩张型心肌病是家族性疾病。

扩张型心肌病是儿童及成人心肌病和心脏移植的最常见原因。婴儿扩张型心肌病的最常见原因包括特发性、先天性代谢缺陷和畸形综合征。心肌炎和神经肌肉疾病是儿童期扩张型心肌病最常见的原因。

对具有扩张表型的心肌病来说，最重要的是确定其病因是否与潜在的冠状动脉疾病（缺血性与非缺血性）相关。现有的临床研究表明，非缺血性扩张型心肌病患者的预后优于潜在缺血性心脏病的患者。

参考文献：Bozkurt B. Chapter 24—heart failure as a consequence of dilated cardiomyopathy. In：Mann DL (ed.) *Heart failure：a companion to Braunwald's heart disease*，2nd ed. Philadelphia，PA：Saunders，2011：372–394.

Jefferies JL，Towbin JA. Dilated cardiomyopathy. *Lancet* 2010；375（9716）：752–762.

Towbin JA，Lowe AM，Colan SD，et al. Incidence，causes，and outcomes of dilated cardiomyopathy in children. *JAMA* 2006；296（15）：1867–1876.

16a 答案 B。心肌炎（炎症性心肌病）定义为心肌的炎症性疾病，其特征在于白细胞浸润、非缺血性变性、肌细胞坏死和心功能障碍。

临床表现的严重程度各不相同，从无症状到心源性休克均可能发生。心肌炎通常与其他病毒性症状相关，发生于全身性疾病后 7~10 天。最常见于年轻成人。巨细胞性心肌炎患者的平均年龄为 42 岁，据报道，其他类型心肌炎的成年患者平均年龄为 20~51 岁。

目前，没有单一的临床或影像学发现可明确诊断心肌炎。相反，应使用综合分析，包括病史、临床评估和非侵入性检查的结果来诊断疾病并指导治疗。大多数患者对标准的心力衰竭治疗反应良好，但严重的病例需要机械循环支持或心脏移植。除巨细胞性心肌炎患者外，>75%的急性心肌炎患者可自行恢复。持续性慢性心肌炎通常具有进行性过程，但可能对免疫抑制治疗有反应。

定义心肌炎的达拉斯病理学标准要求在常规心内膜心肌活检中存在有或没有肌细胞坏死的炎性细胞浸润。无创 CMR 是另一种诊断方法，无活检的风险。

参考文献：Cooper LT Jr. Myocarditis. *NEJM* 2009；360（15）：1526–1538.

Maisch B，Pankuweit S. Current treatment options in （peri）myocarditis and inflammatory cardiomyopathy. *Herz* 2012；37（6）：644–656.

16b 答案 B。活动性心肌炎的组织病理学包括细胞内和间质性心肌水肿、毛细血管渗漏、充血，严重者可发生细胞坏死及纤维化。

CMR 能够表征心肌组织的病理过程，因而成为疑诊心肌炎患者的主要无创评估工具。心肌水肿在 T2 加权图像上显示高信号。对比增强快速自旋回波 T1 加权 MRI 可用于对比心肌增强前和早期钆增强（EGE）信号，EGE 信号增高与炎症、充血和毛细血管渗漏相关。心肌 LGE 特异性地反映心肌损伤（即坏死和纤维化）。

一个共识小组评估 CMR 技术和现有证据后认为，3 个 CMR 参数（T2、EGE 和 LGE）对诊断心肌炎最有价值。当上述 3 项“路易斯湖诊断标准”中的任意 2 项对比临床或组织病理学数据，该标准的敏感性为 67%，特异性为 91%，准确性为 78%，阳性预测值为 91%，阴性预测值为 69%。与基线（首次）扫描相比，随访时水肿和充血减少有助于区分急性和慢性心肌炎。

化学位移序列和心肌标记不增加心肌炎诊断的敏感性。

参考文献:Friedrich MG,Sechtem U,Schulz-Menger J,et al. Cardiovascular magnetic resonance in myocarditis:a JACC white paper. *J Am Coll Cardiol* 2009;53(17):1475–1487.

17a 答案 C。水平长轴 SSFP 图像显示双心室扩张和累及两个腔室的过度小梁化,符合心室心肌致密化不全(VNC),同时,没有显示发育正常的乳头肌。

VNC,也称为海绵状心肌病,是一种先天性心肌异常,症状可出现在儿童期或成人期。由于在胎儿早期心肌致密化不完全,非致密心内膜持续存在,故而发生 VNC。

超声心动图通常是评估 VNC 心肌病的首选方法,特征性地显示过度小梁化及其间深陷的隐窝。非致密节段心肌运动减弱,常伴有心室整体收缩功能减低。右心室可受累,但很少单独发生。

随着心电门控的出现,CT 也能准确识别该疾病。而且 CT 的空间分辨率更高,能比超声更好地显示小梁结构,还不受声窗的限制。

CMR 功能最为强大,多平面成像,可准确评估心室功能,并显示心肌组织学特征。

参考文献:Petersen SE,Selvanayagam JB,Wiesmann F,et al. Left ventricular non-compaction:insights from cardiovascular magnetic resonance imaging. *J Am Coll Cardiol* 2005;46(1):101–105.

Zenooz NA,Zahka KG,Siwik ES,et al. Noncompaction syndrome of the myocardium:pathophysiology and imaging pearls. *J Thorac Imaging* 2010;25(4):326–332.

17b 答案 A。心力衰竭症状、心律失常和栓塞事件的三联症是 VNC 患者的主要临床表现。相当比例的 VNC 患者发生左心室扩张及收缩功能不全,类似扩张型心肌病。VNC 的诊断标准包括在一个成像平面中≥3 个节段过度小梁化,且非致密心肌与致密心肌的厚度比>2.3:1。

在成人中,多种先天性心脏病可伴发左心室 VNC,常见于左心室流出道狭窄、Ebstein 畸形和法洛四联症。罕见的,VNC 与肌营养不良、未分类肌病或神经病伴发。一种特殊的巴思综合征,是 X 连锁隐性遗传病,表现为心肌病、骨骼肌病、生长迟缓和中性粒细胞减少。

VNC 没有特效治疗方法。由于血栓栓塞事件高发,所有患者都应接受全身抗凝治疗。心力衰竭采用常规治疗。死亡的主要原因是心律失常,因此所有 VNC 患者,无论是否有症状,都应考虑使用抗心律失常药物。此外,有些患者可能需要植入除颤器。

参考文献:Jefferies JL,Towbin JA. Dilated cardiomyopathy. *Lancet* 2010;375(9716):752–762.

Stähli BE,Gebhard C,Biaggi P,et al. Left ventricular non-compaction:prevalence in congenital heart disease. *Int J Cardiol* 2013;167(6):2477–2481.

Udeoji DU,Philip KJ,Morrissey RP,et al. Left ventricular noncompaction cardiomyopathy:updated review. *Ther Adv Cardiovasc Dis* 2013;7(5):260–273.

Zenooz NA,Zahka KG,Siwik ES,et al. Noncompaction syndrome of the myocardium:pathophysiology and imaging pearls. *J Thorac Imaging* 2010;25(4):326–332.

18 答案 B。增强 CT 的轴位图像显示左心室的心尖段室间隔的浸润性肿块。

转移性肿瘤是最常见的心脏肿块,因此一旦发现心脏肿块,首先考虑转移瘤。心脏转移的原发恶性肿瘤主要包括肺癌、乳腺癌、黑色素瘤和恶性血液病(白血病和淋巴瘤)。浸润性肿块可表现为局灶性或弥漫性心肌病。

粒细胞肉瘤是由未成熟粒细胞系组成的侵袭性肿块，可发生于急性或慢性髓性白血病的广泛进展期之前、同时或之后。大多数粒细胞肉瘤病例发生于儿童，与急性髓性白血病有关。

大多数原发性心脏肿瘤是良性的。乳头状纤维弹性瘤是继黏液瘤后第二常见的原发性心脏肿瘤，约占 10%，最常发生于瓣叶，最多见于主动脉瓣。原发性心脏恶性肿瘤罕见，如肉瘤、原发性淋巴瘤和恶性心包肿瘤。原发性血管肉瘤是最常见的心脏肉瘤，占 33%。血管肉瘤多见于右心，尤其是右心房。发现时肿瘤往往较大，伴出血及浸润性生长。原发性心脏淋巴瘤是指仅局限于心脏和心包的淋巴瘤，非常罕见，只占原发性心脏肿瘤的 1%。原发性心脏淋巴瘤几乎都是 B 细胞型的非霍奇金淋巴瘤，最常见弥漫性大 B 细胞淋巴瘤，约占 80%。

参考文献：Burke A, Jeudy J, Virmani R. Cardiac tumours: an update. *Heart* 2008;94(1):117–123.

Jankovic M, Bonacina E, Masera G, et al. Cardiac relapses in myeloid leukemia: case report and review of the literature. *Pediatr Hematol Oncol* 1987;4(3):237–245.

Makaryus AN, Tung F, Liu W, et al. Extensive neoplastic cardiac infiltration in a patient with acute myelogenous leukemia: role of echocardiography. *Echocardiography* 2003;20(6):539–544.

Rassl DM, Davies SJ. Cardiac tumors. In: Suvarna SK(ed.). *Cardiac pathology*. London, UK: Springer, 2013:201–221.

19 答案 D。限制型和缩窄性心脏病均表现为突然的充盈减少、后负荷增加和心搏量减少。限制型心肌病的特征是左心室腔大小和收缩功能正常，但舒张期容量和心室顺应性降低。成像常显示心室增厚伴有心房扩大，继发于房室腔内的压力差。

缩窄性心包炎的特征是心包纤维性或钙化性增厚，左心室充盈受限，无法匹配正常的心脏舒张充盈，导致右心室充盈增加。这些变化表现为舒张充盈期室间隔曲线发生变化，即特征性“室间隔舞蹈”。各心腔内的压力通常相等。

缩窄性心包炎是由心外因素导致心脏扩张受限，而限制型心肌病则是因内在的心肌疾病引起心室充盈不良。随呼吸变化的心室充盈和射血速度可能见于缩窄性心包炎，但不会发生于限制型右心室疾病。

缩窄性心包炎通常采用手术治疗，而限制型心肌病采用药物治疗，因此，准确鉴别两种疾病非常重要。

参考文献：Henein MY, Sheppard M. Restrictive cardiomyopathy. In: Henein MY(ed.). *Clinical echocardiography*. London: Springer, 2012:203–212.

Henein MY, Sheppard M. Pericardial disease. In: Henein MY (ed.). *Clinical Echocardiography*. London, UK: Springer, 2012:251–266.

20 答案 A。铁过载心肌病可发生于不当的过量铁吸收，如血色病或重型地中海贫血，也可继发于反复多次的输血。不能从血清铁蛋白或肝脏铁含量来预测心肌铁含量，并且常规的心脏功能评估仅能发现该疾病的晚期患者。

CMR 测量 T2* 弛豫时间是最常用的直接评估心肌铁含量的技术，该技术快速、稳定、可重复性好，对铁沉积敏感性好。T2* 弛豫是 T2 弛豫和磁场不均匀的综合反映。由组织中过量的铁引起磁敏感率改变，大量信号丢失，T2* 值缩短。由于铁在心脏中以正常储存形式积聚，T2* 下降，但对心脏功能的影响极小，除非超过正常的铁存储容量。一旦达到该临界水平，心脏功能将发生快速恶化。因此，心脏 T2* 是心力衰竭的有效预测因子。心脏铁清除比肝脏更慢，因此，尽管使用强效铁螯合剂，诊断明确的铁过载心肌病患者死亡率很高。

LGE 广泛用于检测非缺血性心肌病的纤维化，LGE 的存在与心脏事件，包括心力衰竭的进展有关。但 LGE 对铁质沉积没有特异性。另外，铁过载心肌病较少发生心肌纤维化，早期阶段更少。较新的 MRI 技术（如 T1-Mapping）可能在评估早期镜下变化中发挥更重要的作用。

参考文献：Kirk P，Carpenter JP，Tanner MA，et al. Low prevalence of fibrosis in thalassemia major assessed by late gadolinium enhancement cardiovascular magnetic resonance. *J Cardiovas Magn Reson* 2011；13（1）：8.

Kirk P，Roughton M，Porter JB，et al. Cardiac T2* magnetic resonance for prediction of cardiac complications in thalassemia major. *Circulation* 2009；120（20）：1961–1968.

21 答案 D。磁化空间调制（SPAMM）标记是一种功能强大的非侵入性技术，可详细而全面地评估心肌收缩、形变和扭曲。

MRI SPAMM 标记已成为评估早期左心室损伤和多维心脏形变发展的参考技术。

通过垂直于成像平面的磁场扰动产生饱和带或标记，该标记在心动周期内随心肌运动，反映潜在的心肌形变。

区域性形变异常可作为亚临床心肌病的标志，识别出可能获益于针对性预防干预的个体。

参考文献：Shehata ML，Cheng S，Osman NF，et al. Myocardial tissue tagging with cardiovascular magnetic resonance. *J Cardiovasc Magn Reson* 2009；11（1）：55.

22a 答案 C。增厚的右心室壁内有脂肪组织，可见于肥胖的老年女性，这是脂肪组织在右心室壁的良性沉积，不同于 ARVD 中的纤维脂肪浸润。ARVD 的纤维脂肪浸润成像困难，但在右心室增大和功能障碍的情况下时常发生；可伴有右心室多发小室壁瘤，或异常的栓系样改变。

参考文献：Macedo R，Prakasa K，Tichnell C，et al. Marked lipomatous infiltration of the right ventricle：MRI findings in relation to arrhythmogenic right ventricular dysplasia. *AJR Am J Roentgenol* 2007；188（5）.

22b 答案 A。本例患者没有符合 ARVD 诊断的影像学表现，右心室大小和功能正常，没有室壁运动异常。根据 2010 年 ARVD 工作组标准，脂肪只能通过组织病理学诊断，无法通过影像学显示。而上题图中所示的脂肪是一种良性浸润，不是 ARVD 的纤维脂肪浸润。伴有纤维脂肪浸润的 ARVD，室壁明显变薄，伴有右心室增大和运动功能减低。ARVD 的诊断不能单纯依赖影像学，应结合其他临床和检查结果。

参考文献：Marcus FI，McKenna WJ，Sherrill D，et al. Diagnosis of arrhythmogenic right ventricular cardiomyopathy/dysplasia：proposed modification of the task force criteria. *Circulation* 2010；121（13）：1533–1541.

23a 答案 A。在西半球，由克氏锥虫引起的 Chagas 病是发病率最高的寄生虫病。虽然主要在拉丁美洲流行，但由于该疾病流行地区的传播被成功控制，以及导致该疾病城市化和全球化的新移民模式，Chagas 病的流行病学特征发生了变化。美国疾病控制和预防中心估计，在美国有超过 30 万人感染了克氏锥虫，有 30 000~45 000 人可能患有未确诊的 Chagas 心肌病。

Chagas 病的严重急性疾病发生于<1%的患者，临床表现包括急性心肌炎、心包积液和(或)脑膜脑炎。一旦度过急性期，患者临床体征和症状可完全缓解，有时长达数年。这种不确定形式的疾病具有良好的预后，患者的预期寿命也没有减少。

1/3 的患者最终会在最初感染后的 20 年内发展成慢性、有症状的疾病，并可能出现心脏或消化系统症状，或两者兼而有之。Chagas 心脏病的最早表现通常是传导系统异常。扩张型心肌病是 Chagas 病的一种严重的晚期表现，合并心力衰竭、室性心律失常、心脏传导阻滞、血栓栓塞现象和猝死。

参考文献：Bern C, Montgomery SP. An estimate of the burden of chagas disease in the United States. *Clin Infect Dis* 2009;49(5):e52–e54.

Nunes MCP, Dones W, Morillo CA, et al. Chagas disease. *J Am Coll Cardiol* 2013;62(9):767–776.

23b 答案 B。即使没有使用抗锥虫药物，大约 90%的 Chagas 病患者的急性表现会自行消退。60%~70%的患者将发展疾病的中间型，永远不会表现出明显的临床症状，其余 30%~40%的患者随后会发展为慢性疾病，其临床表现与受累器官相关，尤其是心脏、食管或结肠。胃肠道功能障碍(主要是巨食管、巨结肠或两者兼有)发生于 10%~15%慢性感染患者。

参考文献：Nunes MCP, Dones W, Morillo CA, et al. Chagas disease. *J Am Coll Cardiol* 2013;62(9):767–776.

Rassi A Jr, Rassi A, Marin-Neto JA. Chagas disease. *Lancet* 2010;375(9723):1388–1402.

24 答案 A。围生期/产后心肌病(PPCM)是一种与妊娠相关的疾病，以心室扩张和收缩功能下降为特征，表现为心力衰竭的症状。PPCM 的诊断应满足以下 3 个条件：

(1)心力衰竭发生在妊娠最后 1 个月或分娩后 5 个月内。

(2)收缩功能降低，射血分数<45%。

(3)没有发现导致心力衰竭和射血分数降低的其他原因。

大多数(80%)PPCM 患者的症状出现于分娩后 3 个月内，少数患者在妊娠的最后 1 个月(10%)或产后 4~5 个月(10%)发病。由于心力衰竭与妊娠相关症状有明显的重叠，尤其是在妊娠晚期或分娩后，PPCM 可被漏诊或延误。

参考文献：Givertz MM. Peripartum cardiomyopathy. *Circulation* 2013;127(20):e622–e626.

25 答案 A。舒张早期心室充盈形成 E 峰。在此阶段，心室大部分充盈(70%~75%)，并受到左心房和左心室之间压力梯度的影响。心房收缩形成 A 峰，促使 20%~25%的心搏血量进入心室，该阶段受左心室硬度和左心房收缩力的影响。

心脏正常功能时，左心室的早期被动充盈占主导地位，E 波的峰值速度是 A 波的 1~1.5 倍。

舒张功能受损，左心室舒张末期压力增加，导致左心房压力增高。心室舒张轻度异常(松弛不良)，E 波降低并延长，对心房收缩的依赖性增加(A 波占主导，E/A <1.0)。进一步的舒张功能障碍导致更大的左心房压力，产生了矛盾现象，增大的左心房压力促进了早期心室充盈，恢复了 E 波的速度(假正常化)。严重情况下，即限制型心肌病的特征表现，左心房压力如此之高，以至于所有心室充盈发生在早期阶段。此时，E 波峰值速度明显高于 A 波，甚至 E/A 比值>2.0(限制性充盈)。

参考文献：Ryding A. *Diastolic function and dyssynchrony*. In: Essential echocardiography, 2013:44–56.

26 答案 A。Danon 病是一种罕见的 X 染色体连锁疾病，最初被描述为一种糖原贮积病，但现在已知是溶酶体相关膜蛋白 2 的先天缺陷。男性患者典型表现为心力衰竭、骨骼肌病和智力迟钝三联症。在女性携带者,该疾病主要影响心肌细胞。骨骼肌病发生在大多数男性患者和约 50%的女性患者,典型表现为上臂、肩部、颈部和大腿上部的肌肉无力。眼科异常或 Wolff-Parkinson-White 综合征也有报道。

心脏症状开始于青春期,20 多岁即死于严重的心力衰竭。与 HCM 表现为心肌中层及斑片状延迟强化不同,Danon 病的特点是心内膜下 LGE。心脏移植的价值尚未确定,因为很少患者有机会(他们去世时太年轻)接受心脏移植。

淀粉样变性、法布里病和弗里德里希共济失调,均可出现心室肥大和纤维化。其中,只有弗里德里希共济失调与神经肌肉异常有关,但与智力迟钝无关。法布里病和淀粉样变性患者可在不同器官系统中发生蛋白质沉积,相关的症状和体征包括外周神经病、心肌病和肾损伤。淀粉样变性患者的特征性表现是 MRI 延迟增强心肌抑制困难。

参考文献:Piotrowska-Kownacka D,Kownacki L,Kuch M,et al. Cardiovascular magnetic resonance findings in a case of Danon disease. *J Cardiovas Magn Reson* 2009;11(1):12.

27 答案 A。FDG-PET 摄取可评估活动性炎症,其特征是葡萄糖代谢增加,尤其是激活的巨噬细胞。

心脏结节病的 PET 扫描方案旨在抑制心肌对 FDG 的生理摄取,使其能够转换为游离脂肪酸代谢。活性增强的区域提示心肌炎症和代谢亢进。活动性心脏结节病的主要特征是局灶性 FDG 摄取,以及弥漫性摄取中的高活性灶。FDG-PET 摄取表明疾病处于活动期,现已证明类固醇可减小病变范围、减轻严重程度。

参考文献:Skali H,Schulman AR,Dorbala S. 18F-FDG PET/CT for the assessment of myocardial sarcoidosis. *Curr Cardiol Reports* 2013;15(4).

28 答案 A。沿着右心室壁的这个隆起称为"心尖侧壁隆起",在没有其他右心室壁运动异常的情况下被认为是良性变异。这不符合 ARVD 诊断的任何影像学标准,而且该患者的右心室大小正常。

参考文献:Rastegar N,Burt JR,Corona-Villalobos CP,et al. Cardiac MRI findings and potential diagnostic pitfalls in patients evaluated for arrhythmogenic right ventricular cardiomyopathy.*Radiographics* 2014;34(6):1553-1570.

29 答案 C。重型地中海贫血的铁过载心肌病主要是反复输血的结果。CMR T2* 弛豫时间是目前无创定量评估心肌铁沉积的标准。T2* 值<20ms 表示显著的铁沉积,<10ms 则提示心力衰竭和心律失常的风险增加。

螯合剂领域的技术进步使铁过载得到有效治疗,可以预防铁过载心肌病。T2* 值的升高与心肌铁沉积量呈负相关,是指导治疗的有效工具。

参考文献:Kremastinos DT,Farmakis D. Iron overload cardiomyopathy in clinical practice. *Circulation* 2011;124(20):2253-2263.

Pennell DJ,Porter JB,Cappellini MD,et al. Efficacy of deferasirox in reducing and preventing cardiac iron overload in beta-thalassemia. *Blood* 2010;115(12):2364-2371.

30 答案 D。淀粉样变性导致心肌间质异常蛋白的聚集和细胞外间隙的扩张。因此,由于整体心肌信号的异常,使用反转恢复序列抑制心肌信号很困难。淀粉样变性可在非冠状动脉分布区域观察到心肌的弥漫性心内膜下或透壁强化。

参考文献:Pandey T, Jambhekar K, Shaikh R, et al. Utility of the inversion scout sequence (TI scout) in diagnosing myocardial amyloid infiltration. *Int J Cardiovasc Imaging* 2013;29(1):103-112.

31　**答案 B**。心肌淀粉样变性,特别是全身受累的病例,已被认为是心脏移植的禁忌证,因为供体器官可能出现疾病复发,其他器官的疾病可能进展。

来自器官共享联合网络的数据表明,在 2008 年前,接受心脏移植的心肌淀粉样变性患者,心脏移植后生存率明显低于其他疾病患者。

临床试验证实,排除淀粉样变性进展的高危患者和淀粉样变性相关的其他心脏移植后并发症的患者,这一选择策略可改善心脏移植人群的预后。

根据最新进展,心脏移植可能只考虑那些没有明确心脏外器官受累,也没有心脏移植一般禁忌证的淀粉样变性患者。

参考文献:Davis MK, Lee PHU, Witteles RM. Changing outcomes after heart transplantation in patients with amyloid cardiomyopathy. *J Heart Lung Transplant* 2015;34(5):658-666.

Mancini D, Lietz K. Selection of cardiac transplantation candidates in 2010. *Circulation* 2010;122(2):173-183.

第 6 章　心脏肿块

问题

1a　下图所示异常表现位于：

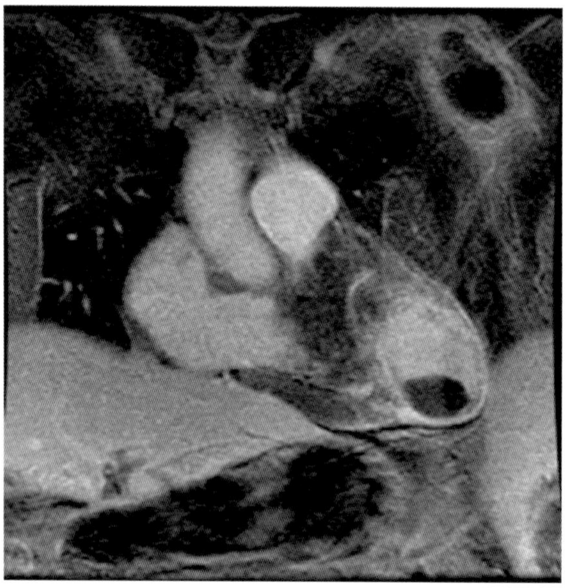

A.左心房　　B.左心室

C.右心房　　D.右心室流出道(RVOT)

E.主动脉

1b　上题病变的最佳治疗方法为：

A.外科手术切除　　B.化学治疗

C.不用治疗　　D.抗凝治疗

1c　心脏最常见的肿块是：

A.黏液瘤　　B.血管肉瘤

C.血栓　　D.横纹肌瘤

E.黑色素瘤

2a　下图所示异常表现位于：

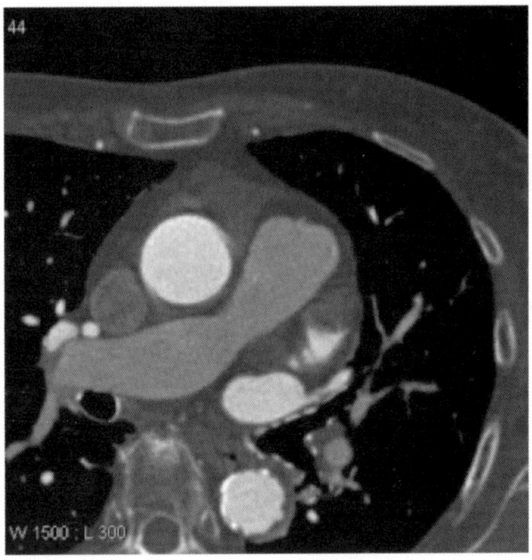

A.主动脉　　B.肺动脉

C.肺静脉　　D.左心房

E.左心耳

2b　下图是紧接着上题图像拍摄的，上题图中的异常表现发生了什么变化？

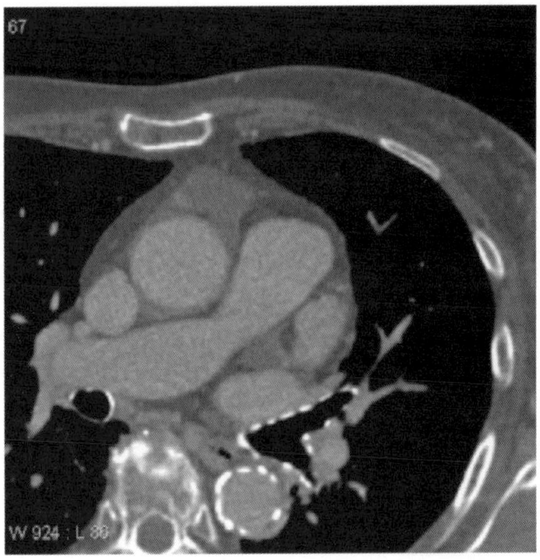

A.仍然存在　　B.没有异常表现

C.病变被栓塞

2c　评估左心耳血栓最常用的检查方法为：

A. CTA　　B. MRI

C.经食管超声心动图　　D.经胸超声心动图

3　左心室血栓最常见于：

A.高凝状态　　B.梗死后

C.感染性心内膜炎　　D.术后

4 左心耳血栓最常与什么疾病相关?

A.肺癌

B.高凝状态

C.梗死

D.心房颤动

5 下图肿块最可能的原因是:

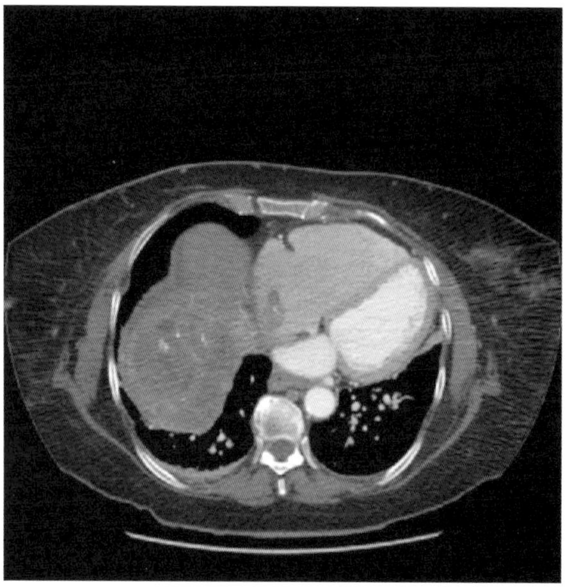

A.血栓

B.转移

C.黏液瘤

D.感染

E.淋巴瘤

6 患者,男,74 岁,有吸烟史和冠心病史,下一步最佳方案是:

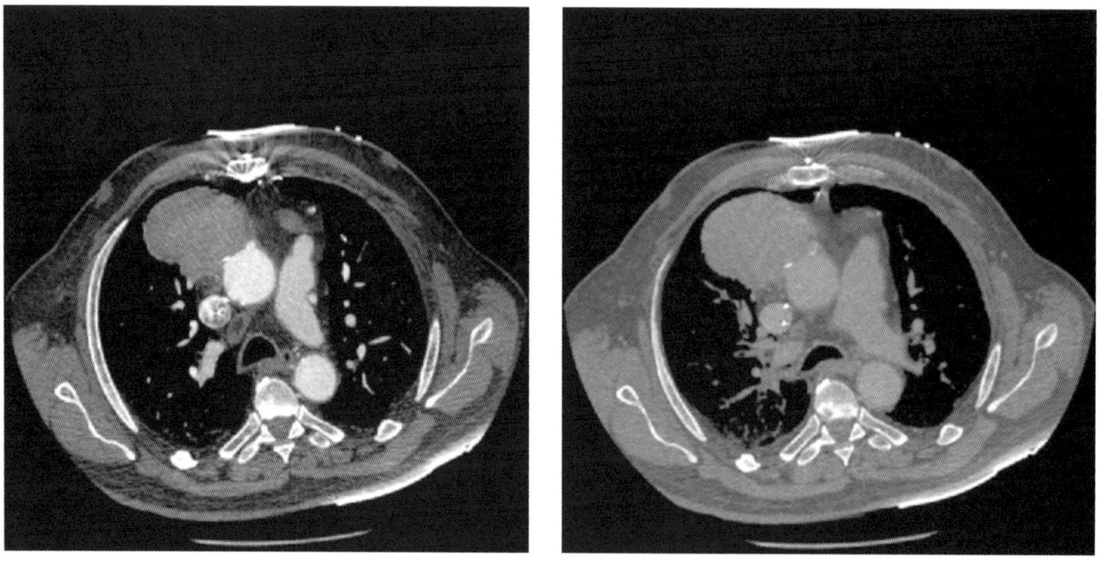

A.冠状动脉造影

B.活检

C.手术切除

D.冠状动脉旁路移植术

E.药物治疗/化学治疗

7　患者,男,18 岁,有胸痛、发热病史,下一步方案是什么?

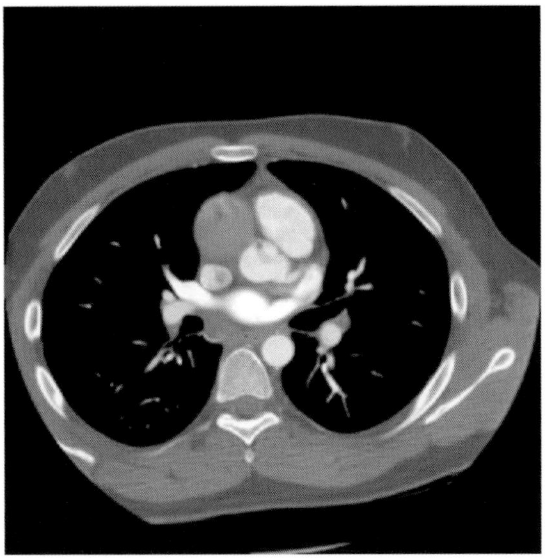

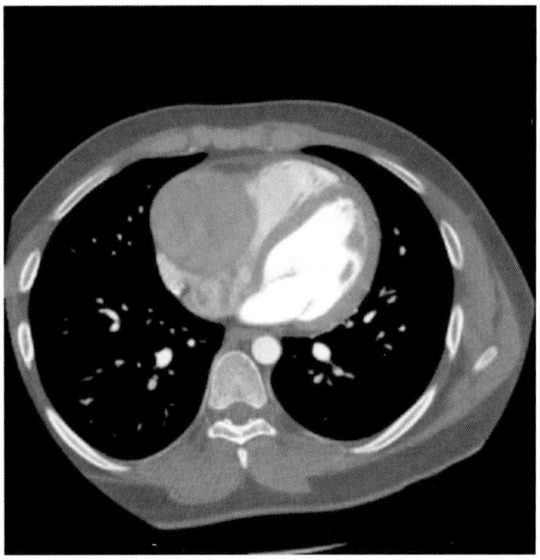

A.导管法血管造影　　B. CT 引导活检

C.化学治疗　　D. CMR

8a　患者,男,50 岁,胸痛。下面胸片有何异常?

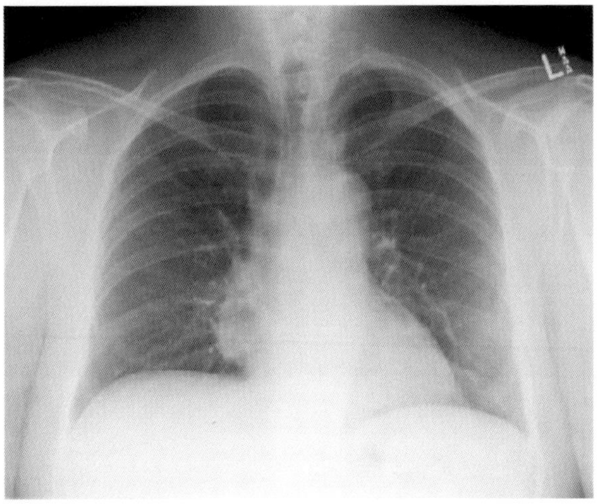

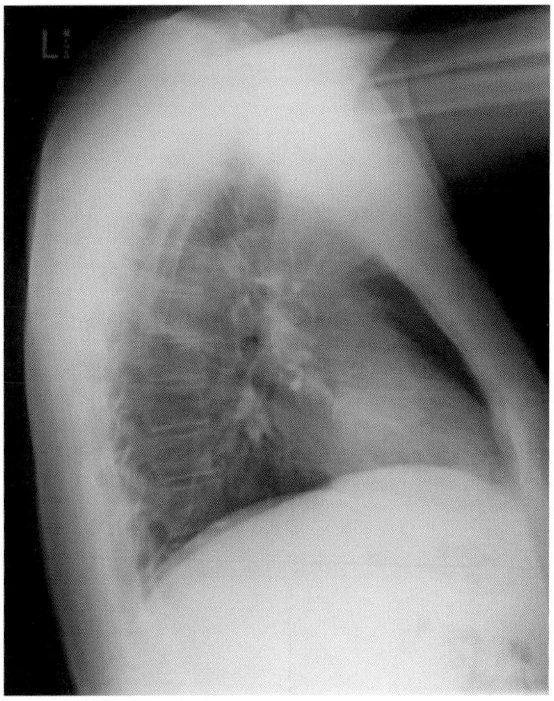

A.没有异常　　B.右下肺

C.升主动脉　　D.右心缘

E.左心房

8b 下图所示病变的治疗方案为:

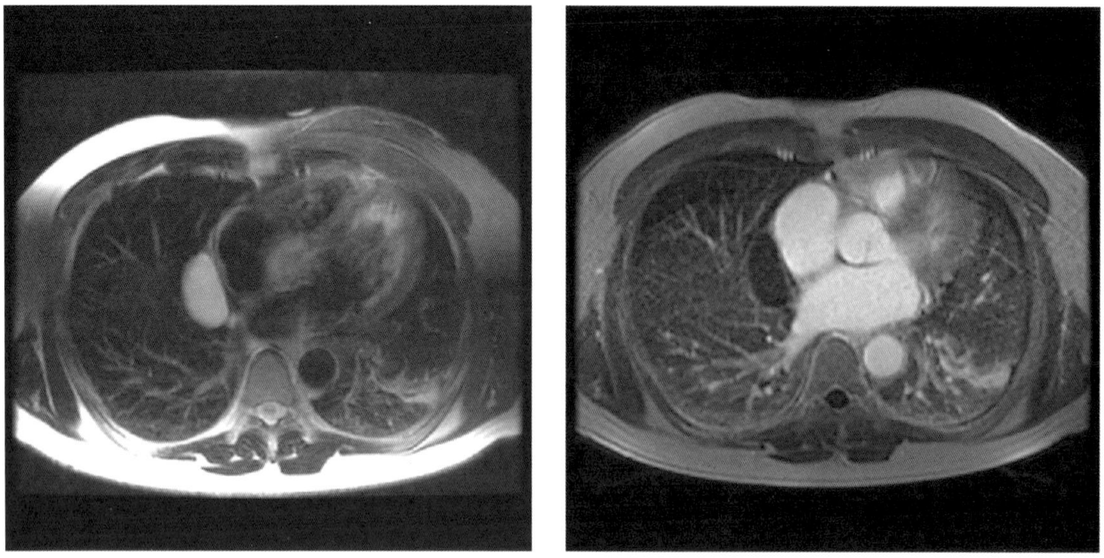

A.无须治疗　　B.手术切除

C.多序列 MRI　　D.化学治疗

9 下图所示患者的治疗方案是:

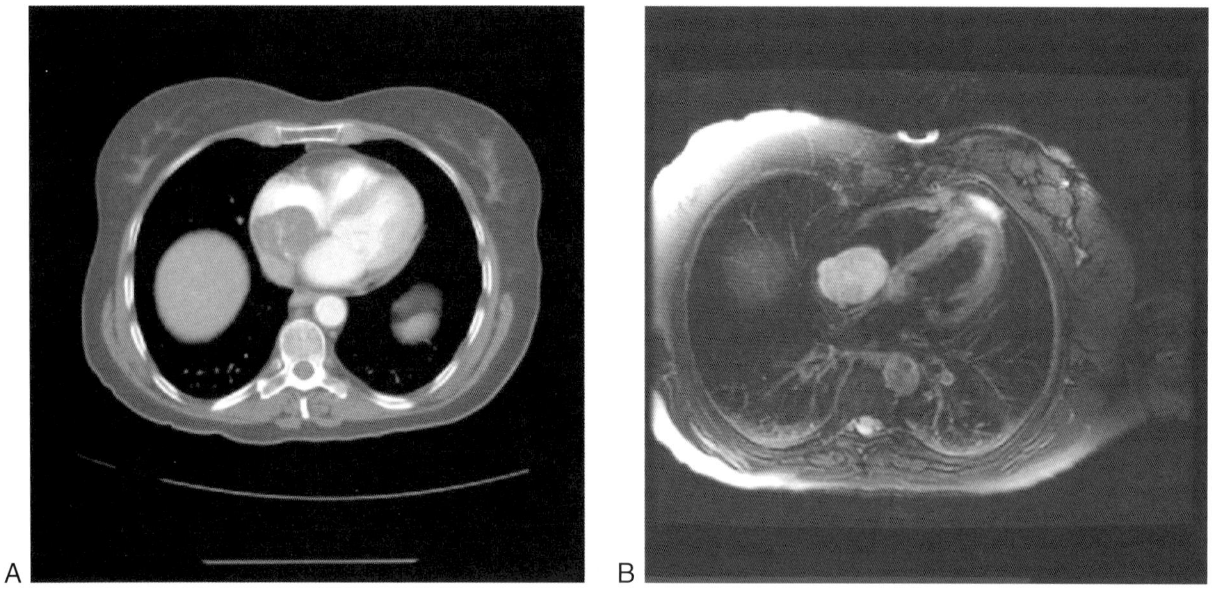

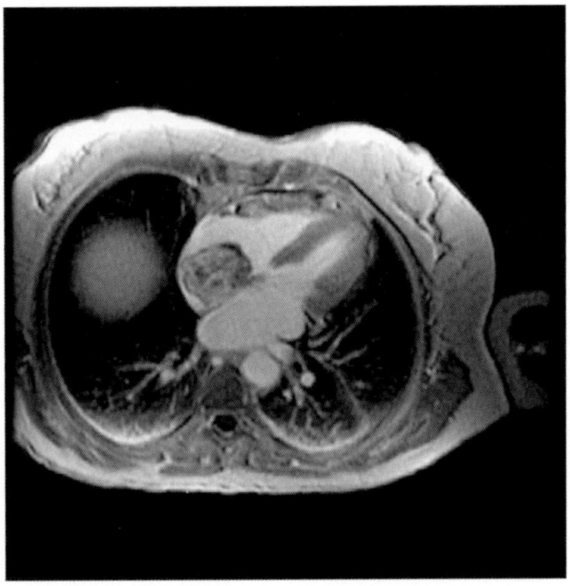
C

A.抗凝治疗　　B.化学治疗
C.手术　　D.血管内溶栓

10 下图所见什么征象最支持病变为良性?

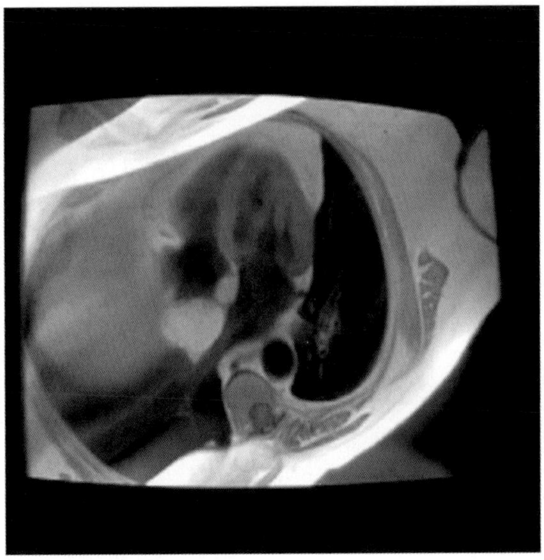
A

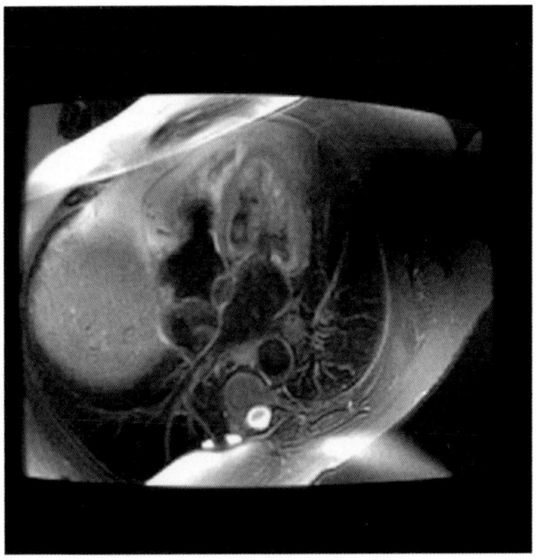
B

A.位于右心房　　B.卵圆窝保留
C.液体抑制　　D.没有强化

11a 下图所示病变的治疗方法为：

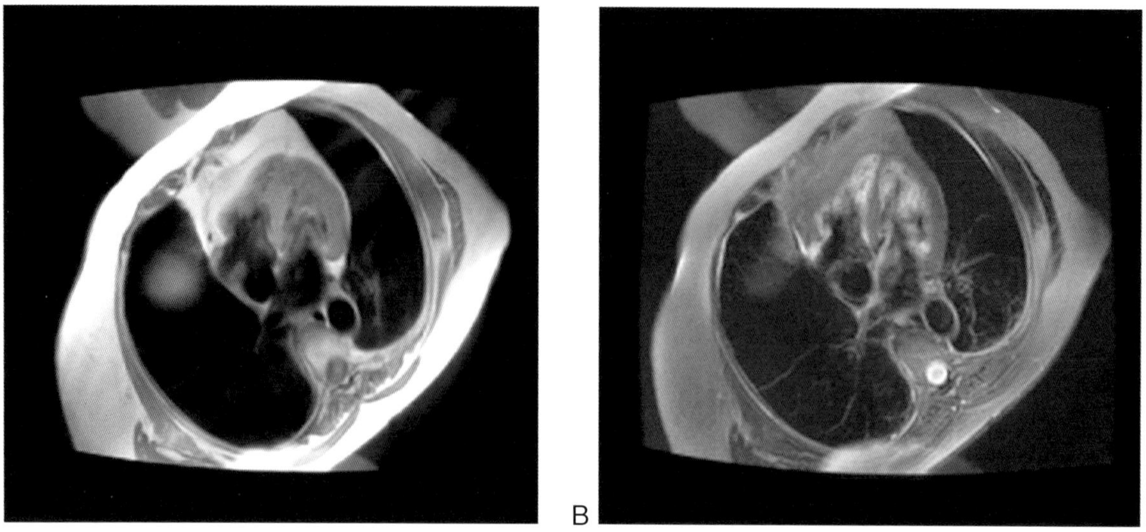

A B

A.手术治疗　　B.抗凝治疗
C.化学治疗　　D.无须治疗

11b 对比化学脂肪抑制，反转恢复脂肪抑制的优势是：
A.对脂肪有特异性　　B.不会抑制对比剂增强
C.不需要高场强　　D.内呈高信号

12 心房和心脏外黏液瘤可见于下列哪种疾病？
A.结节性硬化症　　B.希佩尔-林道综合征（VHL 综合征）
C.多发内分泌肿瘤（MEN）　　D. Carney 综合征
E. Gorlin 综合征

13a 患儿，男，3 岁，胸片如下图所示，提示哪个心腔异常？

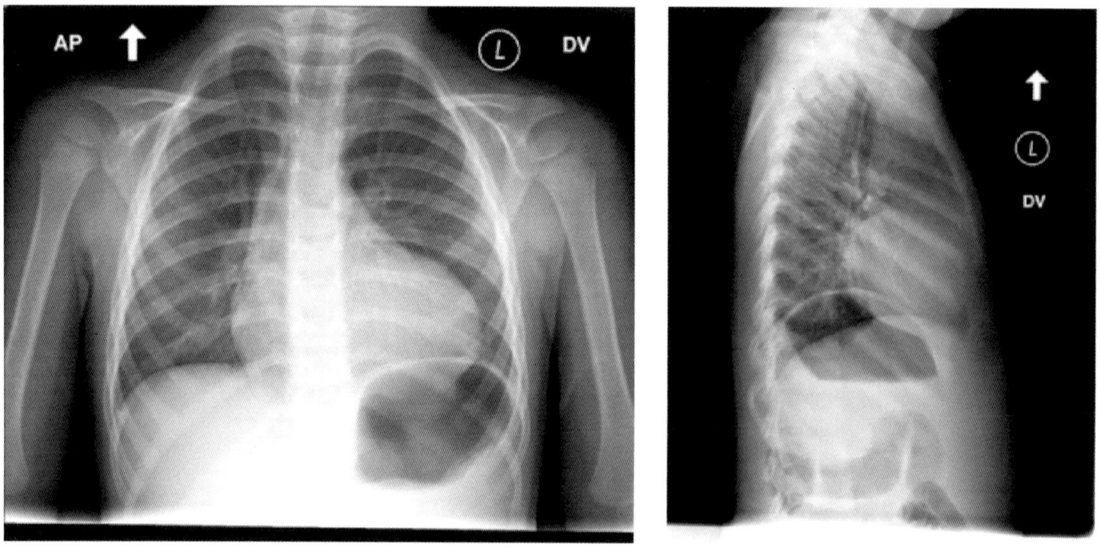

A.左心房　　B.左心室
C.右心房　　D.右心室

13b　3 岁幼儿最常见的心脏原发肿瘤是：

A.横纹肌瘤　　B.黏液瘤

C.纤维瘤　　D.畸胎瘤

13c　下图所示肿瘤的最佳治疗方法是：

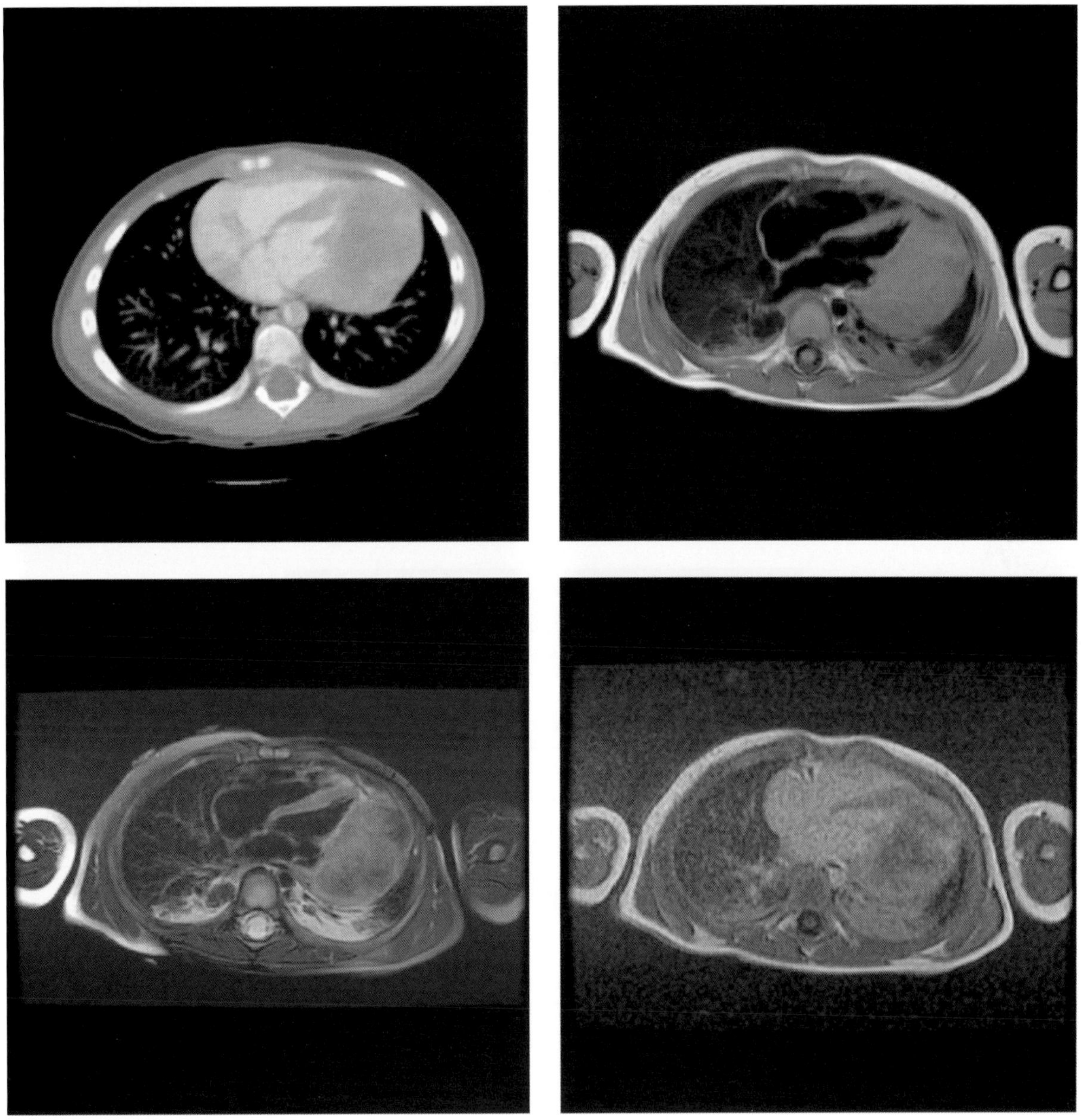

A.手术切除　　B.化学治疗

C.密切随访　　D.乙醇消融

14 如果下图所示患者要做 PET 检查,心脏哪一部分最可能出现异常活动性?

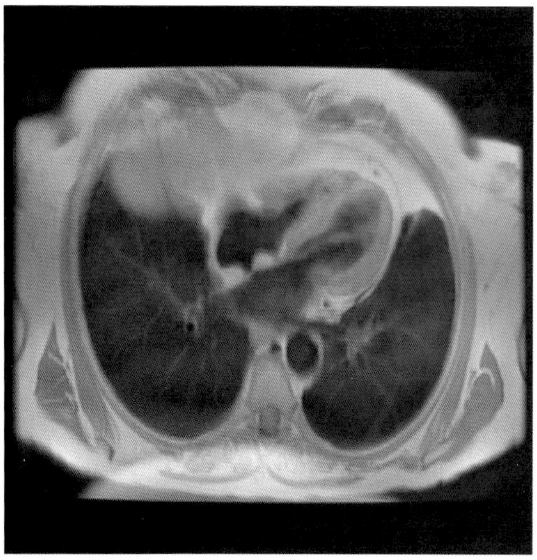

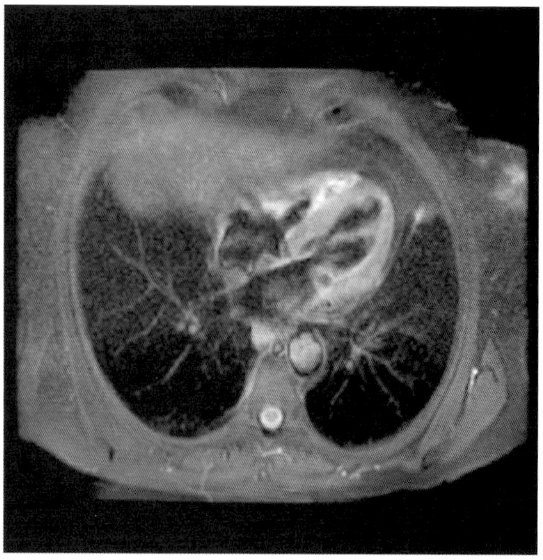

A.右心房壁　　B.右心室壁

C.房间隔　　D.心包脂肪

15 患者,男,55 岁,呼吸急促,根据下图,该疾病预后如何?

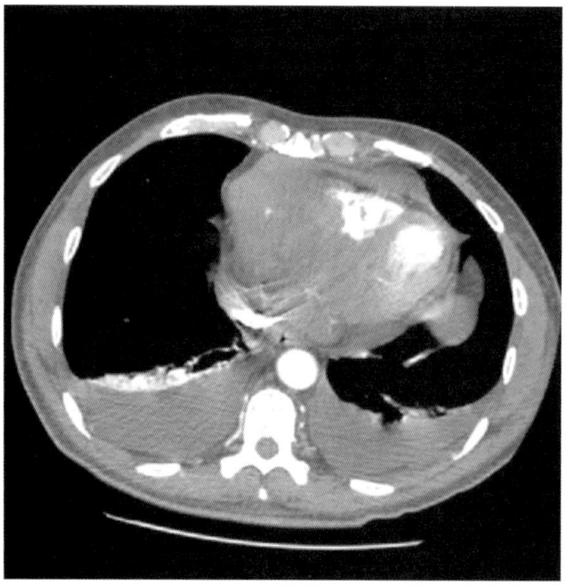

A.很好,对化学治疗敏感　　B.一般,可能对放射治疗敏感

C.差,对治疗不敏感

16 下图所示患者下一步最佳方案是：

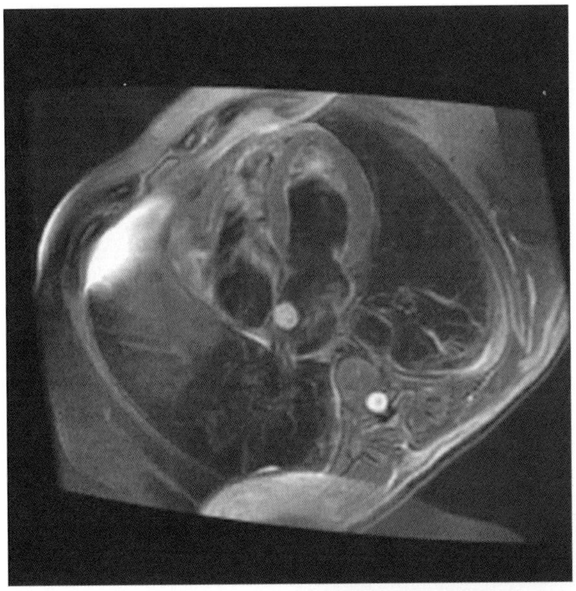
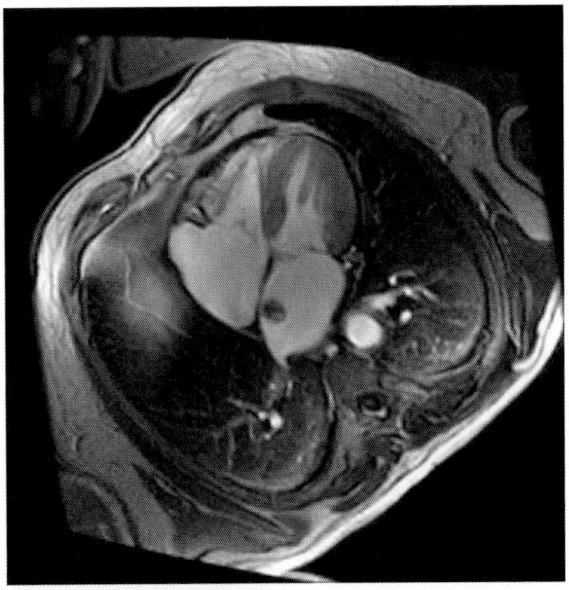
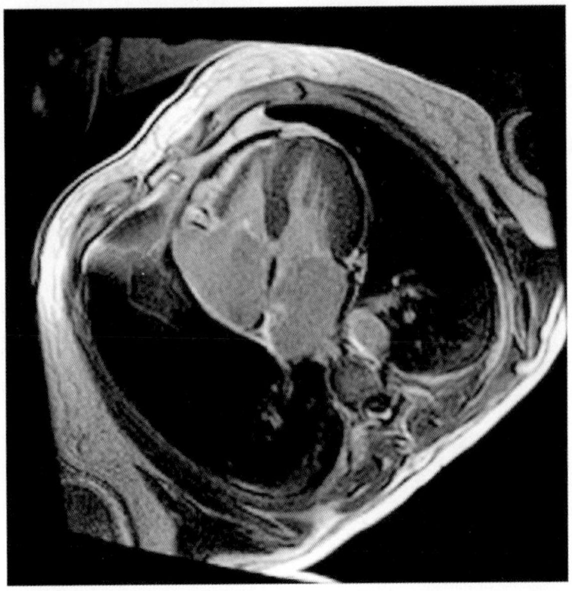

A.抗凝治疗
B.手术
C.化学治疗
D.放射治疗
E.密切随访

17 患者，女，60 岁，有心房颤动病史。根据下图，最可能的诊断是：

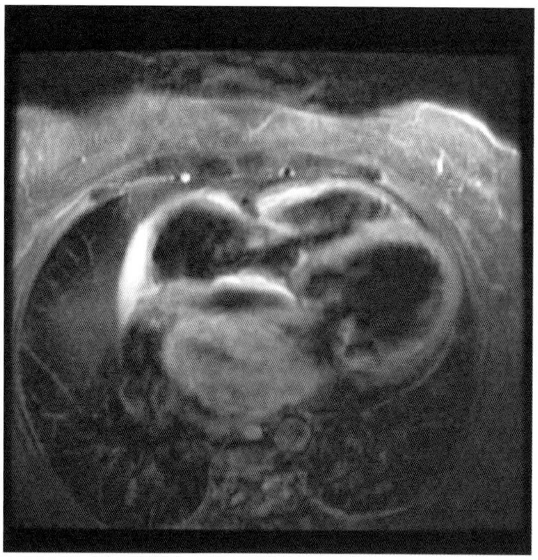
A

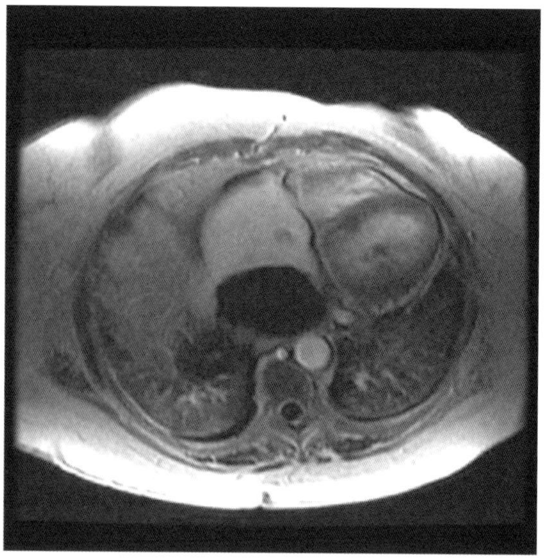
B

A.黏液瘤
B.纤维弹性组织瘤
C.转移瘤
D.血栓
E.纤维瘤

18a 下图所示肿块定位于：

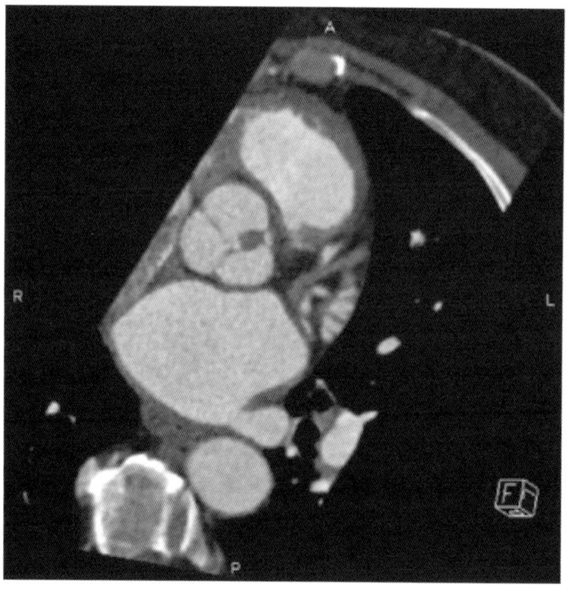

A.无冠瓣与右冠瓣之间
B.无冠瓣与左冠瓣之间
C.右冠瓣与左冠瓣之间

18b 患者没有心内膜炎病史，但有短暂性脑缺血发作，下一步最佳方案是：

A.抗凝治疗　　B.抗生素

C.手术　　D.观察

19 1 例被确诊患有多发心脏横纹肌瘤的婴儿，可能合并以下哪种疾病？

A.多发肾囊肿　　B.多发肾血管平滑肌脂肪瘤

C.多发肝腺瘤　　D.多发心房黏液瘤

20 患者，男，49 岁，超声心动图上发现肿块。根据下图，应该进一步查找什么？

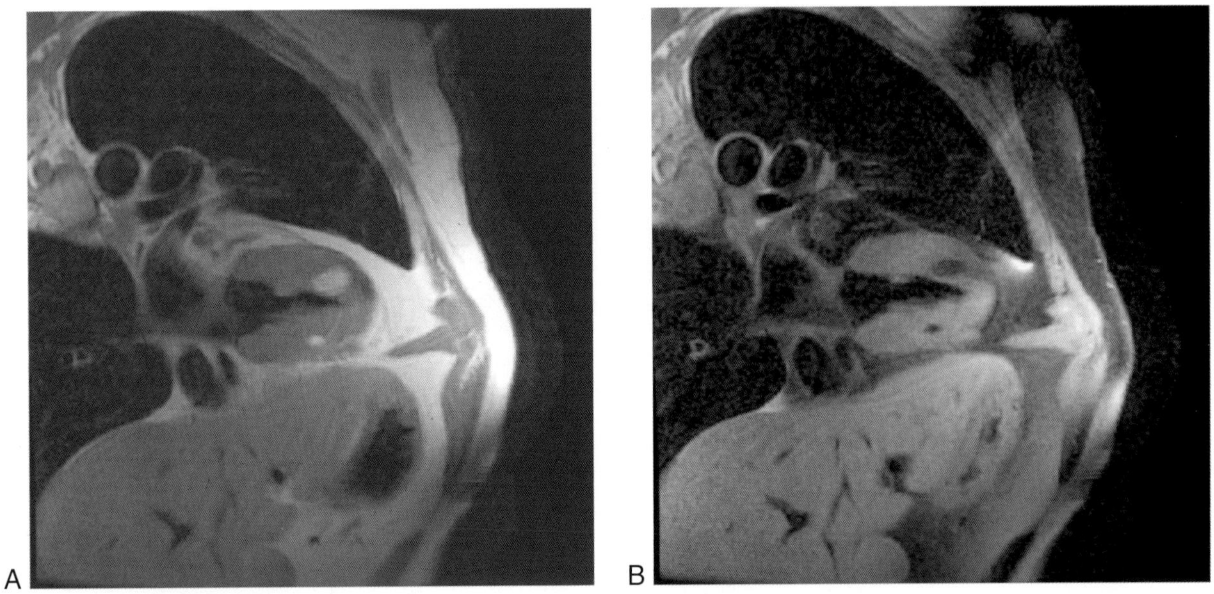

A.淋巴瘤病史　　B.梗死病史

C.肾囊肿病史　　D.肾血管平滑肌脂肪瘤病史

E.棘球蚴病感染史

21 转移性肿瘤最常累及心脏的：

A.心肌　　B.心包

C.心内膜

22　患者，男，80 岁，发现心脏肿块。下列哪个病史有助于鉴别诊断？

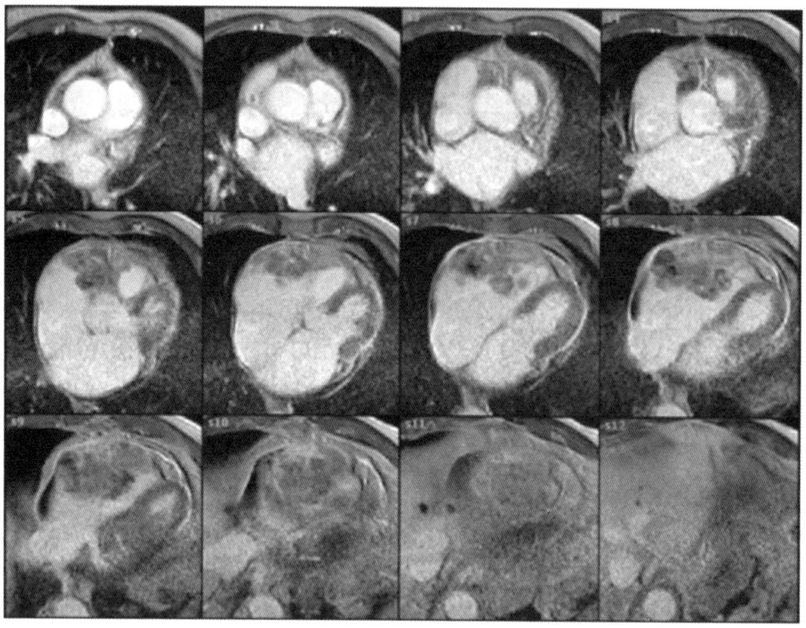

A.棘球蚴病史　　B.淋巴瘤病史

C.以前 PET 检查提示右心摄取增加　　D.心内膜炎病史

23a　根据下图选择最可能的病史，每个选项可不选，也可选多次：

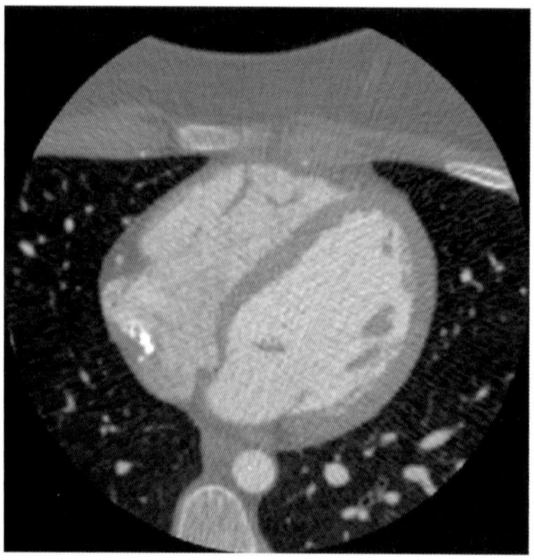
A

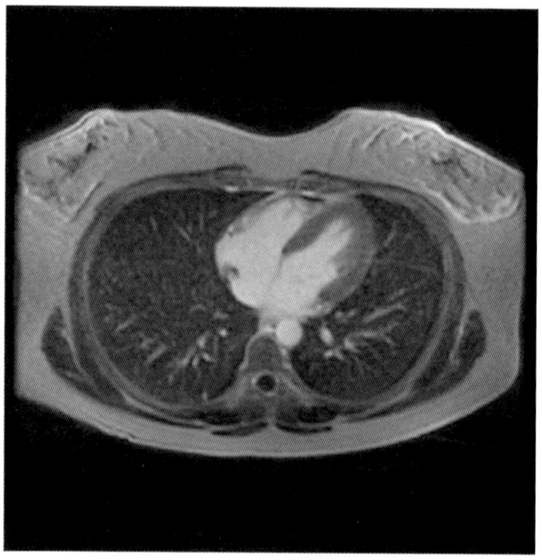
B

A. 13 岁，心力衰竭。　　B. 24 岁，中央线管留置病史。

C. 40 岁，呼吸急促。　　D. 45 岁，原因不明的高血压和心动过速。

E. 50 岁，心内膜炎。　　F. 60 岁，无症状。

G. 77 岁，棘球蚴病感史。

23b 根据下图可判断患者最可能的病史是什么?

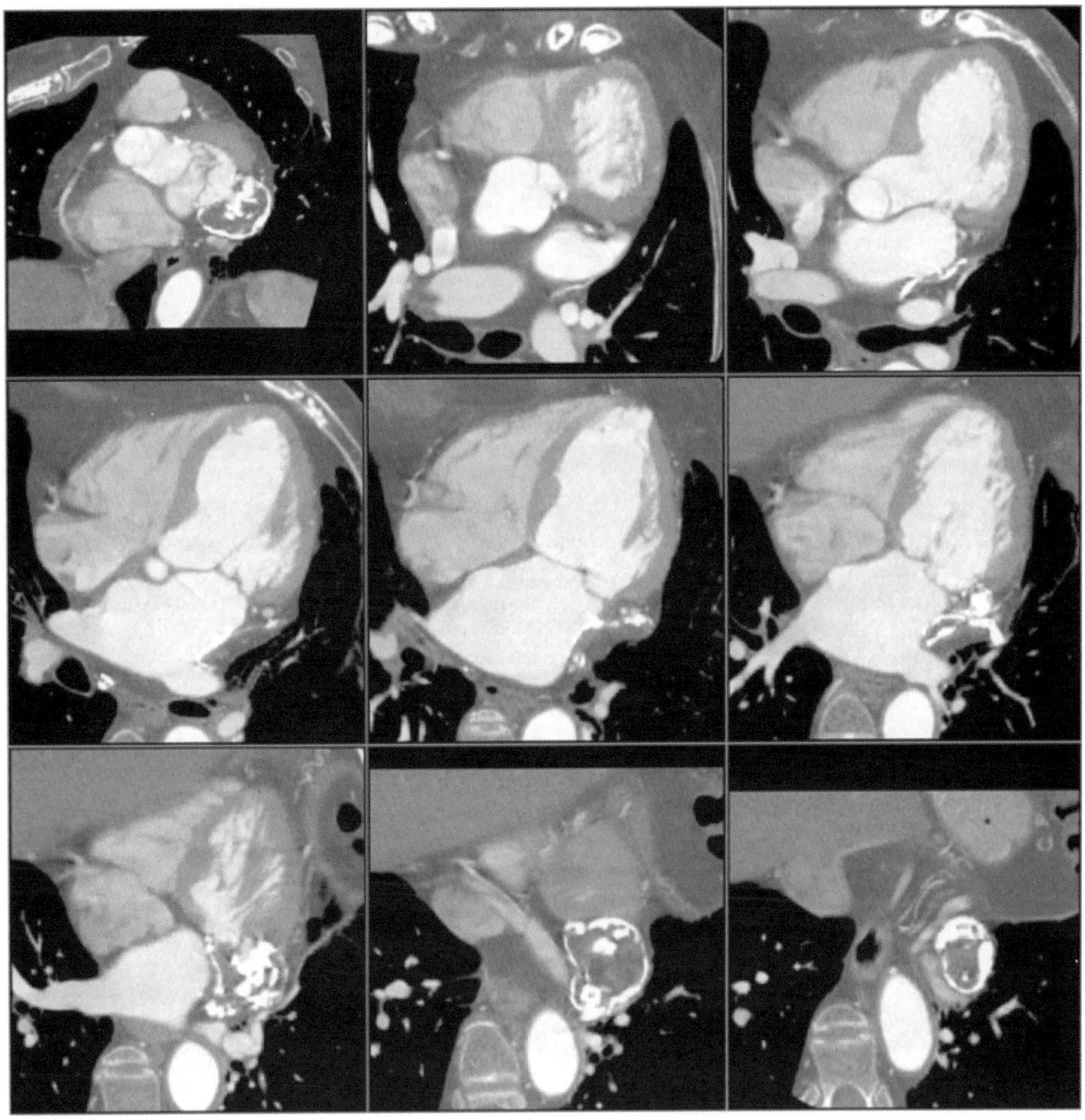

A. 13 岁,心力衰竭。
B. 24 岁,中央线管留置病史。
C. 45 岁,呼吸急促。
D. 40 岁,不明原因的高血压和心动过速。
E. 50 岁,心内膜炎。
F. 60 岁,无症状。
G. 77 岁,棘球蚴病感染史。

24a 患者，男，71 岁，偶然发现肿块。根据 PET 检查结果可知，该患者下一步的治疗方案是：

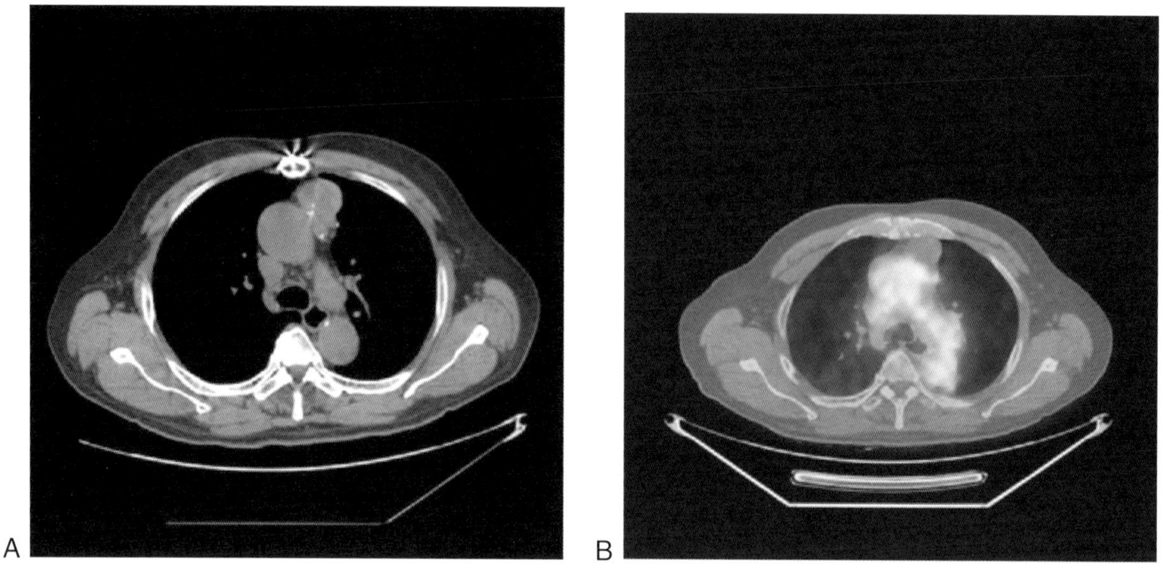

A.活检明确诊断。
B.增强 CTA 进一步评估。
C.化学治疗/放射治疗。
D.无须进一步评估，病灶为良性。

扫码看彩图

24b 患者，男，71 岁，偶然发现肿块，这种情况最常发生于哪支血管？

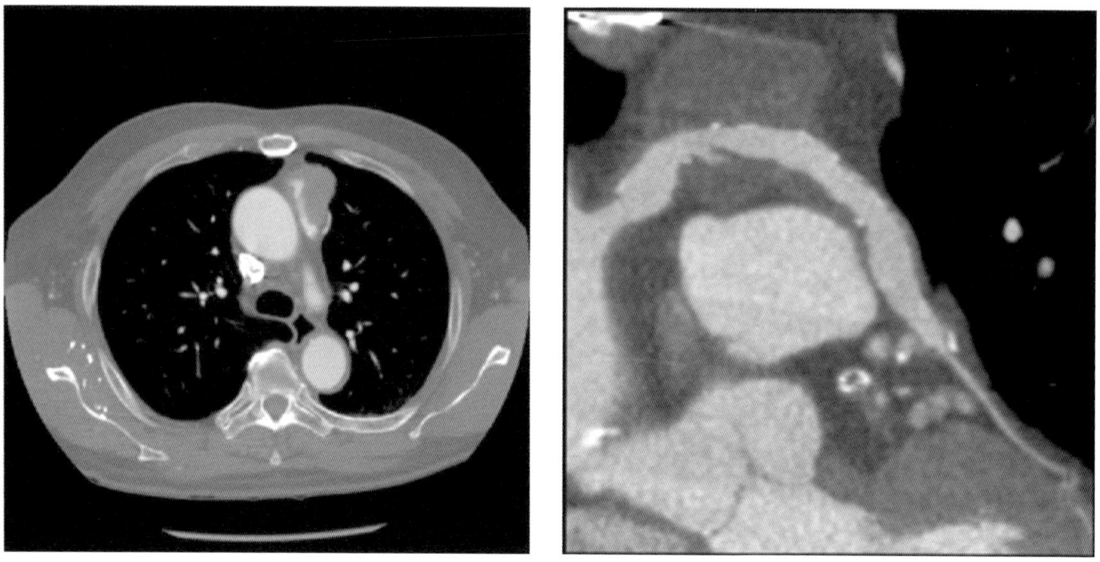

A.右冠状动脉
B.左前降支动脉
C.左回旋支动脉

25 患者，女，18 岁，出现呼吸急促，CTA 检查显示异常，症状缓解后患者进行了 MRI 检查，图像如下，可能的解释是：

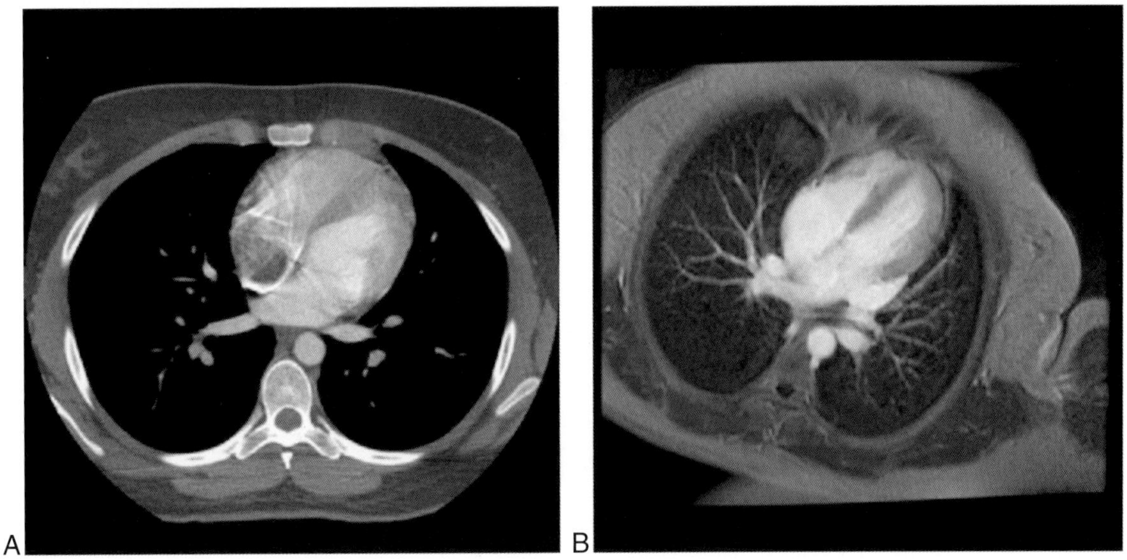

A.在 CT 和 MRI 检查间隙病灶被栓塞　　B.下腔静脉回流入右心房引起的假象

C.在 MRI 上肿块与血池强化水平一致

答案与解析

1a 答案 B。冠状位增强图像显示左心室心尖部下壁肿块,左心房未显示,右心房大体正常;右心室流出道显示部分正常;所见升主动脉正常。

1b 答案 D。左心室血栓最常与梗死后室壁运动异常相关。请注意梗死的心肌有强化,而肿块本身无强化。选择进行抗凝治疗,不需要手术切除或化学治疗,其关键是预防血栓栓塞并发症。

1c 答案 C。心脏最常见的肿块是血栓;最常见的心脏良性肿瘤是黏液瘤;最常见的恶性肿瘤是血管肉瘤;儿童最常见的肿瘤是横纹肌瘤;黑色素瘤可以转移到心脏,但不是最常见的心脏肿块。

参考文献:Grebenc ML, Rosado de Christenson ML, Burke AP, et al. Primary cardiac and pericardial neoplasms: radiologic-pathologic correlation. *Radiographics* 2000;20 (4):1073-1103;quiz 1110-1111,1112. Review. PubMed PMID:10903697.

Sparrow PJ, Kurian JB, Jones TR, et al. MR imaging of cardiac tumors. *Radiographics* 2005;25(5):1255-1276. Review. PubMed PMID:16160110.

2a 答案 E。增强门控冠状动脉 CTA 显示左心耳顶端低密度充盈缺损,主动脉和肺动脉正常。左心房和肺静脉仅部分可见,表现正常。

2b 答案 B。早期 CTA 左心耳顶端充盈缺损在延迟采集图像上未显示。这与左心耳血流缓慢有关,可见于心房颤动和左心房增大的患者。血栓会表现为左心耳顶端持续存在的低密度充盈缺损,边界清晰。血栓不太可能在 2 次扫描之间的短时间内发生。

2c 答案 C。左心耳血栓最常由经食管超声心动图评估。CTA 可以看到左心耳血栓,但由于此处血流缓慢可能造成假阳性结果,特异性不高。延迟扫描有助于鉴别,但会增加辐射量。MRI 也可以显示左心耳血栓,但不是常规方法,超声心动图更可靠、便捷,通常在肺静脉消融前进行。

参考文献:Saremi F, Channual S, Gurudevan SV, et al. Prevalence of left atrial appendage pseudothrombus filling defects in patients with atrial fibrillation undergoing coronary computed tomography angiography. *J Cardiovasc Comput Tomogr* 2008;2 (3):164-171. doi:10.1016/j.jcct.2008.02.012. Epub 2008 Mar 4. PubMed PMID:19083941.

3 答案 B。左心室血栓最常与梗死后室壁运动异常相关。血栓的治疗方法是抗凝,无手术指征,增强后血栓不强化。左心室血栓也可见于高凝状态、心内膜炎和术后,但最常见的原因是室壁运动异常。

参考文献:Keren A, Goldberg S, Gottlieb S, et al. Natural history of left ventricular thrombi: their appearance and resolution in the posthospitalization period of acute myocardial infarction. *J AmColl Cardiol* 1990;15(4):790-800. PubMed PMID:2307788.

4 答案 D。左心耳血栓最常见于心房颤动,虽然左心房血栓可随肺癌浸润而发生,但其通常经肺静脉延伸侵袭,而不是在左心耳顶端。血栓也可发生于室壁运动异常(梗死后,二尖瓣置换术),高凝状态使患者易患血栓栓塞性疾病,但并不是左心耳血栓的最常见原因。

参考文献:Romero J, Husain SA, Kelesidis I, et al. Detection of left atrial appendage thrombus by cardiac computed tomography in patients with atrial fibrillation: a meta-analysis. *Circ Cardiovasc Imaging* 2013;6(2):185-194. doi:10.1161/CIRCIMAGING.112.000153. Epub 2013 Feb 13. Review. PubMed PMID: 23406625.

5 答案 B。虽然心脏最常见的肿块是血栓，但这个病例有转移性肿瘤的证据(可见肝内病灶)。该患者患有肝细胞肝癌(HCC)，肿瘤通过肝静脉侵犯右心房。除 HCC 外，其他可以直接侵犯右心房的肿瘤包括肾细胞癌和下腔静脉肉瘤。黏液瘤可以发生在右心房，但肝脏病变提示转移性肿瘤可能性大。心内膜炎可导致瓣膜肿块，但一般较小。淋巴瘤也可能引发心脏肿块，但鉴于这个病例的肝脏病变，淋巴瘤不是最好的解释。

参考文献：Grebenc ML, Rosado de Christenson ML, Burke AP, et al. Primary cardiac and pericardial neoplasms: radiologic-pathologic correlation. *Radiographics* 2000;20(4):1073-1103; quiz 1110-1111, 1112. Review. PubMed PMID: 10903697.

Sparrow PJ, Kurian JB, Jones TR, et al. MR imaging of cardiac tumors. *Radiographics* 2005;25(5):1255-1276. Review. PubMed PMID: 16160110.

6 答案 E。转移性肺癌患者，可能存在血管侵犯(肿块可能累及主动脉)。患者已经接受了冠脉搭桥术(可见胸骨金属线和旁路移植血管)，移植血管(隐静脉)动脉瘤也需要鉴别。然而，注意到肿块的不均匀强化及不规则的边界，更倾向于肿瘤，如肺癌。考虑到这是一个转移性病灶，可能伴有血管侵犯，无外科手术指征。可以考虑活检，但是鉴别诊断包括隐静脉动脉瘤，活检存在风险。

参考文献：Gay SB, Black WC, Armstrong P, et al. Chest CT of unresectable lung cancer. *Radiographics* 1988;8(4):735-748. PubMed PMID: 3175085.

7 答案 A。病史提示患者有川崎病，表示这个肿块最可能为右冠状动脉的巨大动脉瘤。导管法造影是进一步评估动脉瘤的最佳方法。有人认为一旦明确巨大右冠状动脉动脉瘤的诊断，就应当立刻进行冠脉旁路移植术。然而，CT 显示的解剖结构有可能发生扭曲，由于导管法造影直接将对比剂注射到血管内，对比 CT 检查可以更明确地显示动脉瘤。对于动脉瘤，活检不合适，药物治疗无效。鉴于已给信息高度提示巨大右冠状动脉动脉瘤，CMR 无法提供更多有用信息。

参考文献：Díaz-Zamudio M, Bacilio-Pérez U, Herrera-Zarza MC, et al. Coronary artery aneurysms and ectasia: role of coronary CT angiography. *Radiographics* 2009;29(7):1939-1954. doi:10.1148/rg.297095048. Review. PubMed PMID: 19926755.

8a 答案 D。正位胸片示右心缘轮廓异常。侧位片示病变紧邻心脏，不在右下叶的后部。

8b 答案 A。这是右心房旁的右侧心包囊肿，T2 为高信号，肿块无强化、分隔或结节。单纯性心包囊肿不需要治疗或随访。

参考文献：Restrepo CS, Vargas D, Ocazionez D, et al. Primary pericardial tumors. *Radiographics* 2013;33(6):1613-1630. doi:10.1148/rg.336135512. Review. PubMed PMID: 24108554.

9 答案 C。这是一个 T2 高信号(图 B)的右心房肿块，增强呈不均匀强化(图 C)。虽然血栓是最常见的右心房肿块，但不会强化。T2 高信号和强化提示右房黏液瘤，因此，最佳治疗方案是手术。

参考文献：Grebenc ML, Rosado-de-Christenson ML, Green CE, et al. Cardiac myxoma: imaging features in 83 patients. *Radiographics* 2002;22(3):673-689. Review. PubMed PMID: 12006696.

10 答案 B。质子密度加权(图 A)和脂肪抑制 T2 加权(图 B)图像显示房间隔脂肪瘤样增生。

在房间隔可见典型哑铃形状的脂肪，卵圆窝不受累。发生在右心房不能作为诊断良性病变的依据，恶性肿瘤、转移性肿瘤也可以发生在该心腔。这里使用了脂肪抑制，而不是液体抑制。这些为平扫图像，所以不能判断肿块有无强化。

参考文献：Kimura F，Matsuo Y，Nakajima T，et al. Myocardial fat at cardiac imaging：how can we differentiate pathologic from physiologic fatty infiltration? *Radiographics* 2010；30(6)：1587-1602. doi：10.1148/rg.306105519. PubMed PMID：21071377.

11a **答案 D**。质子密度加权(图 A)和脂肪饱和 T2 加权(图 B)图像显示右心房壁肿块，脂肪抑制序列为低信号，有薄包膜，这符合右心房脂肪瘤的诊断，不需要治疗。这不是肿瘤或血栓，不需要抗凝、化学治疗或手术治疗。房间隔脂肪瘤样增生的 PET 可以表现为阳性，但本例病变未累及房间隔，是一个单纯性右心房脂肪瘤。

参考文献：Kimura F，Matsuo Y，Nakajima T，et al. Myocardial fat at cardiac imaging：how can we differentiate pathologic from physiologic fatty infiltration? *Radiographics* 2010；30 (6)：1587-1602.doi：10.1148/rg.306105519. PubMed PMID：21071377.

11b **答案 C**。短时间反转恢复序列不能特异性抑制脂肪信号，因为其将抑制任何短 T1(包括增强后 T1 缩短)。短时间反转恢复序列不需要高场强，通过反转脉冲降低信号。化学脂肪抑制专门针对脂肪信号，不抑制对比剂信号。然而，它对磁场不均匀非常敏感，可能导致脂肪抑制不完全。场强越高，脂肪和水的峰值差别越大，越容易抑制脂肪信号。

参考文献：Delfaut EM，Beltran J，Johnson G，et al. Fat suppression in MR imaging：techniques and pitfalls. *Radiographics* 1999；19 (2)：373-382. Review. Erratum in：*Radiographics* 1999；19 (4)：1092. PubMed PMID：10194785.

12 **答案 D**。Carney 综合征包括多发性黏液瘤(包括心脏和心脏外)、内分泌肿瘤(垂体腺瘤)和皮肤色素沉着。它是一种常染色体显性遗传病，女性多发。其他综合征不包括心脏黏液瘤。在 Gorlin 综合征中，患者心脏纤维瘤发病率增高。

参考文献：Ghadimi Mahani M，Lu JC，Rigsby CK，et al. MRI of pediatric cardiac masses. *AJR Am J Roentgenol* 2014；202(5)：971-981. doi：10.2214/AJR.13.10680. Review. PubMed PMID：24758649.

Tao TY，Yahyavi-Firouz-Abadi N，Singh GK，et al. Pediatric cardiac tumors：clinical and imaging features. *Radiographics* 2014；34(4)：1031-1046. doi：10.1148/rg.344135163. PubMed PMID：25019440.

13a **答案 B**。左心边缘轮廓异常，符合左心室病变。

13b **答案 A**。婴幼儿最常见的心脏肿瘤是横纹肌瘤，黏液瘤最常见于成人。纤维瘤是儿童第二常见的心脏肿瘤。儿童心脏畸胎瘤罕见。

13c **答案 C**。这是一例发生于 3 岁男孩，沿着左心室侧壁生长伴有强化的肿瘤，最符合心脏纤维瘤。纤维瘤来源于成纤维细胞，治疗需要谨慎，由于肿瘤体积大并累及大部分左心室，无法切除。与横纹肌瘤不同，纤维瘤通常不会退化，因此，对于这个患者来说，最终可能需要心脏移植。乙醇消融术适用于肥厚型心肌病伴有左心室流出道梗阻的患者。

参考文献：Ghadimi Mahani M，Lu JC，Rigsby CK，et al. MRI of pediatric cardiac masses. *AJR Am J Roentgenol* 2014；202(5)：971-981. doi：10.2214/AJR.13.10680. Review. PubMed PMID：24758649.

Tao TY，Yahyavi-Firouz-Abadi N，Singh GK，et al. Pediatric cardiac tumors：clinical and imaging features. *Radiographics* 2014；34(4)：1031-1046. doi：10.1148/rg.344135163. PubMed PMID：25019440.

14 **答案 C**。质子密度加权(图 A)和三重反转恢复图像(图 B)显示房间隔内哑铃形病变，中间可见卵圆窝，这是房间隔脂肪瘤样增生的典型表现。因为存在代谢活跃的棕色脂肪，该病变PET检查呈阳性。

参考文献:Kimura F, Matsuo Y, Nakajima T, et al. Myocardial fat at cardiac imaging: how can we differentiate pathologic from physiologic fatty infiltration? *Radiographics* 2010;30(6):1587-1602. doi:10.1148/rg.306105519. PubMed PMID:21071377.

15 答案C。CT显示右心房、右心室存在浸润性肿块,伴有心包积液和左肺结节。这最符合心脏血管肉瘤,是心脏最常见的原发性恶性肿瘤。该疾病好发于男性,预后不良,中位生存时间约6个月。

参考文献:Araoz PA, Eklund HE, Welch TJ, et al. CT and MR imaging of primary cardiac malignancies. *Radiographics* 1999;19(6):1421-1434. Review. PubMed PMID:10555666.

16 答案B。这是一个左心房的肿块,最符合左心房黏液瘤。表现为T2高信号,增强后逐渐强化。需要手术治疗。

参考文献:Araoz PA, Eklund HE, Welch TJ, et al. CT and MR imaging of primary cardiac malignancies. *Radiographics* 1999;19(6):1421-1434. Review. PubMed PMID:10555666.

17 答案D。这是一个左心房占位,(图B)显示无强化,最可能是左心房血栓。血栓在T1加权,T2加权及PDW图像上信号多变,取决于血栓的新旧。无强化的心腔内肿块基本可以确定为血栓,其他肿瘤性病变都有强化。

参考文献:Sparrow PJ, Kurian JB, Jones TR, et al. MR imaging of cardiac tumors. *Radiographics* 2005;25(5):1255-1276. Review. PubMed PMID:16160110.

18a 答案C。肿块位于左冠瓣和右冠瓣之间。无冠瓣通常位于房间隔上方,右冠瓣位于前方(观察胸骨/右心室流出道),左冠瓣与左心耳相邻。

参考文献:Bennett CJ, Maleszewski JJ, Araoz PA. CT and MR imaging of the aortic valve: radiologicpathologic correlation. *Radiographics* 2012;32 (5):1399-1420. doi:10.1148/rg.325115727. PubMed PMID:22977027.

18b 答案C。图像显示主动脉瓣肿块,由于没有心内膜炎病史,最符合的诊断为乳头状弹力纤维瘤。当该肿瘤位于主动脉瓣,更常见于主动脉侧,当累及二尖瓣,更常见于左心房表面,罕见起源于心腔。这种肿瘤可导致栓塞/冠状动脉闭塞,有症状的患者应考虑手术切除。

参考文献:Mariscalco G, Bruno VD, Borsani P, et al. Papillary fibroelastoma: insight to a primary cardiac valve tumor. *J Card Surg* 2010;25 (2):198-205. doi:10.1111/j.1540-8191.2009.00993.x. Epub 2010 Feb 9. Review. PubMed PMID:20149002.

19 答案B。心脏横纹肌瘤与结节性硬化症有关,所以需要评估是否合并肾血管平滑肌脂肪瘤。治疗需慎重,部分病变会发生退化。当心肌内病变引起血流梗阻时,需考虑外科手术,不需要化学治疗。心脏横纹肌瘤可通过产前超声诊断。

参考文献:Ghadimi Mahani M, Lu JC, Rigsby CK, et al. MRI of pediatric cardiac masses. *AJR Am J Roentgenol* 2014;202(5):971-981. doi:10.2214/AJR.13.10680. Review. PubMed PMID:24758649.

Tao TY, Yahyavi-Firouz-Abadi N, Singh GK, et al. Pediatric cardiac tumors: clinical and imaging features. *Radiographics* 2014;34(4):1031-46. doi:10.1148/rg.344135163. PubMed PMID:25019440.

20 答案D。左心室心肌内可见多发脂肪性病灶。第一幅图像是T1加权双反转恢复黑血图像(图A),显示病灶为高信号,脂肪抑制序列(图B)显示为低信号。这些心肌脂肪性病变可见于结节性硬化症患者,而不是陈旧梗死引起的脂肪变。

参考文献:Kimura F, Matsuo Y, Nakajima T, et al. Myocardial fat at cardiac imaging: how can we differentiate pathologic from physiologic fatty infiltration? *Radiographics* 2010;30(6):1587-1602. doi:10.1148/rg.306105519. PubMed PMID:21071377.

21 答案 B。心脏转移性肿瘤比原发性肿瘤更常见,最常累及心包。瘤栓通常表现为不均匀强化,而血栓无强化。转移性肿瘤(不包括黑色素瘤)在 T1 加权序列上往往显示为低信号。

参考文献:Sparrow PJ, Kurian JB, Jones TR, et al. MR imaging of cardiac tumors. *Radiographics* 2005;25(5):1255-1276. Review. PubMed PMID:16160.

22 答案 B。增强图像显示沿着右心房和右心室生长的肿块,不均匀强化。这是非特异性表现,应该结合病史以缩小鉴别诊断。心脏转移性肿瘤比原发性肿瘤更常见。因此,最有帮助的是淋巴瘤病史。心脏棘球蚴病应该表现为囊性病变,与图像不符。PET 的浓聚是非特异性的,对鉴别诊断意义不大,而且 MRI 已经显示了强化。然而,如果 PET 还显示了其他异常浓聚病灶,则可能是原发肿瘤,有助于明确诊断。心内膜炎/脓肿也可显示强化,但本例患者的影像学表现更符合肿块而不是脓肿。

参考文献:Buckley O, Madan R, Kwong R, et al. Cardiac masses, part 1: imaging strategies and technical considerations. *AJR Am J Roentgenol* 2011;197 (5):W837-W841. doi:10.2214/AJR.10.7260. Review. PubMed PMID:22021530.

Jeudy J, Kirsch J, Tavora F, et al. From the radiologic pathology archives: cardiac lymphoma: radiologic-pathologic correlation. *Radiographics* 2012;32 (5):1369-1380. doi:10.1148/rg.325115126. PubMed PMID:22977025.

O'Donnell DH, Abbara S, Chaithiraphan V, et al. Cardiac tumors: optimal cardiac MR sequences and spectrum of imaging appearances. *AJR Am J Roentgenol* 2009;193(2):377-387. doi:10.2214/AJR.08.1895. Review. PubMed PMID:19620434.

Sparrow PJ, Kurian JB, Jones TR, et al. MR imaging of cardiac tumors. *Radiographics* 2005;25(5):1255-1276. Review. PubMed PMID:16160110.

23a 答案 B。CT(图 A)显示沿右心房壁、界嵴的钙化病变,增强 MRI(图 B)显示该部位无强化病灶。最可能的诊断是右心房血栓钙化。因此,最可能的病史是中心静脉内线管的植入。

心脏纤维瘤的典型病史可能是 13 岁心力衰竭患者。对于血管肉瘤,最符合的病史是 40 岁呼吸急促患者。由于心脏副神经节瘤会产生大量儿茶酚胺,可能表现为高血压和心动过速。如果图像显示瓣膜赘生物,可能有心内膜炎病史。无症状患者,可能是良性假肿瘤,如增生的界嵴。对于有棘球蚴病感染史的患者,可能存在感染后残留表现,如钙化肿块。

23b 答案 G。CT 显示沿心脏下侧壁的钙化病变最符合的答案是有棘球蚴病感染史的患者,肿块为棘球蚴囊肿残留物。其他选项请参阅上题的讨论。

参考文献:Kantarci M, Bayraktutan U, Karabulut N, et al. Alveolar echinococcosis: spectrum of findings at cross-sectional imaging. *Radiographics* 2012;32 (7):2053-2070. doi:10.1148/rg.327125708. Review. PubMed PMID:23150858.

24a 答案 B。平扫 CT(图 A)显示肿瘤位于升主动脉的左前方,胸骨可见缝合金属线。PET(图 B)显示肿块无明显活性。考虑到胸骨缝合金属线,这可能是隐静脉移植血管的动脉瘤,所以最好的下一步评估为 CTA。如果考虑血管性病变,不应进行活检。PET 提示肿块缺乏活性,不太可能是恶性肿瘤。显然,这不是一个无须进一步评估的病变。

24b 答案 A。图像显示了隐静脉移植血管动脉瘤。患者通常表现为胸痛/心绞痛。大量的病例是偶然发现的(占报道病例的 1/3)。根据动脉瘤大小选择不同的治疗方案;然而,也有人主张>1cm 的动脉瘤才需要干预治疗。目前,手术比经皮介入治疗(覆膜右冠状动脉支架)更常见。隐静脉移植血管动脉瘤最常见于右冠状动脉,可能是因为隐静脉移植到右冠状动脉的数量更多,或右冠状动脉移植血管直径更大。

参考文献:Ramirez FD, Hibbert B, Simard T, et al. Natural history and management of aortocoronary saphenous vein graft aneurysms: a systematic review of published cases. *Circulation* 2012;126 (18):2248–2256. doi:10.1161/CIRCULATIONAHA.112.101592. Review. PubMed PMID:23109515.

25 答案 B。CT(图 A)显示右心房低密度病灶,增强 MRI(图 B)显示右心房无肿块。这最可能的原因是患者屏气时的 Valsalva 动作导致无对比剂的血液回流至右心房,引起假性充盈缺损。在肺栓塞研究中,这种现象被描述为对比剂的短暂中断。右心房中的大肿块不太可能在没有任何症状的情况下发生栓塞。肿块也不可能与血池有相同程度的强化,以至于 MRI 没有信号差别。

参考文献:Wittram C, Yoo AJ. Transient interruption of contrast on CT pulmonary angiography: proof of mechanism. *J Thorac Imaging* 2007;22(2):125–129. PubMed PMID:17527114.

第 7 章 心脏瓣膜病

问题

1 伯努利方程属于什么守恒定律：

A.质量　　B.能量

C.动量　　D.电荷

2 主动脉瓣收缩期测量面积为 0.7cm²。狭窄的严重程度如何分级？

A.正常　　B.轻度

C.中度　　D.重度

3 哪种心脏结构扩大是肺动脉瓣狭窄最可靠的征象？

A.右心室　　B.肺动脉主干

C.肺动脉主干及左肺动脉　　D.左右肺动脉

4 下列哪一种急性瓣膜异常的预后最差？

A.二叶式主动脉瓣　　B.药物引起的三尖瓣病变

C.乳头肌梗死伴破裂　　D.多瓣膜风湿热

5 二尖瓣狭窄最常见的病因是：

A.风湿性心脏病　　B.多发性退行性疾病

C.类癌综合征　　D.先天性二尖瓣狭窄

6 该患者二尖瓣关闭不全的主要原因是：

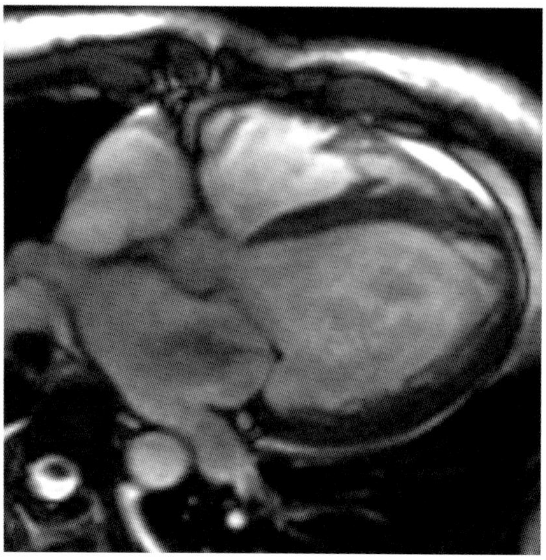

A.二尖瓣脱垂　　B.Annular 环扩张

C.先天性二尖瓣狭窄　　D.感染性心内膜炎

7 肺动脉狭窄最常见的原因是：

A.先天性狭窄　　B.风湿性疾病

C.退行性增厚　　D.类癌综合征

8 风湿性疾病累及主动脉瓣最常引起：

A.主动脉瓣关闭不全　　B.独立发生

C.二叶式主动脉瓣　　D.主动脉瓣狭窄

9 二尖瓣脱垂的经典诊断标准包括二尖瓣小叶移位和：

A.二尖瓣瓣体凸向左心室，跨越二尖瓣环>1mm。瓣膜小叶增厚>3mm。

B.二尖瓣瓣体凸向左心室，跨越二尖瓣环>5mm。瓣膜小叶增厚>2mm。

C.二尖瓣瓣体凸向左心房，跨越二尖瓣环>3mm。瓣膜小叶增厚>1mm。

D.二尖瓣瓣体凸向左心房，跨越二尖瓣环>2mm。瓣膜小叶增厚>5mm。

10 主动脉瓣感染性心内膜炎的并发症为：

A.心律失常　　B.脓毒性肺栓塞

C.瓣膜狭窄　　D.Rasmussen 动脉瘤

11 患者表现出严重的左心房扩大和新发心房颤动。根据临床病史和影像学表现，可能发生哪些血流动力学后果？

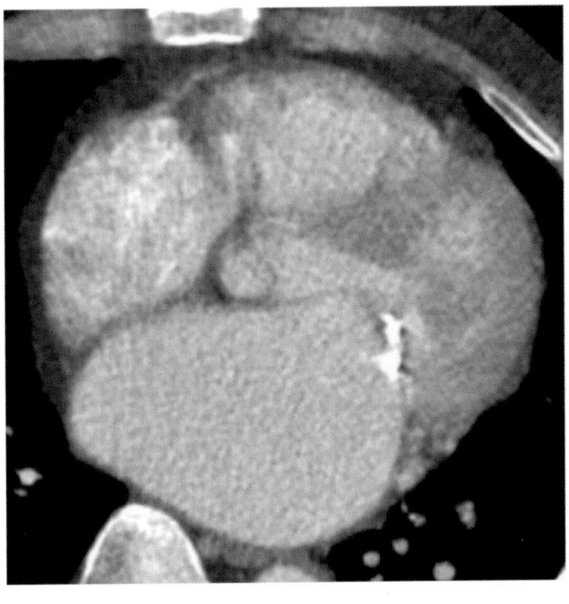

A.右心房压力升高　　B.肝静脉波形钝化

C.肺静脉波形钝化　　D.肺动脉血流量增加

12 在进行术前增强CT检查后，偶然发现主动脉瓣异常（下图）。患者无心内膜炎或败血病史。根据临床病史和影像学表现，最可能的病因是：

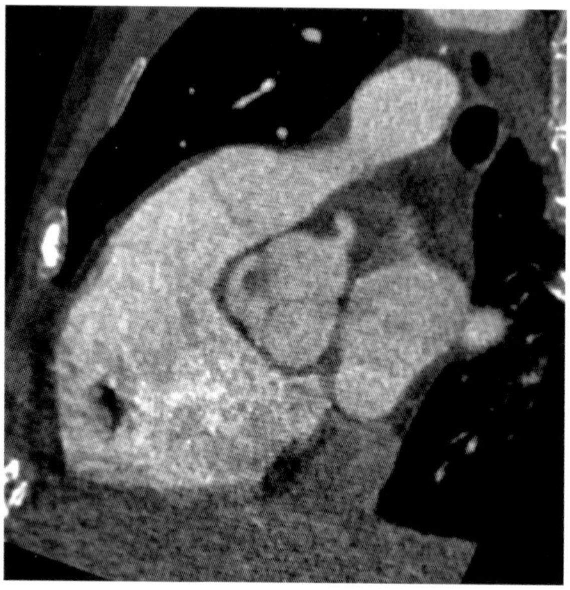

A.纤维瘤　　B.转移性疾病
C.横纹肌肉瘤　　D.乳头状纤维弹性瘤

13 患者，59岁，有慢性二尖瓣关闭不全病史，表现为急性代偿失调和肺水肿。最可能的诊断是：

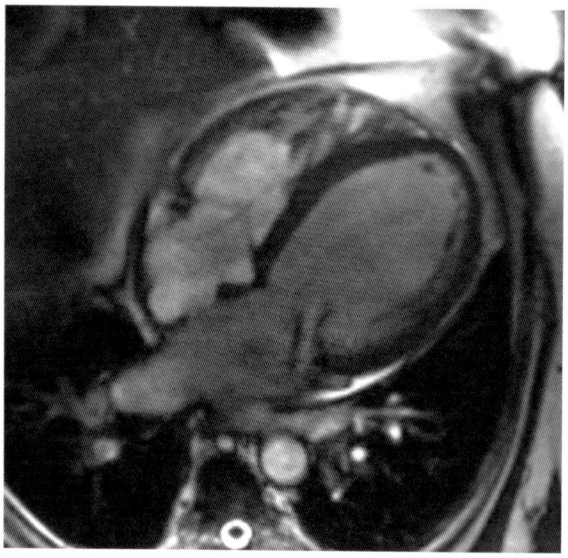

A.连枷状瓣叶　　B.风湿性二尖瓣疾病
C.二尖瓣狭窄　　D.二尖瓣脱垂

14　由下图可知，该患者最可能的诊断是：

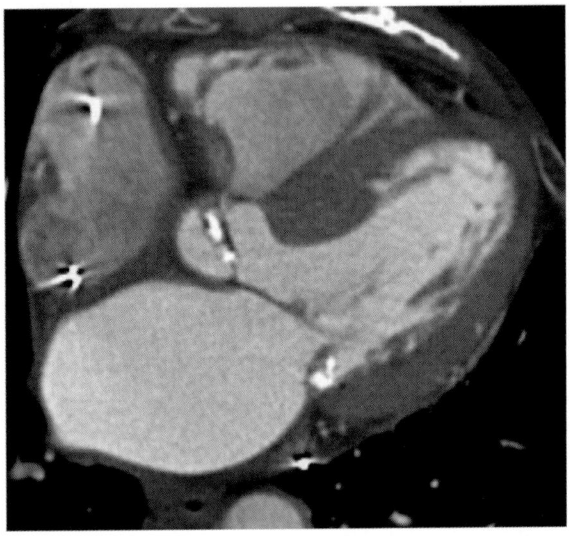

A.连枷状瓣叶　　　　B.风湿性二尖瓣疾病
C.二尖瓣脱垂　　　　D.二尖瓣反流

15　患者，男，36 岁，术前冠状动脉 CT 血管造影显示主动脉钙化严重且瓣膜狭窄，最可能观察到以下哪些 CT 表现？

A.不对称性左心室肥大　　　　B.主动脉瓣面积正常
C.左心房扩大　　　　D.二叶式主动脉瓣

16　下图为 CMR 的水平长轴图像，显示二尖瓣舒张末期（左）和收缩末期（右）。患者最可能的诊断是：

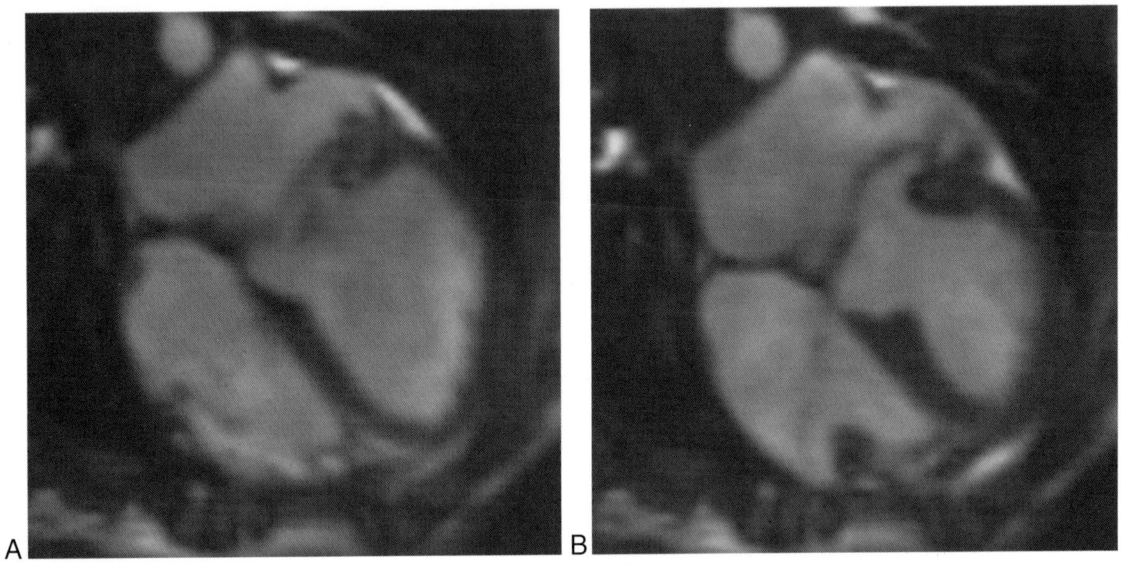

A.连枷状瓣叶　　　　B.风湿性二尖瓣疾病
C.二尖瓣脱垂　　　　D.二尖瓣反流

17 患者,86 岁,有严重的主动脉瓣狭窄,接受经导管主动脉瓣植入术。术后未出现严重并发症,但在随访中观察到新的左束支传导阻滞。以下哪项是最可能的病因?

A.心脏结节病　　B.经导管主动脉瓣植入术的并发症

C.急性心肌梗死　　D.药物毒性

18 与二尖瓣狭窄相关的病理特征是:

A.瓣下腱膜缩短融合　　B.瓣膜黏液瘤样变性

C.环纤维化钙化沉积　　D.炎性赘生物破坏小叶结构

19 二尖瓣狭窄可以看到哪些血流动力学影响?

A.左心房压力升高　　B.肺毛细血管阻力降低

C.肺静脉血流量增加　　D.左心房容积减少

20 某患者在 8 个月前进行了人工二尖瓣修复,不确定行心脏 CMR 是否安全。合理的建议是:

A.对于任何瓣膜假体,CMR 扫描都不安全。

B.复查瓣膜的品牌和型号以及手术日期可能有助于确定安全性。

C.禁止使用所有金属人工瓣膜,并且所有生物瓣膜均被视为 MRI 安全。

D.放置<12 个月的瓣膜假体不应接受 MRI 扫描。

21 下列哪项评估房室瓣膜的最佳心脏成像平面?

A.垂直长轴　　B.短轴

C.水平长轴　　D.冠状位

22 患者,33 岁,有杂音病史,接受 CMR 检查。MRI 描述如下。最有可能的诊断是:

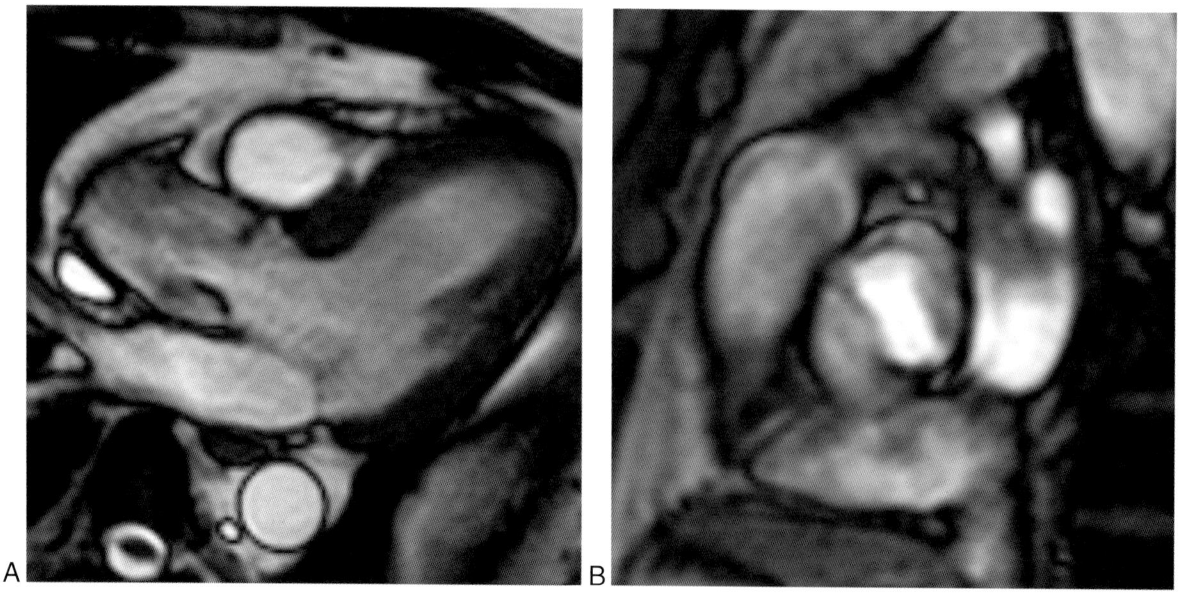

A.主动脉瓣严重狭窄　　B.主动脉瓣赘生物

C.主动脉瓣心内膜炎　　D.二叶式主动脉瓣

23 二尖瓣脱垂可能与哪种疾病有关?

A. Shone 综合征　　B.类癌性心脏病

C.马方综合征　　D.风湿性心脏病

24 患者有发热、胸痛等症状,影像学表现如下。最有可能的诊断是:

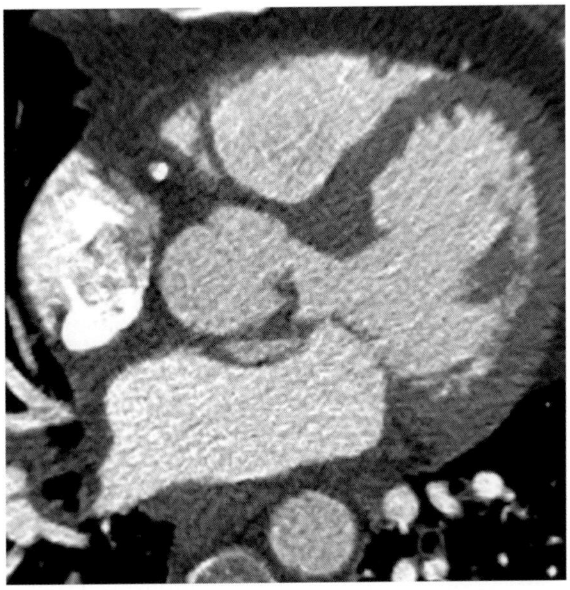

A.瓣周脓肿　　B.主动脉瘤

C.主动脉夹层　　D.心包积液

25a 患者,34 岁,因非典型胸痛到急诊科就诊。CT 图像如下图所示。下列哪项最能描述潜在的病变?

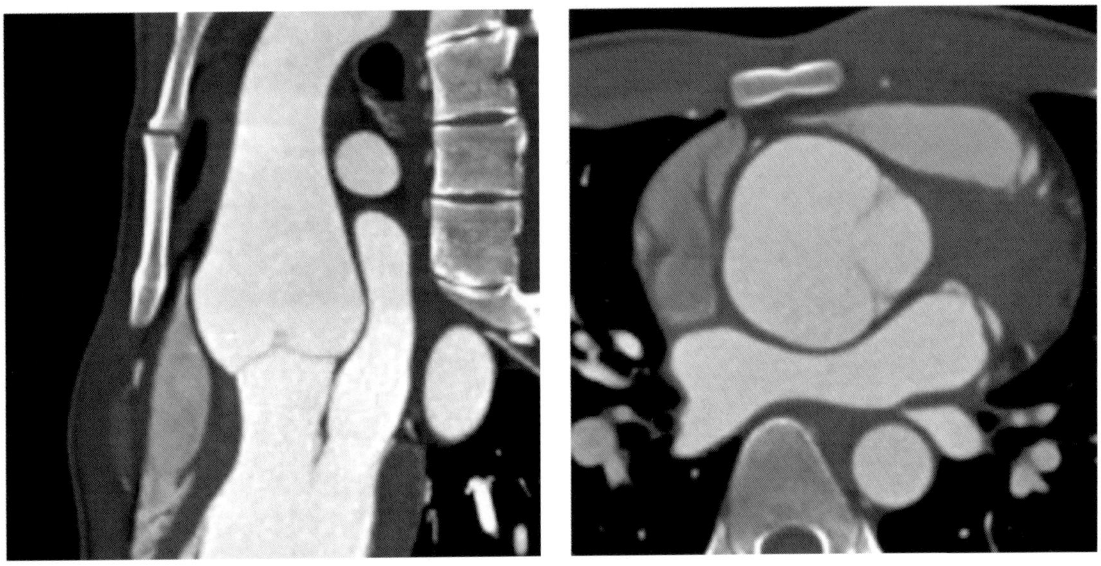

A.急性主动脉综合征　　B.无环性扩张

C.瓣膜型主动脉瓣狭窄　　D.风湿性心脏病

25b 除马方综合征和 Ehlers-Danlos 综合征外,以下哪些综合征也可能是无主动脉扩张的原因?

A. Loeys-Dietz 综合征 B. Shone 综合征

C. Williams 综合征 D. Heyde 综合征

26 严重三尖瓣关闭不全患者进行了心脏 CT 检查。既往的超声心动图报告三尖瓣小叶运动减弱。根据病史和影像学表现,最可能的病因是:

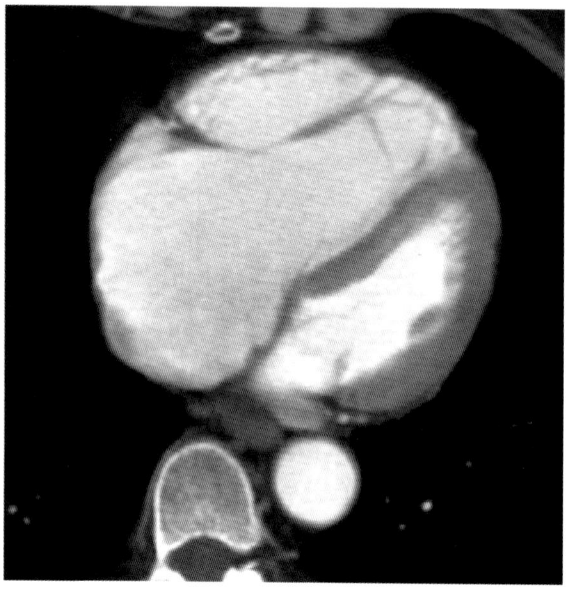

A. Eisenmenger 综合征 B.二尖瓣环钙化

C.类癌性心脏病 D.风湿性心脏病

27 主动脉峰值速度>4m/s 对应的平均主动脉压差为:

A. <20mmHg B. 21~40mmHg

C. >40mmHg

28 经导管主动脉瓣植入术的检查包括胸部、腹部和骨盆的 CTA,以评估入路血管。导管最小直径是多少?

A. 3mm B. 4mm

C. 5mm D. 6mm

E. 7mm

29　以下哪种病理描述最准确?

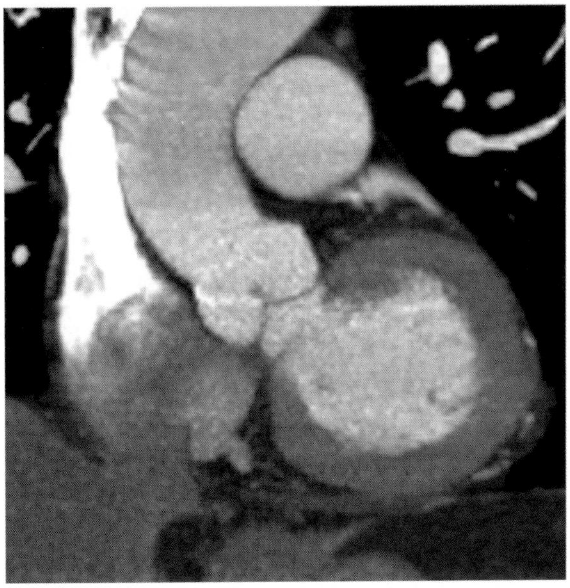

A.主动脉瓣上狭窄

B.主动脉瓣狭窄

C.主动脉瓣下狭窄

D.主动脉瓣关闭不全

答案与解析

1 答案 B。伯努利方程描述了势能与动能之间的关系。能量可以被转化而不能被创造或消灭。在出现血管狭窄时，狭窄处流速必须增加以保持能量。随后，在狭窄处的近端和远端区域之间形成压力梯度。

参考文献：Miller SW. *Cardiac imaging：the requisites*. Philadelphia，PA：Mosby Elsevier，2009.

2 答案 D。狭窄可以通过多种技术来量化，包括有创血流动力学和瓣膜面积测量。然而，瓣膜面积的绝对值不是手术时机的主要决定因素，而与临床症状的存在/严重程度相关。严重程度分级：

1.轻度狭窄：瓣口面积>1.5cm²；经瓣膜速度为 2.0~2.9m/s；平均跨瓣压差< 20mmHg。

2.中度狭窄：瓣口面积为 1.0~1.5cm²；经瓣膜速度为 3.0~3.9m/s；平均跨瓣压差为 20~39mmHg。

3.重度狭窄：瓣口面积<1.0cm²；经瓣膜速度≥4m/s；平均跨瓣压差≥40mmHg。

参考文献：Pouleur A-C，le Polain de Waroux J-B，Pasquet A，et al. Planimetric and continuity equation assessment of aortic valve area：head to head comparison between cardiac magnetic resonance and echocardiography. *J Magn Reson Imaging* 2007；26(6)：1436–1443. PMID：17968960.

3 答案 C。右心室或肺动脉主干扩大可发生在容量过载、肺动脉高压或三尖瓣瓣膜病。在肺动脉狭窄的情况下也可以看到肺动脉干的扩大。然而，当血液穿过狭窄的肺动脉瓣时，血流加速并向左肺动脉不对称流动，导致左肺动脉不对称扩大。由于右肺动脉起源于肺动脉，与主动脉成 90°，所以不会暴露在加速的血流中。

参考文献：Chen JJ，Manning MA，Frazier AA，et al. CT Angiography of the cardiac valves：normal，diseased，and postoperative appearances. *Radiographics* 2009；29(5)：1393–1412. PMID：19755602.

4 答案 C。所有的临床症状均与慢性瓣膜性疾病相关。在这种情况下，患者通常会出现进行性呼吸困难。在心肌梗死或创伤的情况下，乳头肌破裂引起的心肌梗死，与急性二尖瓣关闭不全、呼吸短促、肺水肿、显著的血流动力学损害及死亡有关。

参考文献：Pawale A，El-Eshmawi A，Torregrossa G，et al. Ruptured papillary muscle causing acute severe mitral regurgitation. *J Card Surg* 2013；28(6)：707. PMID：23898857.

5 答案 A。风湿性心脏病（RHD）是二尖瓣狭窄最常见的原因，尤其是在发展中国家。其通常起源于上呼吸道的链球菌感染（风湿热）。急性 RHD 可引起全心炎，特征是心内膜炎、心肌炎和心包炎。慢性 RHD 的特征是反复的瓣膜炎症，伴随其后可产生小叶增厚、连通性融合和腱索缩短、增厚。

先天性二尖瓣狭窄非常罕见。类癌性瓣膜病变主要影响三尖瓣和肺动脉瓣。黏液瘤样变性会导致二尖瓣脱垂和关闭不全。

参考文献：Hughes S. Valvular heart disease. In：Suvarna SK（ed.）. *Cardiac pathology*. London：Springer，2013：147–161.

6 答案 B。平衡稳态自由进动序列显示左心室扩大和二尖瓣关闭不全。瓣膜小叶无明显增厚、赘生物或脱垂征象。心室扩张通常会导致环状扩张和功能不全。

二尖瓣的正常运作需要左心房、二尖瓣环、瓣膜小叶、乳头肌和左心室共同协调。

二尖瓣关闭不全通常是由这些中的一种或多种功能障碍引起的。发生缺血性心肌病时,二尖瓣环扩张常常与瓣膜下结构的改变及局部或整体左心室功能障碍有关。单独瓣膜的环形扩张通常不会导致中度或严重的二尖瓣关闭不全。

参考文献:Otsuji Y,Kumanohoso T,Yoshifuku S,et al. Isolated annular dilation does not usually cause important functional mitral regurgitation. *J Am Coll Cardiol* 2002;39(10):1651-1656.

7 **答案 A**。95%的肺动脉狭窄是先天性的。肺动脉狭窄也是复杂先天性心脏病(如法洛四联症)的组成部分。无论是退行性还是炎症性,获得性肺动脉狭窄都非常罕见。类癌综合征也很少见,通常会导致瓣膜功能不全。

参考文献:Chen JJ,Manning MA,Frazier AA,et al. CT angiography of the cardiac valves:normal,diseased,and postoperative appearances. *Radiographics* 2009;29(5):1393-1412. PMID:19755602.

8 **答案 D**。风湿性心脏病可导致主动脉瓣狭窄或混合性狭窄和关闭不全。风湿性心脏病中二尖瓣受累总是先于主动脉瓣。单独主动脉瓣受累非常罕见。虽然瓣膜瓣叶的钙化和固定位置可能导致瓣膜功能不全,但大多数病例还是与瓣膜瓣叶或其支撑结构的损伤有关。

二叶式主动脉瓣表现为瓣膜的早期退行性变,会导致连通性融合、瓣膜硬化和明显的主动脉瓣狭窄,类似于风湿性心脏病。然而,两者的关系并不密切。

参考文献:Chen JJ,Manning MA,Frazier AA,et al. CT angiography of the cardiac valves:normal,diseased,and postoperative appearances. *Radiographics* 2009;29(5):1393-1412. PMID:19755602.

Hughes S. Valvular heart disease. In:Suvarna SK (ed.). *Cardiac pathology*. London:Springer,2013:147-161.

9 **答案 D**。二尖瓣脱垂最常见的原因是瓣膜小叶的黏液瘤样变性。其主要特征是小叶增厚和冗余,以及腱索伸长和环状扩张。超声心动图的左心室长轴观和心尖四腔观可见二尖瓣瓣体凸向左心房,跨越二尖瓣环>2mm。瓣膜小叶增厚>5mm 的脱垂被称为"典型"脱垂,而小叶增厚程度较小的脱垂被称为"非典型"脱垂。

参考文献:Hayek E,Gring CN,Griffin BP. Mitral valve prolapse. *Lancet* 2005;365(9458):507-518.

10 **答案 A**。感染性心内膜炎的并发症取决于病原体的毒力,可能包括瓣膜穿孔、腱索破裂、瓣膜动脉瘤样膨出和瓣膜周围脓肿形成。这可能会导致大血管与心脏腔室之间或腔室本身之间的瘘管连接,从而导致充血性心力衰竭,但并不常见。超出瓣膜组织的感染也可能导致传导系统中断,并伴有心电图传导异常和心律失常。

感染性心内膜炎引起的瓣膜狭窄并不常见。脓毒性肺栓塞和 Rasmussen 动脉瘤是右心瓣膜病变的并发症。

参考文献:Karchmer CM. Infectious endocarditis. In:Bonow RO,Braunwald E (eds.). *Braunwald's heart disease:a textbook of cardiovascular medicine*. Philadelphia,PA:Saunders,2012:1540-1560.

11 **答案 C**。增强 CT 显示二尖瓣钙化明显、左心房明显增大,与二尖瓣狭窄一致。

严重的二尖瓣狭窄会导致左心房压力显著增加。该压力向后传导,导致肺静脉波形钝化,并增加肺静脉、毛细血管和动脉的压力及阻力。然后,发展成肺动脉高压,最终导致右心室肥厚和扩大、三尖瓣关闭不全、右心房压力升高及右侧心力衰竭。

参考文献:Otto CM,Bonow RO. Valvular heart disease. In:Bonow RO,Braunwald E (eds.). *Braunwald's heart disease:a textbook of cardiovascular medicine*. Philadelphia,PA:Saunders,2012:1468-1539.

12　答案 D。胸部心脏门控 CT 的 MPR 显示主动脉瓣上有一个边界清楚的小结节样病变。

乳头状纤维弹性瘤是成人第三常见的原发性心脏肿瘤，也是最常见的心脏瓣膜肿瘤，可发生在心内膜的任何瓣膜表面或区域。在组织学上，由黏液样结缔组织组成，该结缔组织包含丰富的黏多糖基质和被表面内皮覆盖的弹性纤维。该病很少复发，应尽可能考虑保留瓣膜的手术，因为病变部分切除并不会出现再生。

其余的病变很少主要涉及瓣膜。

心脏横纹肌瘤是婴儿和儿童最常见的原发性心脏肿瘤。心脏横纹肌瘤多见于心室，但高达 30%的病例可累及任一心房。

结节性硬化症患者横纹肌瘤的发生率为 40%~86%，因此，全面检查是一个重要的确诊方法。

心脏纤维瘤是来源于纤维细胞的结缔组织肿瘤，与软组织纤维瘤非常相似。尽管纤维瘤可发生在任何年龄段，但约 90%的病例为 1 岁以下的儿童。纤维瘤与 Gorlin 综合征有关，在该综合征中，患者可发展为牙源性囊肿、表皮囊肿、多发性痣和皮肤基底细胞癌。

参考文献：Burke A，Jeudy J，Virmani R. Cardiac tumours：an update. *Heart* 2008；94(1)：117-123.

13　答案 A。平衡稳态自由进动 CMR 显示二尖瓣前叶向左心房脱垂，并出现连枷状瓣叶，通常继发于二尖瓣腱索和乳头肌破裂。

小叶脱垂和腱索延长在退行性二尖瓣病变中较为常见。连枷节段的慢性损伤和严重的二尖瓣关闭不全可发展为重叠的腱索断裂。

参考文献：Otto CM，Bonow RO. Valvular heart disease. In：Bonow RO，Braunwald E (eds.). *Braunwald's heart disease：a textbook of cardiovascular medicine*. Philadelphia，PA：Saunders，2012：1468-1539.

14　答案 B。胸部 CT 显示二尖瓣和主动脉瓣增厚及钙化，符合风湿性心脏病。

风湿热是一种免疫介导的多系统炎性疾病，发生于 A 组链球菌性咽炎发作后。风湿性心脏病发生在风湿热的活动期，并可能随着时间的推移发展为慢性风湿性心脏病。组织学特征是瓣膜明显增厚以及腱索增厚、连通性融合。

65%~70%累及二尖瓣，25%累及主动脉瓣，三尖瓣及肺动脉瓣很少受累。

参考文献：Schoen FJ，Mitchell RN. The heart. In：Kumar V，Abbas AK，Fausto N，et al.(eds.). *Robbins and Cotran pathologic basis of disease*. Saunders，2009：529-588.

15　答案 D。二叶式主动脉瓣的异常形态导致瓣膜功能障碍和血流动力学异常。超声心动图研究表明，主动脉瓣硬化始于 20 岁，钙化在大多数中年患者中变得明显。这种早期变性可能与主动脉瓣的侵略性炎症变化有关，其特征是巨噬细胞浸润和新血管形成增加。

慢性主动脉瓣狭窄会导致心室压力超负荷，向心性左心室肥厚会增加室壁厚度和正常左室腔大小。

随着主动脉瓣狭窄的恶化，晚期会导致舒张功能障碍、舒张受限和舒张压升高，从而使左心房扩张。

参考文献：Losenno KL，Goodman RL，Chu MWA. Bicuspid aortic valve disease and ascending aortic aneurysms：gaps in knowledge. *Cardiol Res Pract* 2012；2012：16. PMCID：PMC3503270.

16　答案 D。水平长轴上的平衡稳态自由进动图像显示舒张末期二尖瓣的增厚和冗余

(图A)。收缩末期图像(图 B)显示小叶脱出环形平面并进入左心房,与二尖瓣脱垂一致。

二尖瓣脱垂定义为单叶或双叶脱垂超过长轴环形平面≥2mm,伴或不伴瓣膜增厚。脱垂的发生率为 2%~3%,男女比例相当。二尖瓣脱垂较少与包括马方综合征在内的结缔组织遗传性疾病有关。

尽管绝大多数二尖瓣脱垂患者没有不良反应，但约 3%的患者会出现以下 4 种严重并发症:①感染性心内膜炎;②二尖瓣关闭不全;③脑卒中或其他系统性梗死;④室性和房性心律失常。

参考文献:Hayek E,Gring CN,Griffin BP. Mitral valve prolapse. *Lancet* 2005;365(9458):507-518.

Schoen FJ,Mitchell RN. The heart. In:Kumar V,Abbas AK,Fausto N,et al.(eds.). *Robbins and Cotran pathologic basis of disease*. Saunders,2009:529-588.

17 答案 B。经导管主动脉瓣植入术(TAVI)已成为主动脉瓣狭窄患者的既定治疗选择。这些患者的风险极高,无法接受常规外科主动脉瓣置换术。在 TAVI 手术可能引起的潜在并发症中,经常出现新的传导异常和心律失常。

有报道称,Medtronic CoreValve 系统术后 29%~65%的患者及 4%~18%接受球囊膨胀 Edwards SAPIEN 瓣膜的患者会出现新的左束支传导阻滞。在 PARTNER 研究中,TAVI 后 41%的患者会出现新发性心房颤动,手术后 30 天内 9%的患者会出现新发性心房颤动。

参考文献:van der Boon RMA,Houthuizen P,Nuis R-J,et al. Clinical Implications of conduction abnormalities and arrhythmias after transcatheter aortic valve implantation. *Curr Cardiol Rep* 2013;16(1):1-7.

18 答案 A。二尖瓣狭窄最常见的原因是风湿性心脏病。在急性风湿热中,局灶性炎症病变发生于各个组织,包括心脏瓣膜。心内膜和左侧瓣膜的炎症通常会导致瓣膜或腱索的纤维蛋白样坏死。

在显微镜下,急性炎症会组织化、弥漫性纤维化和新血管化,从而侵蚀小叶结构。继发小叶增厚、连通性融合和缩短及腱索增厚和融合,最终导致二尖瓣狭窄。

黏液瘤样变性是二尖瓣脱垂的病理标志。感染性心内膜炎可导致炎性赘生物沉积和小叶破坏。二尖瓣环的钙化通常不会影响瓣膜功能。

参考文献:Schoen FJ,Mitchell RN. The heart. In:Kumar V,Abbas AK,Fausto N,et al.(eds.). *Robbins and Cotran pathologic basis of disease*. Saunders,2009:529-588.

19 答案 A。二尖瓣口面积用来描述二尖瓣阻塞的严重程度。在正常成年人中,二尖瓣口(MVO)的横截面积为 4~6cm^2。MVO <1cm^2 会导致狭窄二尖瓣的高阻力,从而增加左心房的体积和压力。这种升高的左心房压力反过来会提高肺静脉和毛细血管的压力,从而导致劳累性呼吸困难。

左心室通常是正常的,具有正常的收缩压和舒张末期功能。随着二尖瓣狭窄的严重程度增加,左心房压力升高导致的被动向后传导及肺小动脉收缩可能发展为肺动脉高压。严重的慢性的二尖瓣狭窄可能会出现右心室扩大甚至肝静脉扩张,但并不常见。

参考文献:Otto CM,Bonow RO. Valvular heart disease. In:Bonow RO,Braunwald E (eds.). *Braunwald's heart disease:a textbook of cardiovascular medicine*. Philadelphia,PA:Saunders,2012:1468-1539.

20 答案 B。调查研究表明,心脏瓣膜假体和瓣环成形术后患者在磁场作用下的热效应可忽略不计。结果表明,使用具有 1.5T 或更小静磁场的 MRI,对于存在植入物的患者来说,可以安全地进行手术。

还没有心脏瓣膜假体患者在临床 MRI 检查中受伤的报道。Starr-Edwards Pre-6000 系列瓣膜现在也被认为是 MRI 可接受的瓣膜。

对于有金属瓣的心脏瓣膜患者,在>1.5T 的 MRI 进行检查时应谨慎。

对于弱磁性的假体,通常需要等待术后 6~8 周才能执行 MRI 检查。在这种情况下,组织在生长、瘢痕形成或肉芽形成中提供的保持力或反作用力可防止假体在 MRI 环境中对患者产生风险或危害。在这种特殊情况下,可以对患者进行成像。

参考文献:Edwards M-B,Taylor KM,Shellock FG. Prosthetic heart valves:evaluation of magnetic field interactions,heating,and artifacts at 1.5 T. *J Magn Reson Imaging* 2000;12(2):363-369.

Shellock FG. Magnetic resonance safety update 2002:implants and devices. *J Magn Reson Imaging* 2002;16(5):485-496.

21 答案 C。水平长轴(4 腔视图)提供了心房、房室瓣膜和心室的视图。短轴可以提供瓣膜的补充视图,但仍然因小叶移入和移出平面而受到限制。垂直的长轴可提供其中一个瓣膜的影像,具体取决于平面穿过的心室。在瓣膜的影像中,冠状扫描也不理想。

参考文献:Miller SW. *Cardiac imaging:the requisites*. Elsevier Health Sciences,2009.

22 答案 D。在 3 腔视图(图 A)和通过瓣膜的正面视图(图 B)中获得的平衡稳态自由进动图像显示,主动脉瓣增厚具有"鱼嘴"形态,与二叶式主动脉瓣一致。

二叶式主动脉瓣是最常见的先天性心血管畸形,患病率约为 1%。即使瓣膜血流动力学正常,主动脉扩张、主动脉夹层及主动脉壁的结构异常也会伴有二叶式主动脉瓣其他选项通常存在额外的临床病史和主诉。

参考文献:Schoen FJ,Mitchell RN. The heart. In:Kumar V,Abbas AK,Fausto N,et al.(eds.). *Robbins and Cotran pathologic basis of disease*. Saunders,2009:529-588.

23 答案 C。二尖瓣脱垂是由多种致病机制引起的临床综合征。二尖瓣脱垂是一种与其他疾病无关的原发性疾病,可能是家族性或非家族性的,二尖瓣脱垂还可能与结缔组织的遗传性疾病有关,包括马方综合征,通常由原纤维蛋白 1 突变引起。

类癌性心脏病通常累及右心的心内膜和瓣膜,是类癌性肿瘤相关的全身性心脏表现。血清素和缓激肽在通过肺部时失活,因此,这些变化仅限于心脏右侧。

典型的 Shone 综合征存在 4 种心血管缺陷:二尖瓣瓣上环、降落伞型二尖瓣引起的二尖瓣狭窄、主动脉瓣下狭窄和主动脉缩窄。大多数病例只出现其中的 2~3 种。

参考文献:Otto CM,Bonow RO. Valvular heart disease. In:Bonow RO,Braunwald E (eds.). *Braunwald's heart disease:a textbook of cardiovascular medicine*. Philadelphia,PA:Saunders,2012:1468-1539.

Schoen FJ,Mitchell RN. The heart. In:Kumar V,Abbas AK,Fausto N,et al.(eds.). *Robbins and Cotran pathologic basis of disease*. Saunders,2009:529-588.

24 答案 A。该病例表明,主动脉瓣膜心内膜炎导致主动脉瓣小叶增厚及主动脉根周围出现瓣周脓肿。并发症包括心电图传导异常和心律失常或化脓性心包炎引起的传导系统破坏。

参考文献:Karchmer CM. Infectious endocarditis. In:Bonow RO,Braunwald E (eds.). *Braunwald's heart disease:a textbook of cardiovascular medicine*. Philadelphia,PA:Saunders,2012:1540-1560.

25a 答案 B。该图像显示主动脉根部扩张和窦管结消失,符合主动脉环扩张。主动脉环扩张是主动脉根和升主动脉的对称性扩张，并伴有窦管结消失。主动脉环扩张可导致主动脉瓣关闭不全、主动脉夹层和破裂。常与马方综合征相关，但也可以在其他情况下看到，如 Ehlers-Danlos 综合征、成骨不全症或同型胱氨酸尿症，或是特发性疾病。升主动脉瘤也见于梅毒、二叶式主动脉瓣、主动脉炎和术后患者。

风湿性心脏病会导致主动脉瓣增厚和主动脉瓣狭窄。瓣膜下主动脉瓣狭窄是动脉粥样硬化的第二常见形式，指主动脉瓣正下方的左心室出口处狭窄。

参考文献：Litmanovich D，Bankier AA，Cantin L，et al. CT and MRI in diseases of the aorta. *AJR Am J Roentgenol* 2009；193（4）：928-940.

25b 答案 A。Loeys-Dietz 综合征（LDS）是一种常染色体显性遗传结缔组织疾病，定义为转化生长因子-β（TGF-β）受体 TGFBR 1（主要表现为颅面特征）和 TGFBR 2（主要表现为皮肤特征）发生突变。LDS 的特征是动脉迂曲、动脉瘤、眼距增宽、悬雍垂裂或腭裂三联症。高达 98%的 LDS 患者存在主动脉根部动脉瘤，其中以胸主动脉夹层为主要死亡原因（67%），其次是腹主动脉夹层（22%）和脑出血（7%）。

Shone 综合征是一种罕见的先天性心脏病，包括 4 种一系列阻塞性或潜在阻塞性的左侧心脏病变：二尖瓣瓣上环、降落伞型二尖瓣引起的二尖瓣狭窄、主动脉瓣下狭窄和主动脉缩窄。

Heyde 综合征是主动脉瓣狭窄综合征，与结肠血管增生引起的胃肠道出血有关。

Williams 综合征是一种罕见的遗传病，会影响儿童的成长、外貌和认知发育。心血管缺陷包括瓣膜上主动脉瓣狭窄、肺动脉狭窄、主动脉缩窄、心肌病、法洛四联症、主动脉瓣膜缺陷（主动脉瓣狭窄或关闭不全）和二尖瓣膜缺陷（二尖瓣狭窄或关闭不全）。

参考文献：Chu LC，Johnson PT，Dietz HC，et al. CT angiographic evaluation of genetic vascular disease：role in detection，staging，and management of complex vascular pathologic conditions. *AJR Am J Roentgenol* 2014；202（5）：1120-1129.

Eronen M，Peippo M，Hiippala A，et al. Cardiovascular manifestations in 75 patients with Williams syndrome. *J Med Genet* 2002；39（8）：554-558.

Islam S，Cevik C，Islam E，Attaya H，et al. Heyde's syndrome：a critical review of the literature. *J Heart Valve Dis* 2011；20（4）：366-375.

Roche KJ，Genieser NB，Ambrosino MM，et al. MRI findings in Shone's complex of left heart obstructive lesions. *Pediatr Radiol* 1998；28（11）：841-845.

26 答案 C。心脏 CT 显示右侧三腔室明显增大，三尖瓣小叶增厚并开放受限，符合类癌瓣膜疾病的诊断。值得注意的是，室间隔也向左偏移，与升高的右侧压力相适应。

类癌疾病引起的心脏受累十分罕见且独特，通常会引起右心异常。类癌性心脏病的瓣膜功能障碍是由慢性炎症反应引起的心内膜成纤维细胞增殖或由多种循环血管活性介质引起的。斑块沉积导致瓣膜增厚、收缩和小叶运动受损。与右心相比，由于肺部新陈代谢和激素物质的失活，左侧瓣膜很少受到影响。

Eisenmenger 综合征是未矫正的心脏内从左向右大分流的并发症。长期分流使肺阻力增加，导致双向分流，然后从右向左分流。风湿性心脏病会导致瓣膜小叶明显增厚和瓣膜狭窄；但是，当小叶保持固定在打开位置时，可能会导致关闭不全。二尖瓣环上的钙化沉积物通常不会影响瓣膜功能。

参考文献:Grozinsky-Glasberg S,Grossman AB,Gross DJ. Carcinoid heart disease:from pathophysiology to treatment "something in the way it moves." *Neuroendocrinology* 2015.

Miles LF,Leong T,McCall P,Weinberg L. Carcinoid heart disease:correlation of echocardiographic and histopathological findings. *BMJ Case Reports* 2014;2014.

27 答案 C。可以使用峰值速度和伯努利方程估算瓣膜的梯度。当峰值速度>4.0m/s 时,平均主动脉压差对应>40mmHg 的平均主动脉瓣压差,峰梯度估计为 64mmHg。

参考文献:Nishimura RA,Otto CM,Bonow RO,et al.;ACC/AHA Task Force Members. 2014 AHA/ACC guideline for the management of patients with valvular heart disease:a report of the American College of Cardiology/American Heart Association Task Force on Practice Guidelines. *Circulation* 2014;129(23):e521-e643. doi:10.1161/CIR.0000000000000031. Epub 2014 Mar 3. Erratum in:*Circulation* 2014;129(23):e651. PubMed PMID:24589853.

28 答案 D。前一代(2014/2015 年)血管内通路套管需要 CoreValve 系统的直径≥6mm。SAPIEN 系统的最小直径范围为 6~8mm,当前套管尺寸为 6~8mm。

参考文献:Achenbach S,Delgado V,Hausleiter J,et al. SCCT expert consensus document on computed tomography imaging before transcatheter aortic valve implantation (TAVI)/transcatheter aortic valve replacement(TAVR). *J Cardiovasc Comput Tomogr* 2012;6(6):366-380. doi:10.1016/j.jcct.2012.11.002. Epub 2012 Nov 14. PubMed PMID:23217460.

29 答案 C。心脏 CT 的冠状动脉多平面重建显示,在左心室流出道主动脉瓣水平以下,出现线性但不完整的纤维网。

左心室流出道梗阻包括一系列狭窄病变,通常分为瓣膜下、瓣膜瓣或瓣膜上。这些前向血流的阻塞可以单独出现或同时出现,如二叶式主动脉瓣常合并主动脉缩窄。所有这些病变都会使左心室的后负荷增加,如果病变严重且未经治疗,会导致左心室肥大,最终导致左心室扩张和衰竭。

主动脉瓣下狭窄(SAS)可能是局灶性的,如离散的膜,或更弥漫性的,导致从左心室引出的隧道。纤维肌性 SAS 最常见(90%),但隧道型病变的狭窄程度更高。二叶式主动脉瓣导致的先天性瓣膜狭窄发生率为 1%~2%。二叶式主动脉瓣通常单独发生,但与其他异常有关,最常见的是主动脉缩窄、动脉导管未闭或升主动脉病变。主动脉瓣上狭窄(SVAS)是发生在主动脉瓣水平以上的阻塞性狭窄。SVAS 通常与 Williams 综合征相关。主动脉瓣关闭不全是主动脉瓣、支撑结构(主动脉根部和瓣环)或两者的异常而导致的主动脉瓣对合不良。

参考文献:Aboulhosn J,Child JS. Left ventricular outflow obstruction subaortic stenosis,bicuspid aortic valve,supravalvar aortic stenosis,and coarctation of the aorta. *Circulation* 2006;114(22):2412-2422.

第 8 章 心包疾病

问题

1 患者表现为呼吸困难和心脏肥大。平衡稳态序列 4 腔图像(下图)显示了下列哪类心脏疾病?

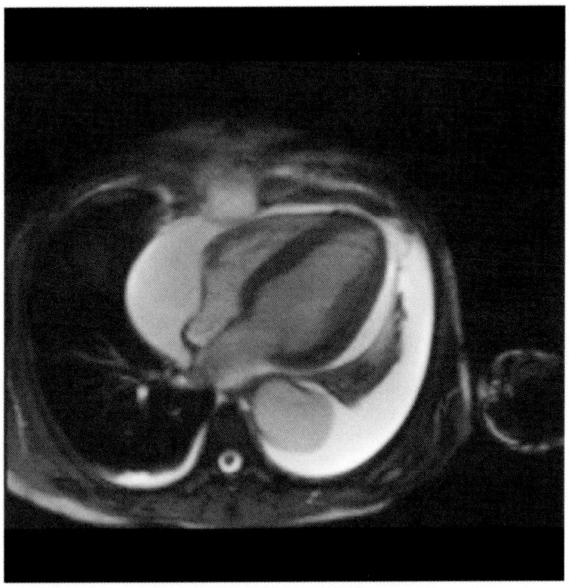

A.房间隔缺损
B.左心室扩大
C.二尖瓣脱垂
D.心包积液
E.心包炎

2 MRI 扫描在心包厚度的评估时常出现过厚评估,其原因是什么?

A.脂-液界面化学位移伪影
B.空间分辨率高于 CT
C.心包层缺乏运动
D.时间分辨率低

3 下图所示心包异常考虑以下哪种疾病?

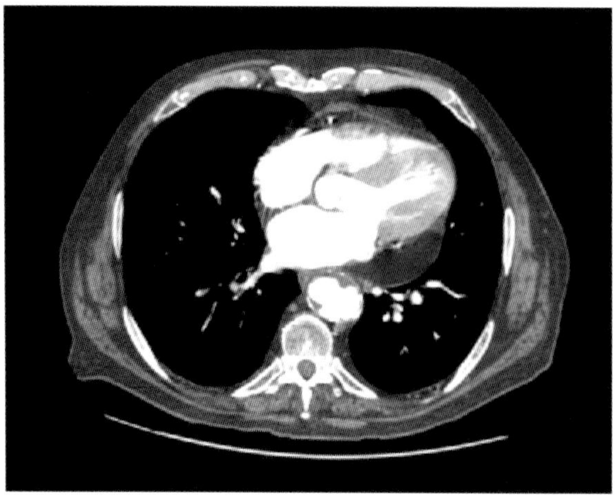

A.缩窄性心包炎　　B.心包脂肪瘤

C.心包淋巴瘤　　D.心包积气

4 下图所示心包肿块与下列哪种情况有关?

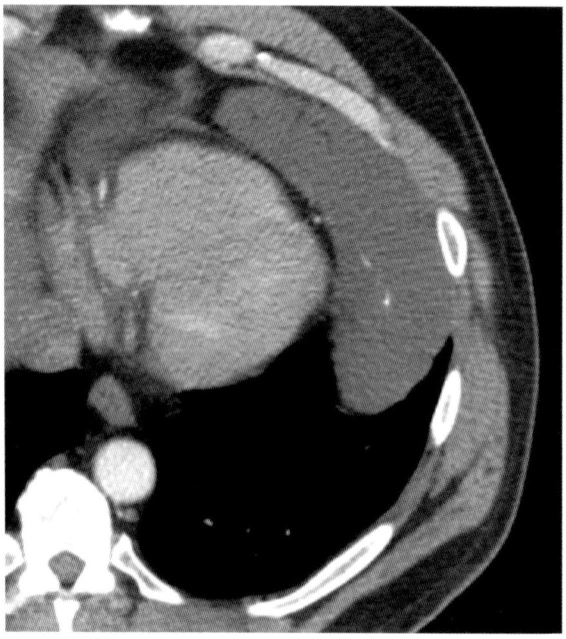

A.钙化　　B.浆液性心包积液

C.生理性改变　　D.系统性恶性肿瘤

5a 下图显示的是:

A.心包缺失　　B.钙化性心包炎

C.心包积液　　D.心包转移

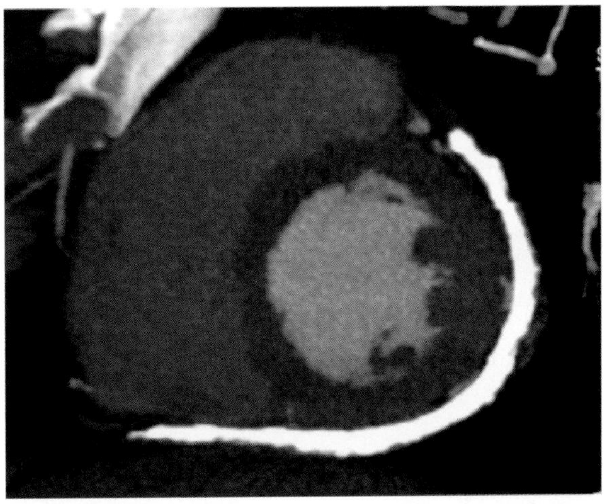

5b　缩窄性心包炎可引起以下哪种改变?

A.右心室容积减少　　B.下腔静脉变窄

C.肝脏大小正常　　D.室间隔右移

6　胸部 X 线正、侧位片如下图所示,最能提示心包积液的影像学表现是:

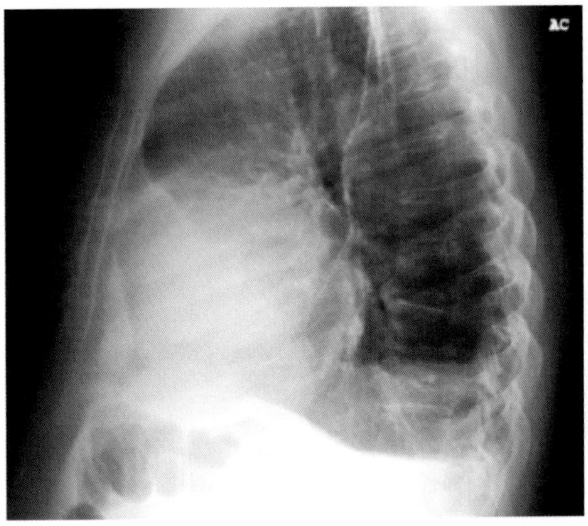

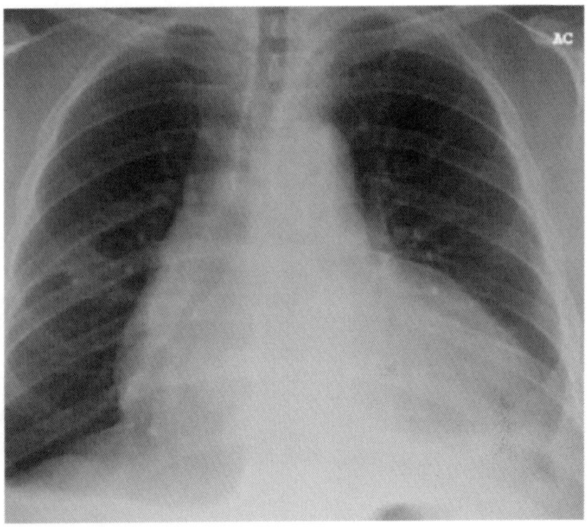

A.心影增大　　B.心包钙化

C.心外膜与心包脂肪层分离　　D.纵隔增宽

7　根据下图可知,下列哪项是该病变最典型的影像学表现?

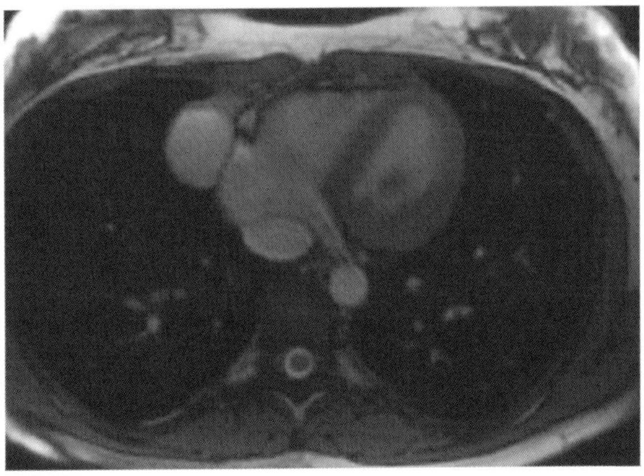

A.心腔受压
B. MRI 增强扫描(该病变)强化
C. T1 图像上呈均匀等信号改变
D.最常见于右侧心隔角区
E. T2 图像上(病灶)内见分隔

8 根据下图可知,该患者最可能的诊断是:

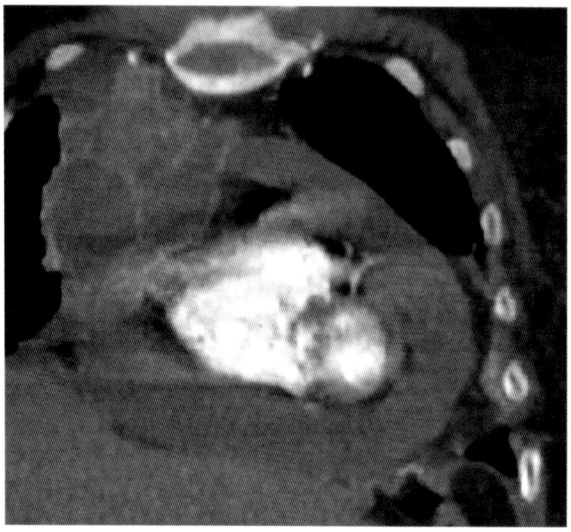

A.钙化性心包炎
B.缩窄性心包炎
C.恶性心包积液
D.心包积液
E.心包淋巴管瘤

9 最可能导致下图所示并发症的手术是什么?

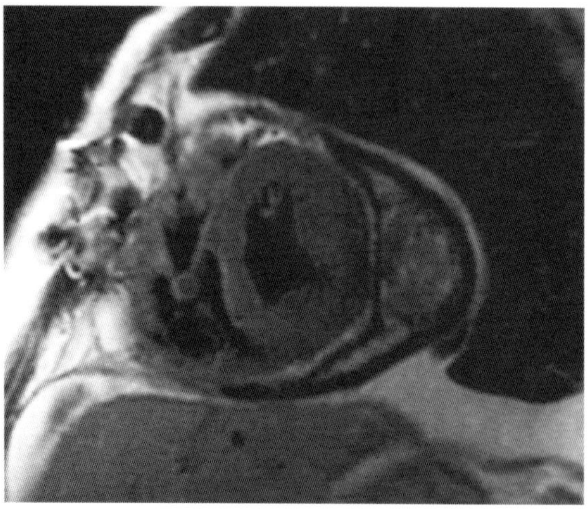

A.动脉瘤切除术
B.冠状动脉旁路移植术
C.心包切除术
D.放射治疗

10 下列哪项与该影像学表现相关?

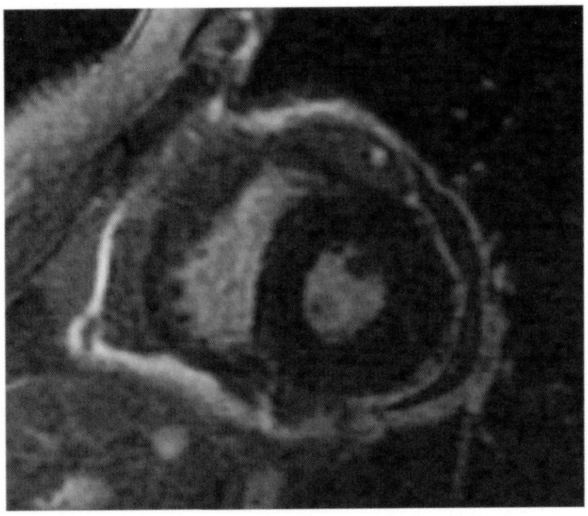

A.无炎症　　B.轻症(炎症)

C.心包脂肪垫增生　　D.新生血管形成增加

11 当室间隔抖动时,以下哪种描述最能说明心室间相互作用的存在?

A.一侧心室容积增加导致另一侧心室容积减少

B.吸气时(室间隔)抖动减少

C.右心室压力降低导致左心室移位

D.静脉回流增加对心室间相互作用无影响

12a 由下图可知,该患者最有可能的诊断是:

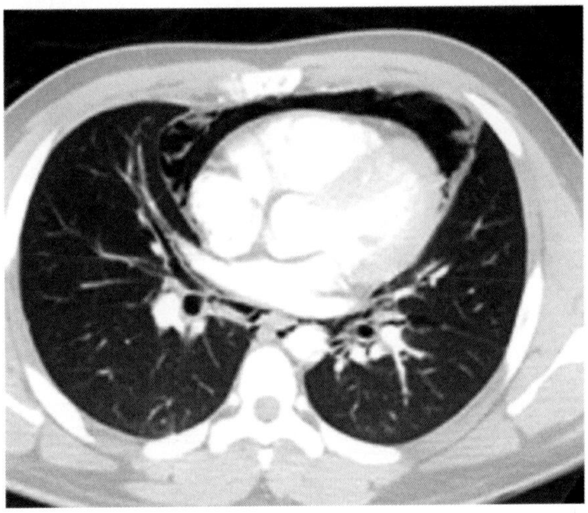

A.心房食管瘘　　B.纵隔瘘

C.气胸　　D.心包积气

E.腹腔积气

12b 以下哪项是心脏压塞的临床表现?

A.心动过缓　　B.高血压

C.颈静脉扩张　　D.收缩压降低

13 可以通过心包开窗术引流心包积液，下列关于心包开窗术的描述正确的是：

A.需要切除一小部分心包组织。

B.乳糜性心包积液是心包开窗术的禁忌证。

C.当心包处于顺应位置时进行。

D.引流量< 200mL/24h 时，引流管不需要调整位置。

14 限制型心肌病和缩窄性心包炎有相似的生理学改变。以下哪项可以同时出现在以上 2 种疾病中？

A.舒张功能障碍

B.心包增厚

C.心肌异常

15 急性心包炎的临床诊断标准包括胸痛、心包摩擦音、心包积液和心电图改变。以下哪种心电图改变最能提示急性心包炎？

A. ST 段抬高及 PR 段压低

B. ST 段压低

C. δ 波

D. Q 波

16 下图心包内液体密度为 50HU。该患者为左心室假性动脉瘤修复术后，术后出现胸痛及血细胞比容降低，最可能的诊断是：

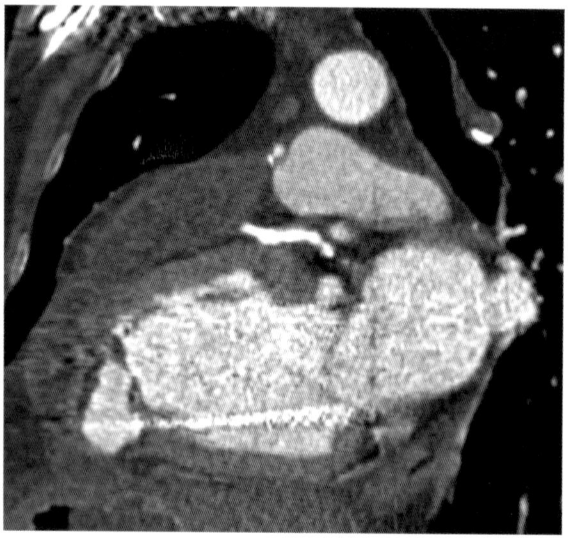

A.单纯性心包积液

B.心包积血

C.心包转移

D.心包积气

17 下图心包异常主要由以下哪种原因导致？

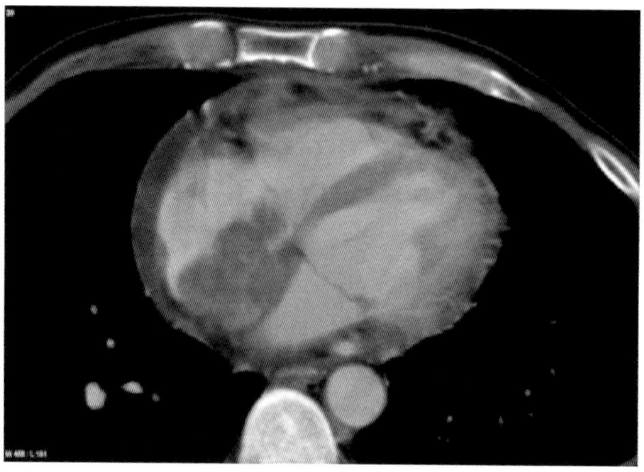

A.血性转移
B.淋巴转移
C.原发性心包肿瘤
D.种植性转移

18a 下图所示心包积液最常见于以下哪种情况？

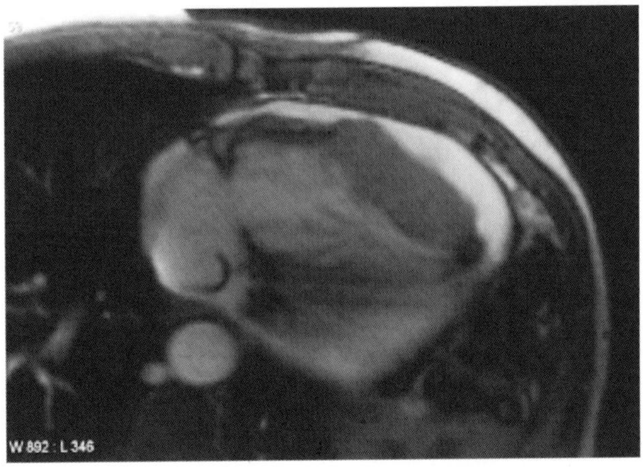

A.外伤
B.转移性疾病
C.感染
D.药物治疗
E.特发性疾病

18b 恶性心包积液患者的细胞学检查阳性率是多少？

A. 50%~60%
B. 60%~70%
C. 70%~80%
D. 80%~90%
E. 90%~100%

19 心包容积突然增加，使心包压力骤升>30mmHg 可导致急性心脏压塞，其发生的原因是：

A.心包顺应性降低
B.心室间相互作用
C.心室不同步
D.心室顺应性改变

20 心外膜脂肪沉积增加与以下哪种疾病相关：

A.急性心肌炎
B.冠状动脉疾病
C.转移性疾病
D.炎症前的表现

21 在诊断心包炎时，CT 与 MRI 相比有何优势？

A. CT 能更精确地测量心包厚度
B. CT 能更准确地判断心包强化
C. CT 能更精确地测量上腔静脉波形的变化
D. CT 能更准确地评估心包运动受限

22 正常心包厚度应小于：

A. 4mm
B. 5mm
C. 6mm
D. 7mm

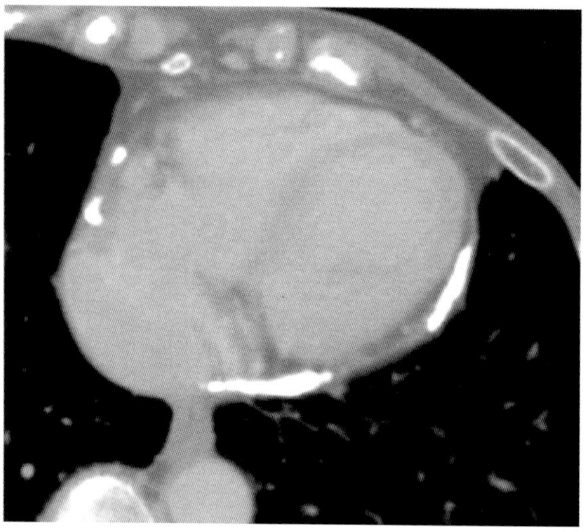

23　下图所示患者有急性胸痛史,最有可能是以下哪种疾病?

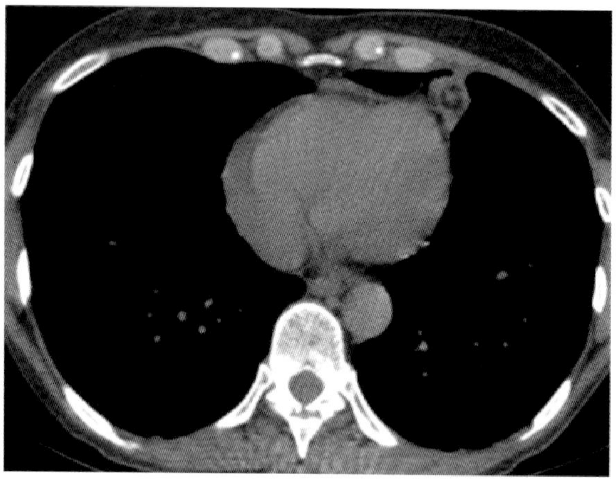

A.钙化性心包炎　　B.心外膜脂肪坏死

C.出血性心包积液　　D.心包转移

24　以下哪种征象与单纯性心包囊肿不符?

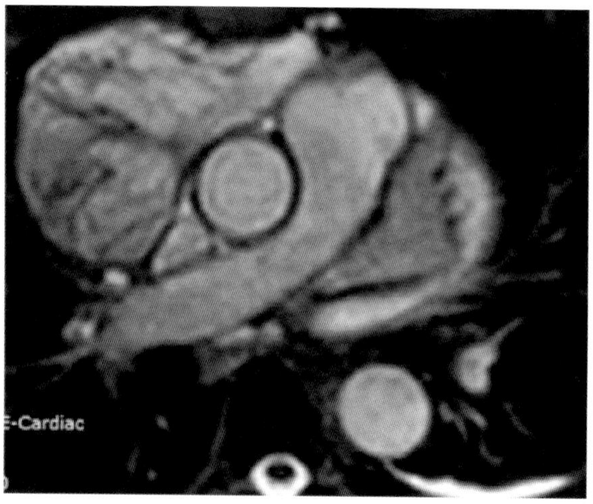

A.脂肪信号　　B.液体信号

C.边界清楚　　D.多房分隔

答案与解析

1 答案 D。在亮血序列上显示该患者有大量心包积液。正常情况下,心包腔是由包裹心脏的2层结构(内层的浆膜面和外层的纤维层)组成的薄腔。心包中含有10~50mL的血浆超滤液。如果该体积增大,就会导致心包积液。

参考文献:Bogaert J,Francone M. Cardiovascular magnetic resonance in pericardial diseases. *J Cardiovasc Magn Reson* 2009;11:14.

Roberts WC,Spray TL. Pericardial heart disease:a study of its causes,consequences,and morphologic features. *Cardiovasc Clin* 1976;7:11-65.

2 答案 A。心包的厚度通常在收缩期可达2mm,舒张期可达1mm;然而,使用MRI准确测量心包可能具有挑战性。MRI在心包厚度评估时常出现过厚评估,这可能是由化学位移伪影、空间分辨率的限制及心包层的运动造成的。

参考文献:Bogaert J,Francone M. Cardiovascular magnetic resonance in pericardial diseases. *J Cardiovasc Magn Reson* 2009;11:14.

Sechtem U,Tscholakoff D,Higgins CB. MRI of the abnormal pericardium. *AJR Am J Roentgenol* 1986;147:245-252.

3 答案 B。原发性心包肿瘤并不常见。据报道,心包脂肪瘤占所有原发性心包肿瘤的10%。肿块在压脂序列上信号减低,包膜完整。肿瘤通常是偶然发现的,常无症状。当患者出现症状时,可能是肿瘤压迫心脏所致。

参考文献:Steger CM. Intrapericardial giant lipoma displacing the heart. *ISRN Cardiol* 2011;2011:4.Article ID 243637. http://dx.doi.org/10.5402/2011/243637

Stoian I,et al. Rare tumors of the heart-angiosarcoma,pericardial lipoma,leiomyosarcoma,three case reports. *J Med Life* 2010;3(2):178-182. Published online 2010 May 25.

4 答案 A。病灶呈低密度,内见分隔及钙化,为心包淋巴管瘤的典型表现。病灶内未见结节及强化,说明该病变不是心脏原发性恶性肿瘤或转移性疾病。心包淋巴管瘤是一种少见的原发性心包良性肿瘤,病变可延伸至纵隔,并可能会压迫心脏或邻近的纵隔结构,导致呼吸窘迫或心脏功能改变。

参考文献:Shaheen F,Lone N. A rare case of pericardial lymphangioma causing tamponade:routine and dynamic MR fndings. *Eur J Radiol Extra* 2009;69(1):e9-e10.

Zakaria RH,et al. Imaging of pericardial lymphangioma. *Ann Pediatr Cardiol* 2011;4(1):65-67. doi:10.4103/0974-2069.79628.

5a 答案 B。图像显示心脏的侧壁及下壁外侧心包增厚、钙化(测量值>4 mm)。这些表现与钙化性心包炎相符。钙化性心包炎可继发于炎症、感染(结核)、结缔组织疾病、放射治疗或尿毒症。钙化的发生与生理性收缩有关。

参考文献:Macgregor JH,Chen JT,Chiles C,et al. The radiographic distinction between pericardial and myocardial calcifcations. *AJR Am J Roentgenol* 1987;148(4):675-677.

Wang ZJ,Reddy GP,Gotway MB,et al. CT and MR imaging of pericardial disease. *Radiographics* 2003;23:S167-S180.

5b 答案 A。缩窄性心包炎可能与右心室缩小、右心室容积减低、上下腔静脉扩张、肝大及腹水有关。室间隔可以向左心室移位或产生“S”形改变。

参考文献:Higgins CB. Acquired heart disease. In:Higgins CB,Hricak H,Helms CA(eds.). *Magnetic resonance imaging of the body*. Philadelphia,PA:Lippincott-Raven,1997:409-460.

Wang ZJ,Reddy GP,Gotway MB,et al. CT and MR imaging of pericardial disease. *Radiographics* 2003;23:S167-S180.

6 答案 C。患者有大量心包积液。X 线检查对心包积液的诊断不敏感,大量积液可通过多个体位的 X 线片来诊断。侧位片观察积液最佳,可以看到轮廓清晰的心外膜和心包脂肪层(“奥利奥饼干”征)。心影增大及隆突下角变宽等征象对心包积液也有提示作用。

参考文献:Chen JT,Putman CE,Hedlund LW,et al. Widening of the subcarinal angle by pericardial effusion. *AJR Am J Roentgenol* 1982;139(5):883-887.

Wang ZJ,Reddy GP,Gotway MB,et al. CT and MR imaging of pericardial disease. *Radiographics* 2003;23:S167-S180.

7 答案 D。图像显示右侧心隔角区病变与心包囊肿表现相符。心包囊肿典型的影像学表现常见于右侧心隔角区,呈 T2 高信号,无分隔,无强化。心包囊肿是在心包膜囊发育过程中形成的,最常见于右侧心隔角区,可位于前纵隔或后纵隔。较少见的是,心包囊肿出现心脏压迫或伴发炎症。

参考文献:Patel J,Park C,Michaels J,et al. Pericardial cyst:case reports and a literature review. *Echocardiography* 2004;21:269-272.

White CS. MR evaluation of the pericardium. *Top Magn Reson Imaging* 1995;7:258-266.

8 答案 C。图像显示大量心包积液,并伴分隔及心包结节状强化,与恶性心包积液相符。不规则结节状心包增厚及纵隔淋巴结肿大增加了恶性心包积液诊断的特异性。可以通过积液的采集和细胞学检查来明确恶性心包积液的诊断。

参考文献:Rienmüller R,Gröll R,Lipton MJ. CT and MR imaging of pericardial disease. *Radiol Clin North Am* 2004;42:587-601.

Sun JS,Park KJ,Kang DK. CT fndings in patients with pericardial effusion:differentiation of malignant and benign disease. *AJR Am J Roentgenol* 2010;194(6):W489-W494.

9 答案 C。该患者心包增厚、强化并形成血肿,提示可能为缩窄性心包炎。患者接受了心包切除术。心包切除术可以通过胸骨正中切口或胸廓前外侧切口进行。缩窄性心包炎的治疗方法是心包切除术。术中应尽可能切除心包。但是,不管手术多成功,其血流动力学仍可能无法恢复到基线状态。

参考文献:Maisch B,Seferovic PM,Ristic AD,et al. Guidelines on the diagnosis and management of pericardial diseases. *Eur Soc Cardiol* 2004;25(7):587-610.

Tiruvoipati R,Naid RD,Loubani M,et al. Surgical approach for pericardiectomy:a comparative study between median sternotomy and left anterolateral thoracotomy. *Cardiovasc Thorac Surg* 2003;2 (3):322-326. doi:10.1016/S1569-9293(03)00074-4.

10 答案 D。该患者考虑心包炎,表现为心包增厚并延迟强化。在心包炎(患者)中延迟强化常与炎症的发展、新生血管的形成、纤维组织的增生及肉芽组织的形成有关,表明存在炎性反应。而对于单纯表现为心包增厚但无延迟强化的患者,则提示炎症较轻或无炎症存在。

参考文献:Srichai MB. CMR imaging in constrictive pericarditis:is seeing believing? *J Am Coll Cardiol Imaging* 2011;4(11):1192-1194. doi:10.1016/j.jcmg.2011.09.009.

Young PM, Glockner JF, Williamson EE. MR imaging fndings in 76 consecutive surgically proven cases of pericardial disease with CT and pathologic correlation. *Int J Cardiovasc Imaging* 2012;28 (5):1099–1109. [E-pub ahead of print].

11 答案A。心室间相互作用的存在解释了一侧心室容积的增加导致另一侧心室容积减少的原因。室间隔抖动是因为在舒张早期,室间隔先向左心室运动,随后又离开左心室。在舒张早期,由于右心室充盈发生在左心室充盈之前,右心室容积的增加会使室间隔向左侧移位。随后当静脉回流(吸气相)至左心室充盈时,室间隔移位逆转,从而使室间隔抖动增加。

参考文献:Giorgi B, Mollet NR, Dymarkowski S, et al. Clinically suspected constrictive pericarditis: MR imaging assessment of ventricular septal motion and confguration in patients and healthy subjects. *Radiology*. 2003;228:417–424.

Walker CM, Chung JH, Reddy GP. Septal bounce. *J Thorac Imaging* 2012;27 (1):w1. doi:10.1097/RTI.0b013e31823fdfbd.

12a 答案D。患者有广泛的心包积气,心包与右心房及心室之间均存在积气。心包积气可继发于外伤(钝性或穿透性)、术后、感染或瘘。如果积气过多,可导致心包压塞。

参考文献:Bejvan SM, Bejvan SM, Godwin JD. Pneumomediastinum: old signs and new signs. *AJR Am J Roentgenol* 1996;166(5):1041–1048.

Karoui M, Bucur PO. Images in clinical medicine. Pneumopericardium. *N Engl J Med* 2008;359(14):e16. doi:10.1056/NEJMicm074422.

12b 答案C。心脏压塞的患者可表现为呼吸困难、心动过速和颈静脉压升高。同时,还具有其他临床表现,包括:

Beck 三联症——低血压、颈静脉压升高和心音减弱。

奇脉——吸气时收缩压下降(>12mmHg)。

Kussmaul 征——吸气时静脉扩张和压力增加。

参考文献:Roy CL, Minor MA, Brookhart MA, et al. Does this patient with a pericardial effusion have cardiac tamponade? *JAMA* 2007;297(16):9.

Yarlagadda C. Cardiac tamponade clinical presentation. *Medscape*. Available at: http://emedicine.medscape.com/article/152083-clinical#a0256

13 答案A。心包开窗术可用于诊断及治疗心包积液。该手术通常经剑突下入路,在切除少量心包后,放置引流管。其适应证包括:有或无症状的单纯性心包积液、乳糜性心包积液、化脓性心包积液、慢性心包积血或复发性心包积液。同时进行胸骨切开术及心包全切术是心包开窗术的禁忌证。

参考文献:Komanapalli C, Sukumar M. Thoracoscopic pericardial window. Available at: http://www.ctsnet.org/sections/clinicalresources/thoracic/expert_tech-32.html.Muller

Muller DK. Pericardial window. *Medscape*. Available at: http://emedicine.medscape.com/article/1829679-overview

14 答案A。缩窄性心包炎和限制型心肌病可有相似的临床表现,其中包括正常或接近正常的收缩功能和舒张功能障碍。影像学检查至关重要,能帮助临床医生识别缩窄性心包炎中的心包增厚及心包强化,以及限制型心肌病中延迟强化的异常心肌。

参考文献:Chinnaiyan KM, Leff CB, Marsalese DL. Constrictive pericarditis versus restrictive cardiomyopathy:challenges in diagnosis and management. *Cardiol Rev* 2004;12(6):314–320.

Mookadam F,Jiamsripong P,Raslan SF,et al. Constrictive pericarditis and restrictive cardiomyopathy in the modern era. *Future Cardiol* 2011;7(4):471–483. doi:10.2217/fca.11.18.

15 答案 A。心包炎的心电图改变包括 ST 段抬高及 PR 段压低。ST 段抬高提示存在潜在的心外膜炎,在疾病早期可出现 PR 段压低。

随着疾病的发展,ST 段和 PR 段将恢复正常,并有可能出现 T 波倒置。

δ 波与预激综合征有关,病理性 Q 波与既往心肌梗死有关。

参考文献:Ginzton LE,Laks MM. The differential diagnosis of acute pericarditis from the normal variant: new electrocardiographic criteria. *Circulation* 1982;65(5):1004–1009.

Khandaker MH,Espinosa RE,Nishimura RA,et al. Pericardial disease:diagnosis and management. *Mayo Clin Proc* 2010;85(6):572–593. doi:10.4065/mcp.2010.0046.

16 答案 B。心包积血是指血液在心包内积聚。心包积血可继发于动脉瘤破裂、外伤(钝性或穿透性)、夹层、抗凝治疗后或其他医源性损伤。心血管的损伤使血容量迅速积聚,可导致心脏压塞。

参考文献:Krejci CS,Blackmore CC,Nathens A. Hemopericardium an emergent fnding in a case of blunt cardiac injury. *AJR Am J Roentgenol* 2000;175:250–250. Available at:http://www.ajronline.org/doi/full/10.2214/ajr.175.1.1750250

Levis JT,Delgado MC. Hemopericardium and cardiac tamponade in a patient with an elevated international normalized ratio. *West J Emerg Med* 2009;10(2):115–119.

17 答案 B。心脏转移瘤可通过血行或淋巴转移累及心脏,通常发生在疾病的晚期。淋巴转移可导致心包受累,再进一步累及心脏。肺癌(最常见)、乳腺癌、淋巴瘤及黑色素瘤均可发生心脏转移,通常累及心包。

参考文献:Chiles C,Woddard PK,Gutierrez FR,et al. Metastatic involvement of the heart and pericardium: CT and MR imaging. *Radiographics* 2001;21(2):439–449.

Reynen K,Kockeritz U,Strasser RH. Metastases to the heart. *Ann Oncol* 2004;15 (3):375–381. doi:10.1093/annonc/mdh086.

18a 答案 B。图像显示右心室游离壁占位伴继发于心包转移的心包积液。可通过心包穿刺术确诊。可以通过心包开窗术、放射治疗或注射硬化剂来治疗心包积液。

参考文献:Chiles C,Woddard PK,Gutierrez FR,et al. Metastatic involvement of the heart and pericardium: CT and MR imaging. *Radiographics* 2001;21(2):439–449.

Millaire A,Wurtz A,De Groote P,et al. Malignant pericardial effusions:usefulness of pericardioscopy. *Am Heart J* 1992;124:1030–1034.

18b 答案 D。恶性心包积液可通过心包穿刺术确诊。80%~90%的恶性心包积液患者的细胞学检查呈阳性。恶性积液的发现与生存率降低有关。

参考文献:Maher EA,Shepherd FA,Todd TJ. Pericardial sclerosis as the primary management of malignant pericardial effusion and cardiac tamponade. *J Thorac Cardiovasc Surg* 1996;112:637–643.

Meyers DG,Bouska DJ. Diagnostic usefulness of pericardial fluid cytology. *Chest* 1989;95:1142–1143.

19 答案 A。如果心包积液迅速增多,每增加 100mL 可致心包压力增加>30mmHg。心包压力的突然升高会导致心包顺应性降低。心包容量突然增加使心包顺应性降低,从而导致心包舒张及反应能力降低。

参考文献：Holt JP，Rhode EA，Kines H. Pericardial and ventricular pressure. *Circ Res* 1960；8：1171－1181.

Shabetai R. Pericardial effusion：haemodynamic spectrum. *Heart* 2004；90（3）：255–256. doi：10.1136/hrt.2003.024810.

20 答案 B。心外膜脂肪沉积（心脏和内脏心包之间的脂肪）增加被认为是引起冠状动脉疾病、冠状动脉斑块负荷增加、心脏不良事件发生及心房颤动的原因。

参考文献：Dey D，Nakazato R，Li D，et al. Epicardial and thoracic fat-noninvasive measurement and clinical implications. *Cardiovasc Diagn Ther* 2012；2（2）：85–93. doi：10.3798/j.issn.2223–3652.2012.04.03

21 答案 A。CT 对疑似心包炎患者的心包厚度及心包强化的评估较 MRI 更为准确。MRI 能较好显示心包延迟强化、心包运动受限和血管波形改变。

参考文献：Feng D，Glockner J，Kim K，et al. Cardiac magnetic resonance imaging pericardial late gadolinium enhancement and elevated inflammatory markers can predict the reversibility of constrictive pericarditis after antiinflammatory medical therapy：a pilot study. *Circulation* 2011；124（17）：1830–1837. doi：10.1161/circulationaha.111.026070

22 答案 A。正常的心包厚度在 CT 上测量应<4mm，通常为 1~2mm。心包增厚提示可能存在急性心包炎；但这应与临床表现及 MRI 的延迟强化相结合才能确诊。

参考文献：Ling LH，Oh JK，Breen JF，et al. Calcifc constrictive pericarditis：is it still with us? *Ann Intern Med* 2000；132（6）：444–450.

Maisch B，Seferovic PM，Ristic AD，et al. Guidelines on the diagnosis and management of pericardial diseases executive summary：The task force on the diagnosis and management of pericardial diseases of the European Society of Cardiology. *Eur Heart J* 2004；25（7）：587–610.

23 答案 B。心外膜脂肪坏死是一种不常见的良性自限性疾病，常表现为急性胸痛，CT 上可见心包附近占位性病变、周围浸润及脂肪坏死。易误诊为含有脂肪成分的胸腺瘤、肉瘤或脂肪瘤。

参考文献：Fred HL. Pericardial fat necrosis：a review and update. *Texas Heart Inst J* 2010；37（1）：82–84.

Van den Heuvel DAF，Van Es HW，Cirkel GA，et al. Images in thorax：acute chest pain caused by pericardial fat necrosis. *Thorax* 2010；65（2）：188. doi：10.1136/thx.2009.114637.

24 答案 D。平衡稳态自由进动序列（如图所示）显示心包肿块，内见分隔。内见分隔提示该病灶并不是单纯性心包囊肿。平衡稳态自由进动序列中脂肪及液体均呈高信号。

参考文献：Bogaert J，Francone M. Pericardial disease：value of CT and MR imaging. *Radiology* 2013；267（2）：340–356.

第 9 章 先天性心脏病

问题

1a 患者,男,48 岁,听诊闻及心脏杂音。胸片所示最可能是什么疾病?

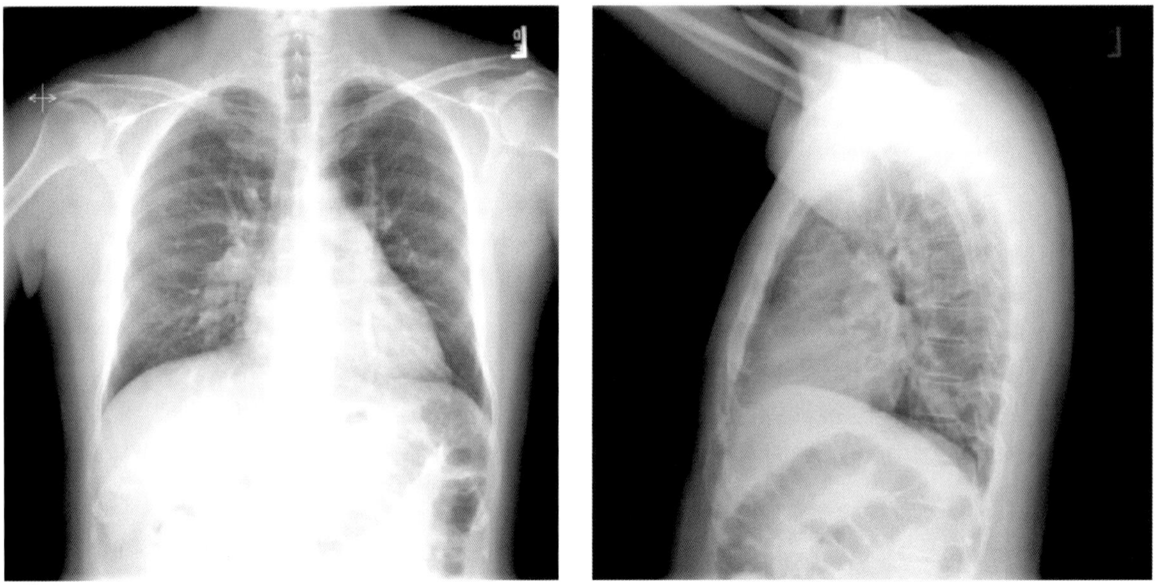

A.主动脉瓣狭窄　　B.二尖瓣狭窄

C.房间隔缺损　　D.正常心脏

E. Ebstein 畸形

1b 以下哪项是治疗下图所示疾病的禁忌证?

A. Qp/Qs>2　　B.心房颤动

C.缺乏足够的瓣环　　D.双侧髂动脉血栓

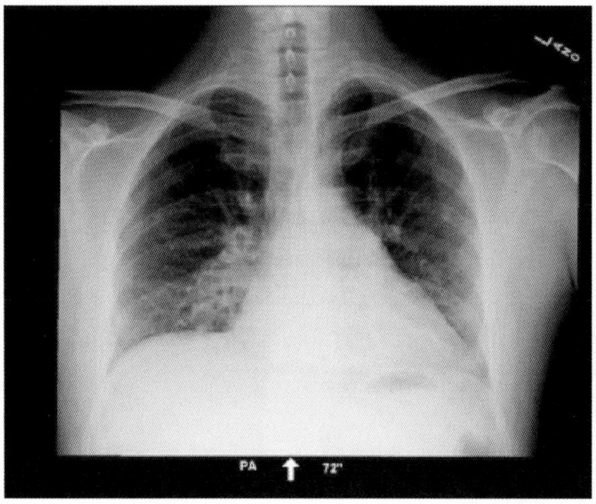

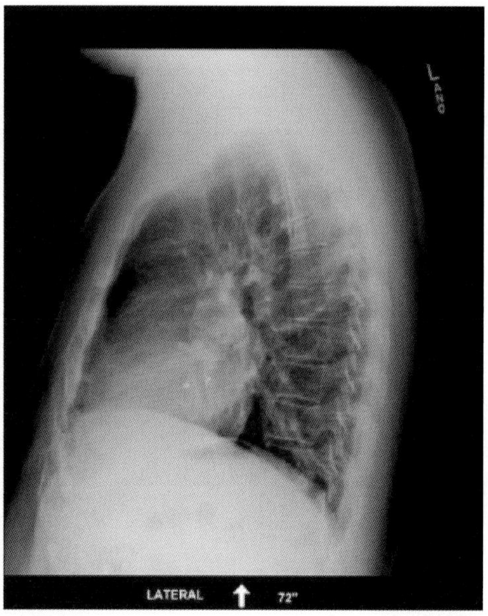

1c　以下哪项是置入间隔封堵器的潜在长期并发症？

A.心房颤动　　B.心脏传导阻滞

C.栓塞/移位　　D.装置损耗

2　如何治疗图示的疾病表现？

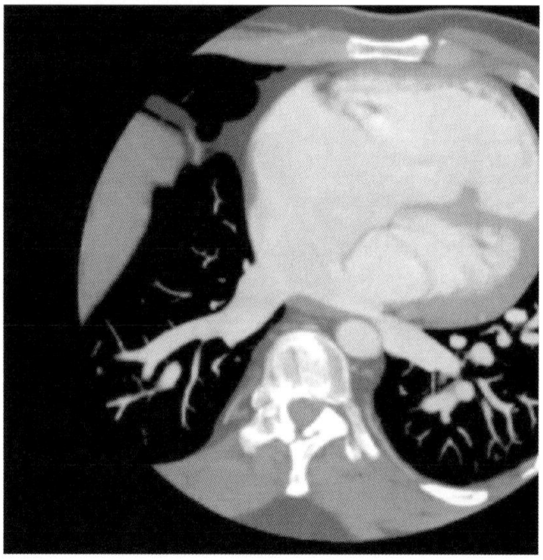

A.药物治疗　　B.手术治疗

C.经血管内治疗　　D.无须治疗

3a 这是无症状患者门控 CTA 的偶然发现,下一步最好进行的治疗是:

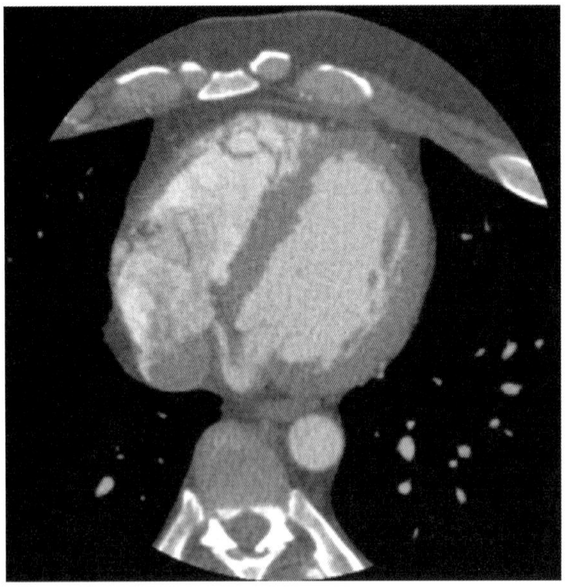

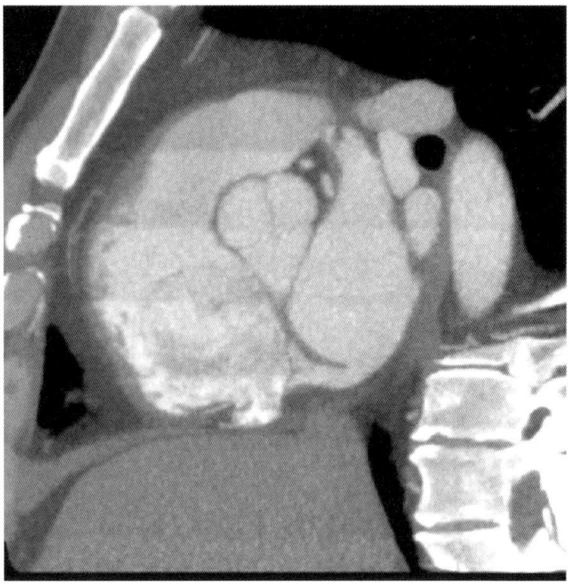

A.手术闭合　　B.导管闭合

C.无须处理

3b 冠状窦无顶与下列哪一种血管异常有关?

A.下腔静脉迂曲　　B.主动脉缩窄

C.右肺静脉回流异常　　D.左侧上腔静脉

4 房间隔缺损有几种类型?

A. 2 种　　B. 3 种

C. 4 种　　D. 5 种

5 膜部室间隔缺损和肌部室间隔缺损的主要区别是:

A.肌部室间隔缺损可自行闭合　　B.膜部室间隔缺损可自行闭合

C.肌部室间隔缺损无须预防心内膜炎　　D.膜部室间隔缺损无须预防心内膜炎

6a 患者,女,61 岁,有气短症状。下一步最好做什么检查?

A.活检　　B.胸部 CT 平扫

C.胸部 CTA　　D.通气灌注扫描

E.无须进一步行影像学检查

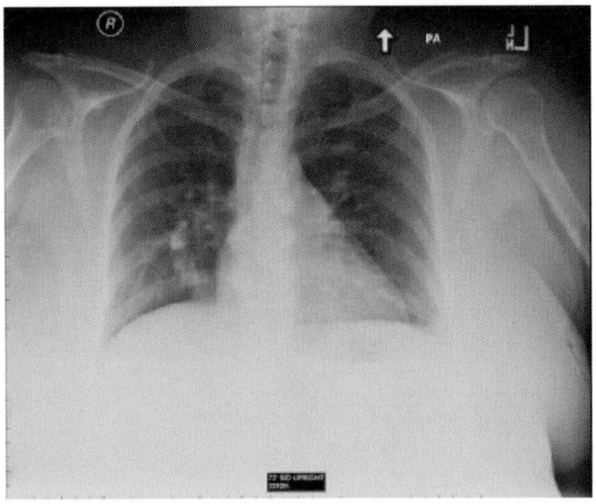

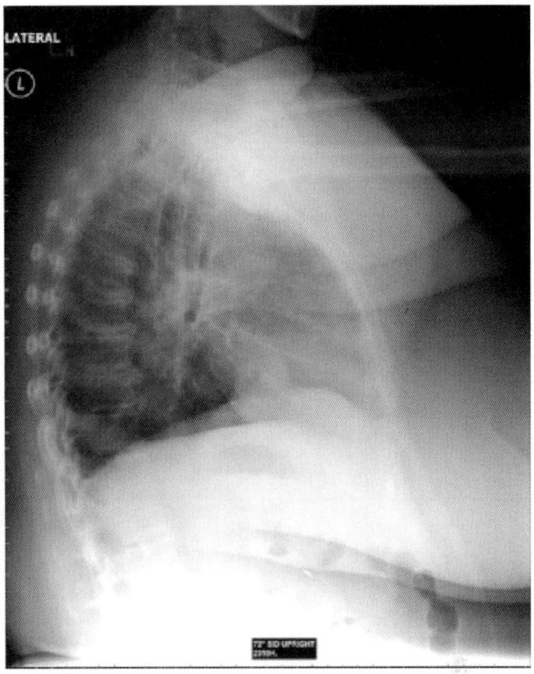

6b　此患者无房间隔缺损，其接受的分流方式是：

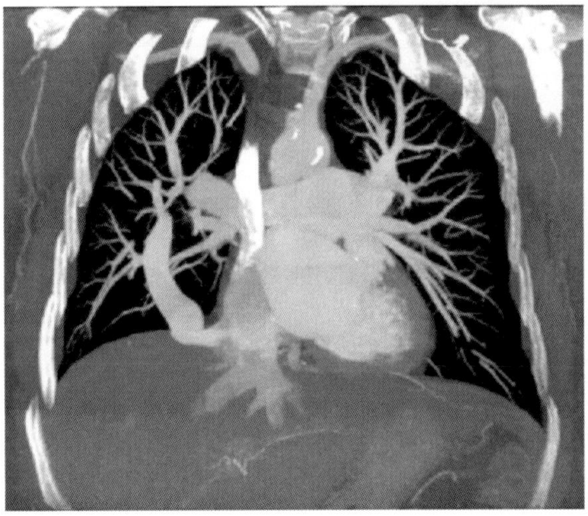

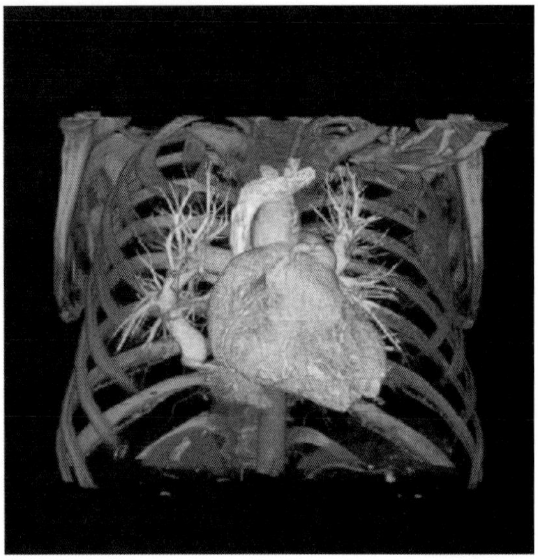

A.左向右分流　　B.右向左分流

C.无分流

扫码看彩图

7 患者，男，51 岁，有气短症状。结合下图可知，该患者的诊断是：

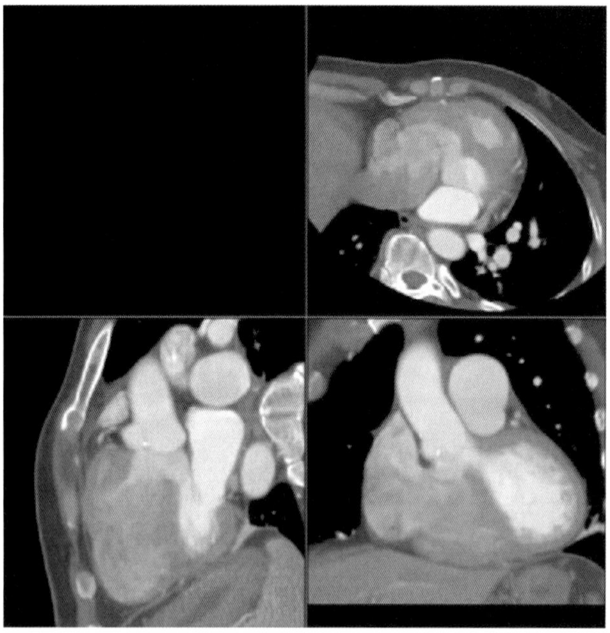

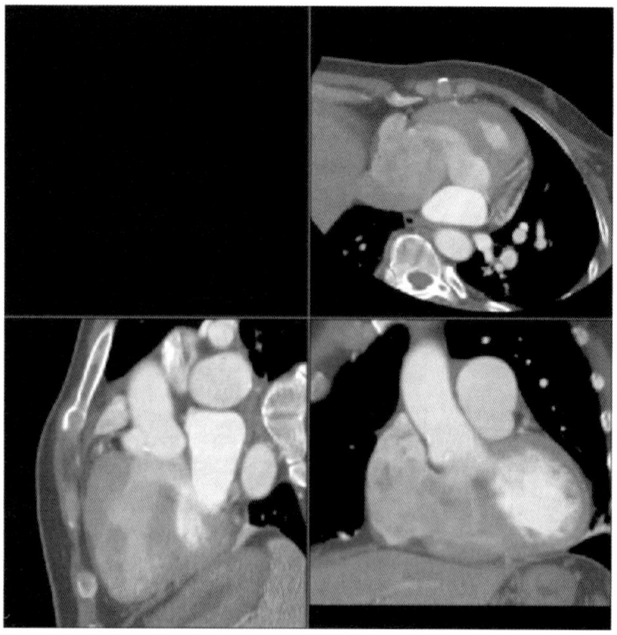

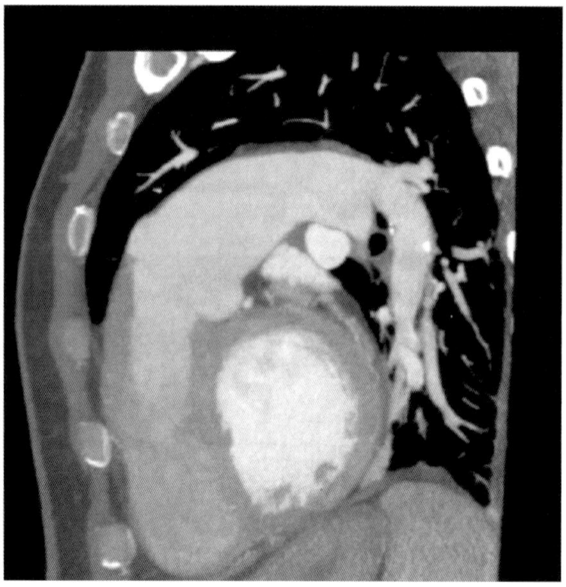

A.肌部室间隔缺损不伴有 Eisenmenger 综合征　B.肌部室间隔缺损伴有 Eisenmenger 综合征

C.膜部室间隔缺损不伴有 Eisenmenger 综合征　D.膜部室间隔缺损伴有 Eisenmenger 综合征

8a 患者,女,19 岁,有胸痛症状,图示的异常部位是:

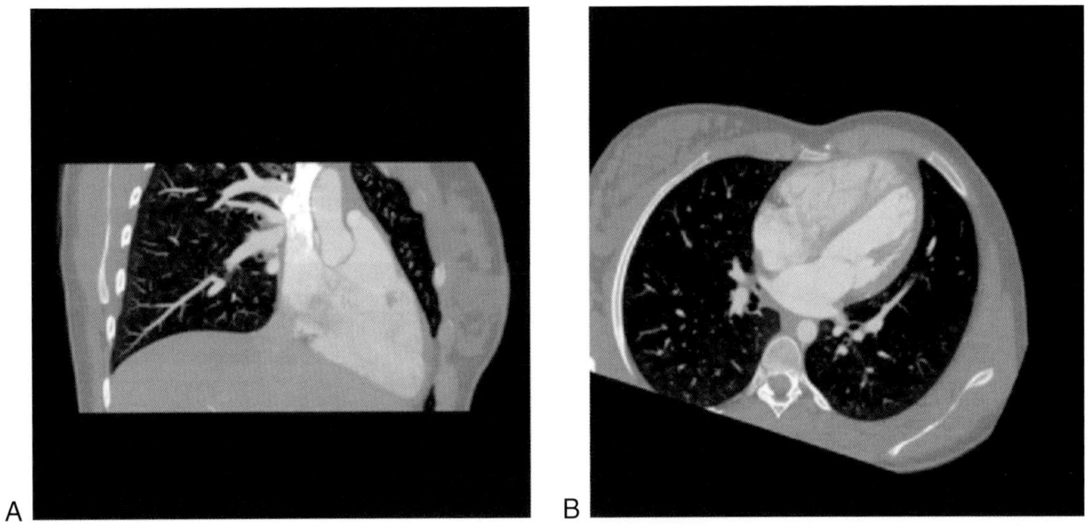

A.左心房　　B.主动脉

C.肺静脉　　D.左心室

8b 该患者随后进行了心导管检查,Qp/Qs 为 2.1,临床症状阳性并出现了心房颤动。最好的治疗方法是:

A.支架　　B.手术修复

C.药物治疗　　D.闭合装置

9a 患者,女,86 岁,有气短症状,图示的异常部位是:

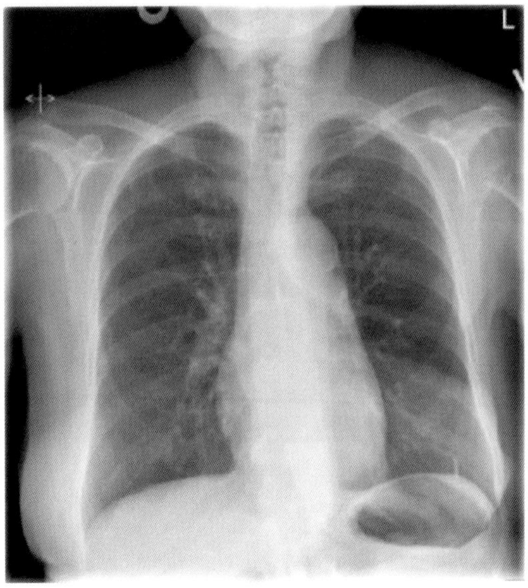

A.主动脉　　B.主肺动脉干

C.左心房　　D.无异常

9b 图示的分流类型是:

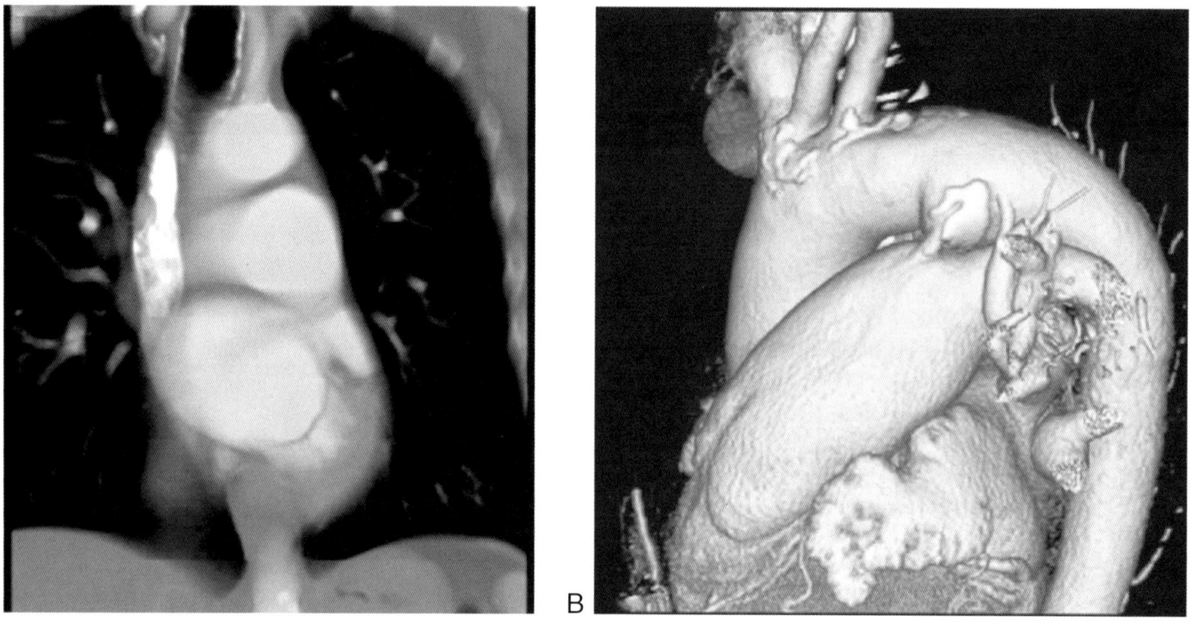

A B

A.左向左分流　　B.右向左分流

C.左向右分流　　D.右向右分流

E. 混合分流

扫码看彩图

10a 患儿,男,6 岁,有先天性心脏病病史。关于胸部正、侧位片,以下哪项说法是正确的?

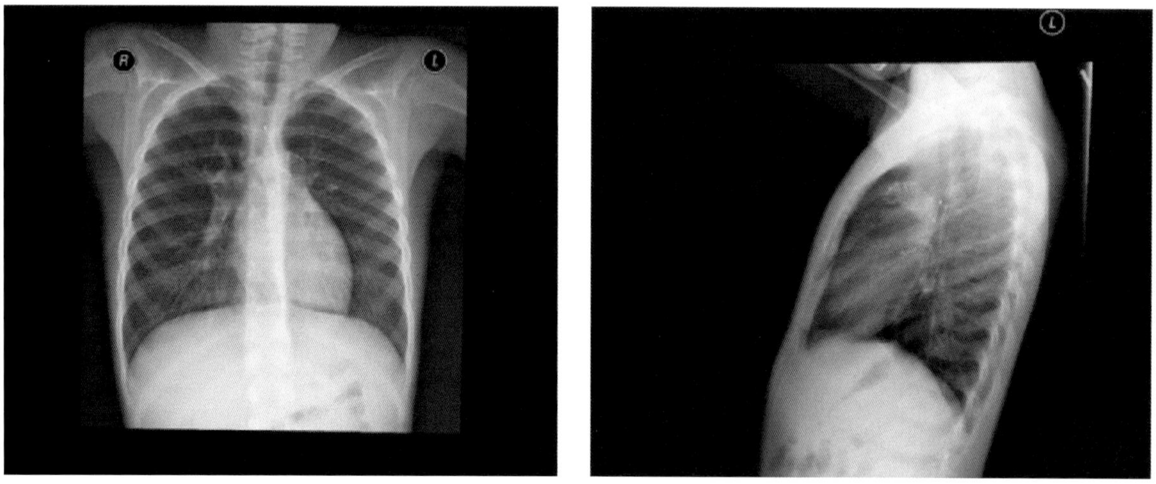

A.主动脉支架在位　　B.肺动脉支架在位

C.肺静脉支架在位　　D.左侧上腔静脉支架在位

10b　该患者接受过什么类型的手术？

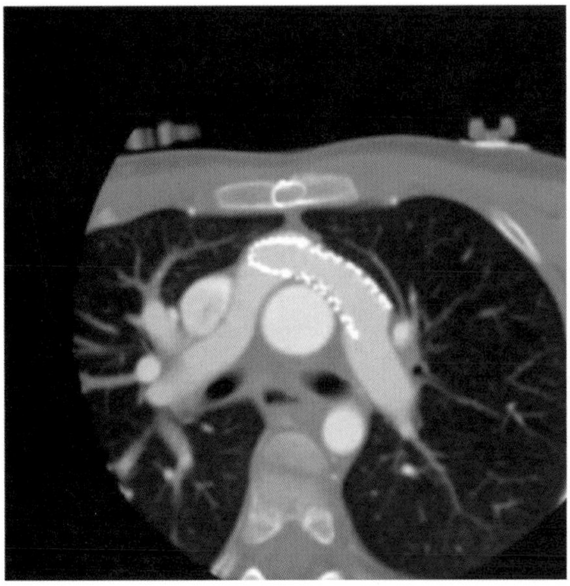

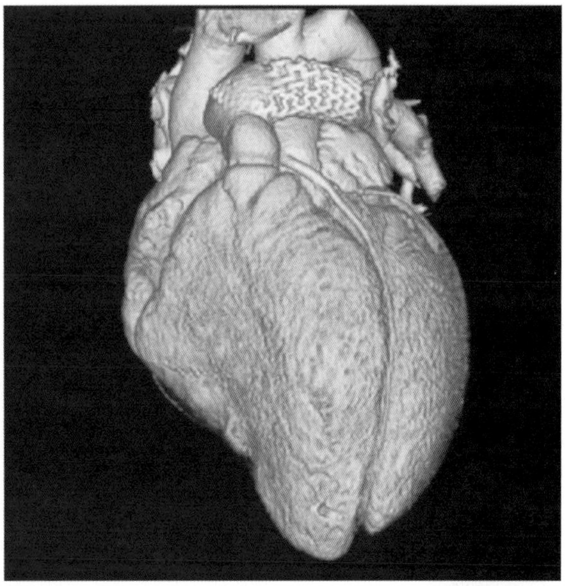

A.大动脉转位术　　B. Ross 手术

C. Mustard 手术　　D. Fontan 手术

扫码看彩图

11a　患者，女，56 岁，有气短症状。图示表现通常与下列哪种情况相关？

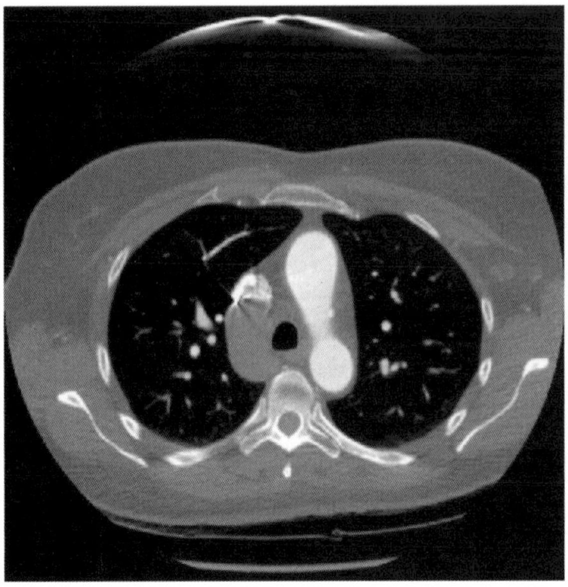

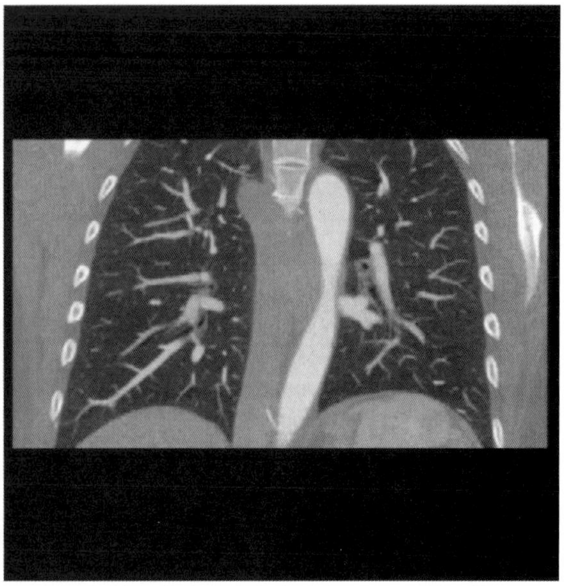

A.多脾　　B.无脾

C.二叶式主动脉瓣　　D.单叶式主动脉瓣

11b 该患者有什么潜在的表现？

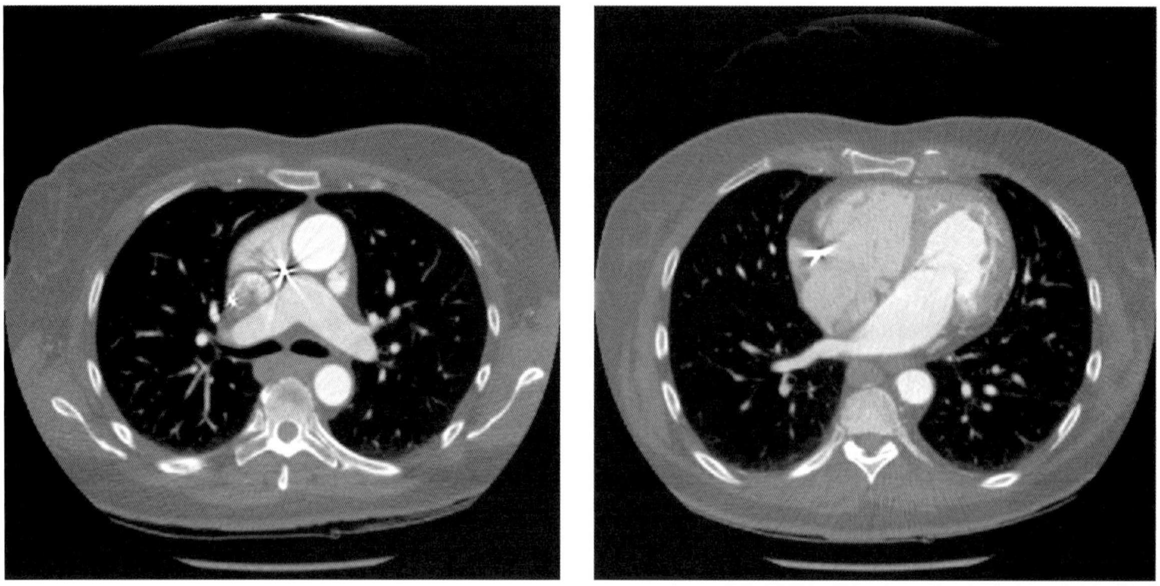

A.大动脉右旋转位
B.大动脉左旋转位
C.永存动脉干
D.解剖结构正常

11c 该患者同时合并下列异常时应该如何治疗？

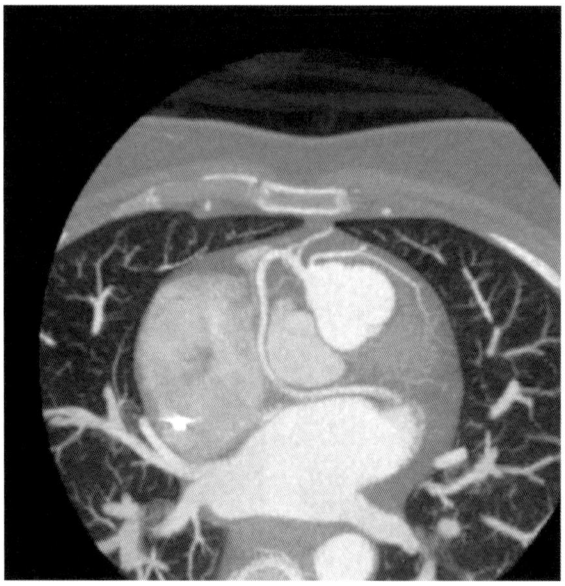

A.手术矫正
B.无须治疗
C.不剧烈运动
D.放置植入型心律转复除颤器（ICD）

12 患者,女,36 岁,有先天性心脏病病史。该患者接受的治疗是:

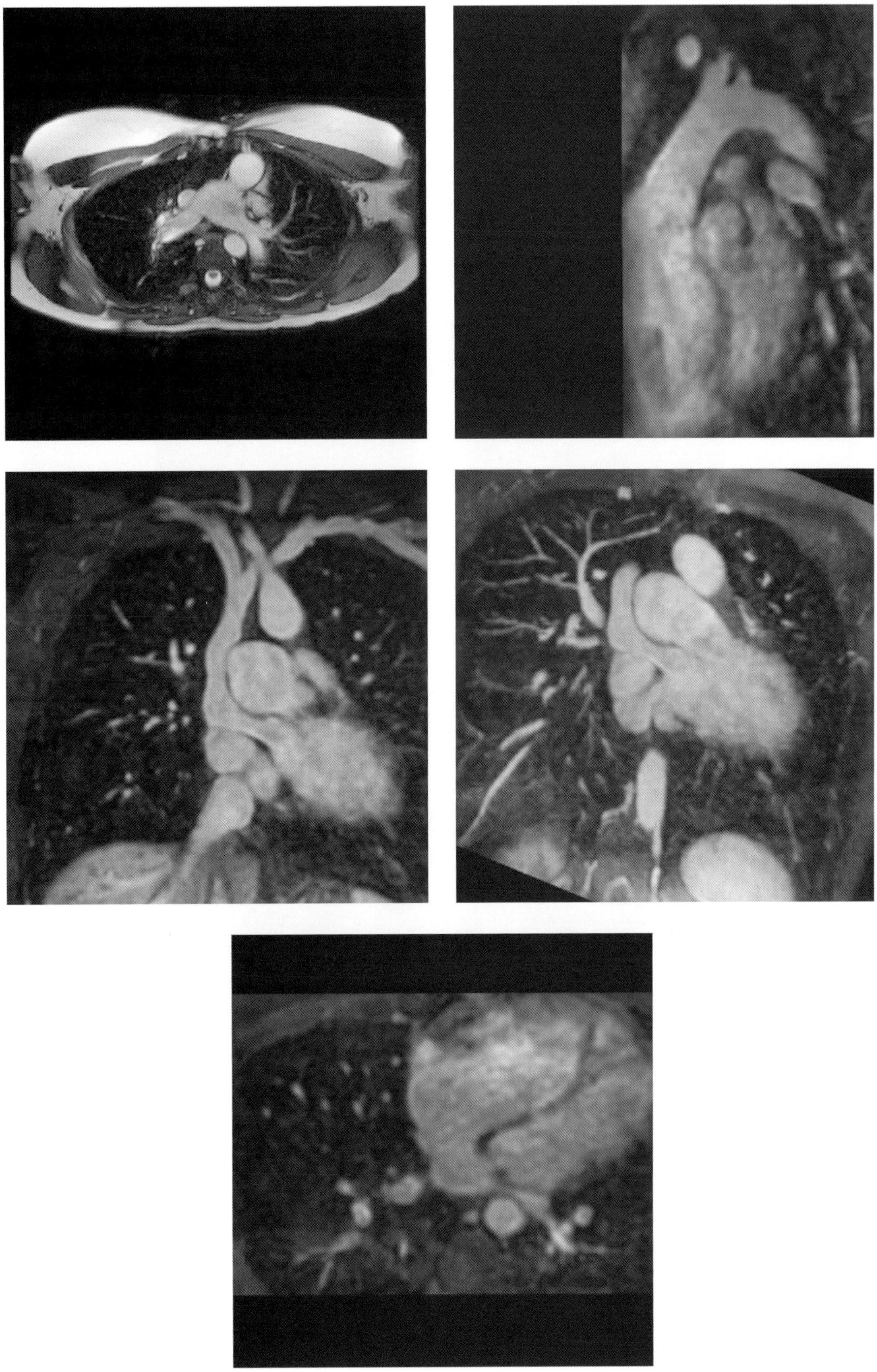

A.法洛四联症修复术

B. Mustard/Senning 手术

C. Jatene 动脉调位

D. Rastelli 手术

13 永存动脉干最常见的瓣膜畸形是：

A.单叶瓣　　B.二叶瓣

C.三叶瓣　　D.四叶瓣

14a 哪种类型的主动脉异常与图示表现最相关？

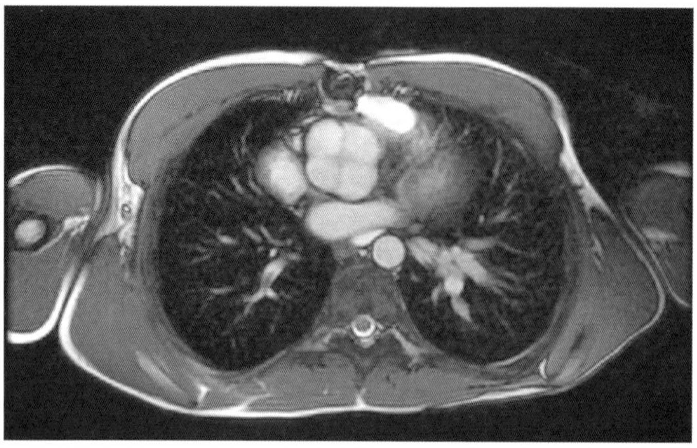

A.主动脉瓣关闭不全　　B.主动脉狭窄

C.主动脉缩窄　　D.主动脉瘤

14b 哪种先天性心脏病与这种异常最相关？

A.法洛四联症　　B.永存动脉干

C.大血管右旋转位　　D.大血管左旋转位

15 该患者同时患有主动脉瓣下狭窄。其他哪些异常可用来排除 Shone 综合征？

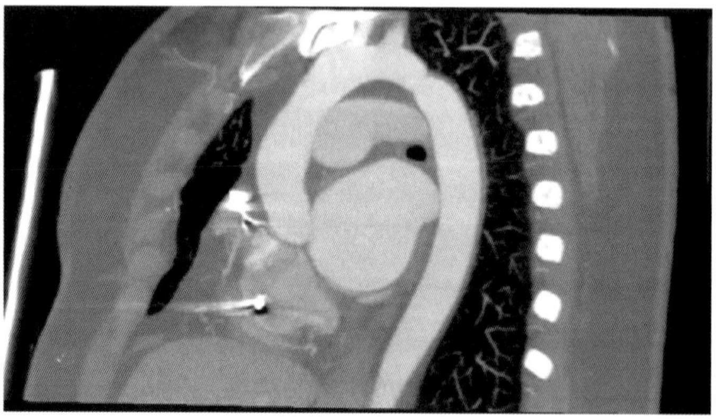

A.降落伞式二尖瓣　　B.二叶式主动脉瓣

C.性染色体异常　　D.三房心

16 Ross 手术置换了哪些瓣膜？

A.二尖瓣置换三尖瓣　　B.主动脉瓣置换肺动脉瓣

C.肺动脉瓣置换主动脉瓣　　D.二尖瓣置换肺动脉瓣

17 患儿,男,12 岁,有胸痛症状。下一步最好进行的治疗是:

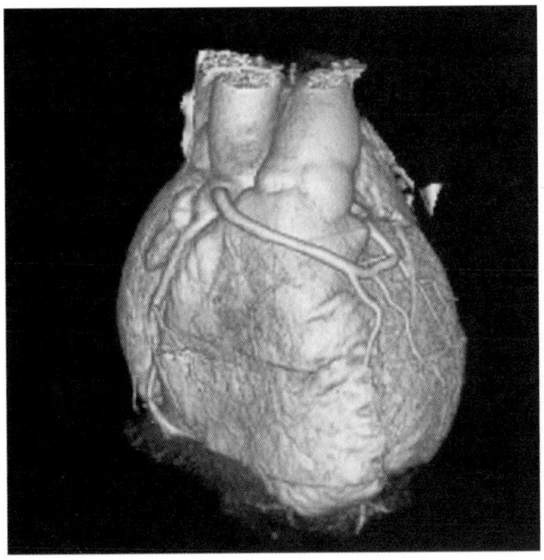

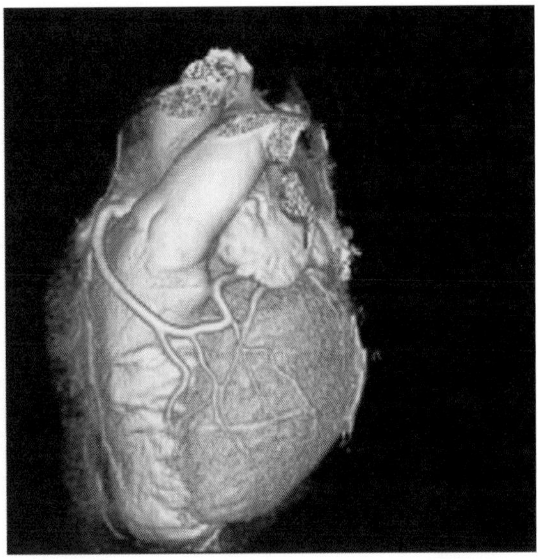

A.对症手术

B.放置 ICD 预防心源性猝死

C.无须治疗

D.1 年内 CT 随访

扫码看彩图

18 下列哪项与先天性心脏病最相关?

A.内脏正位

B.内脏反位

C.内脏不定位

19 图示的分流类型是:

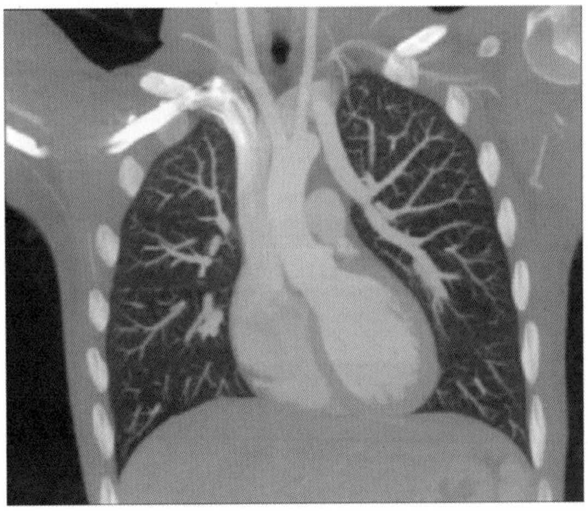

A.左向右分流

B.右向左分流

C.混合分流

20 患者,男,62 岁,有心律失常表现,图示的静脉引流至:

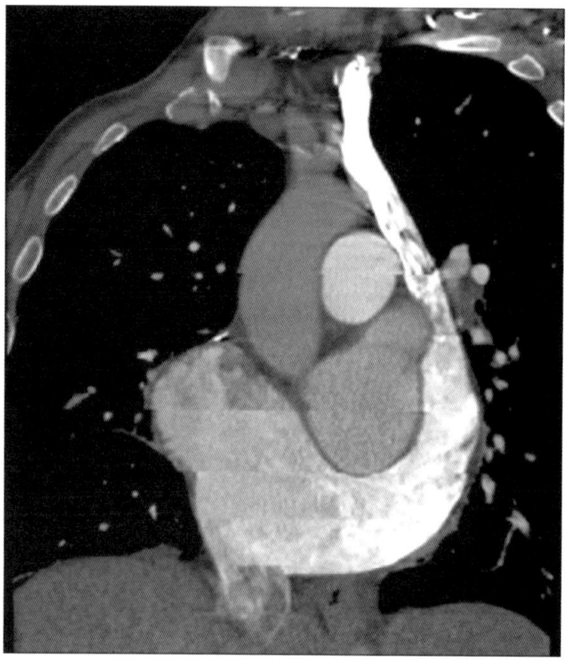

A.左心房
B.左心室
C.冠状动脉窦
D.下腔静脉

21 图示连通性融合的结构是:

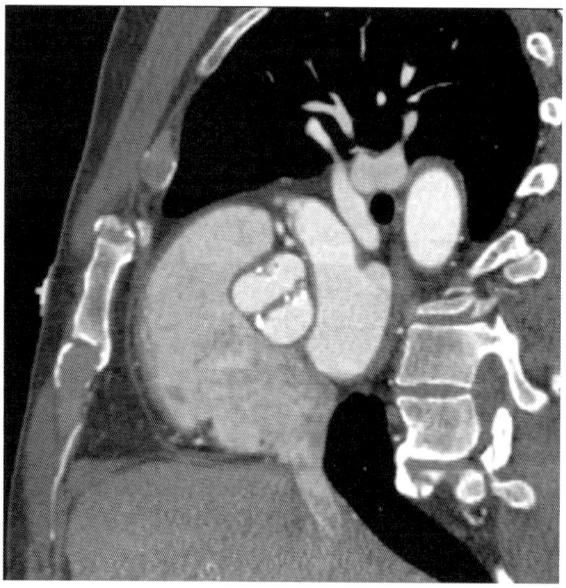

A.左冠窦和无冠窦
B.无冠窦和右冠窦
C.右冠窦和左冠窦

22　二尖瓣裂常合并：

A.原发孔型房间隔缺损　　B.继发孔型房间隔缺损

C.静脉窦型房间隔缺损　　D.无顶冠状静脉窦型房隔缺损

23　图示的三尖瓣异常表现为：

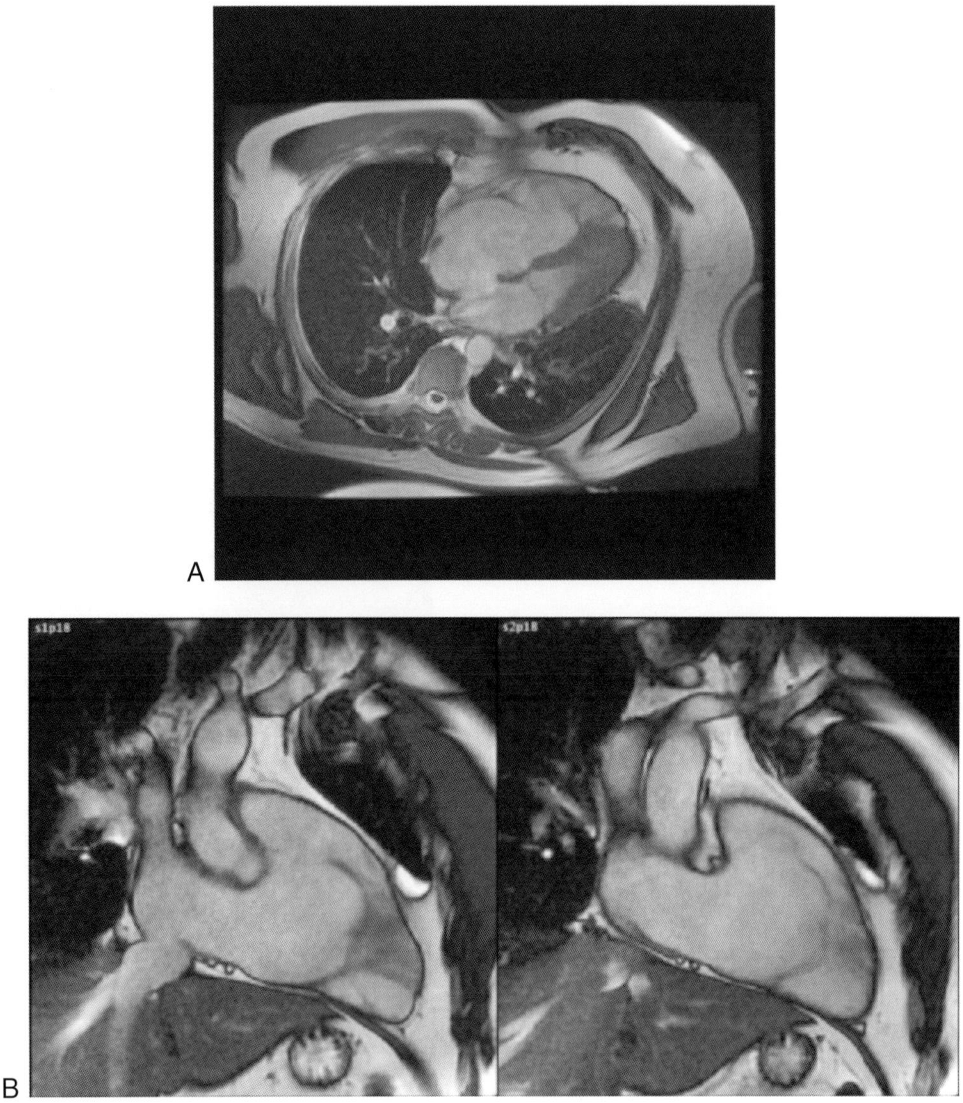

A.隔瓣前移　　B.帆状前瓣

C.前瓣和隔瓣融合　　D.前瓣“曲棍球”样变

24 图示中支气管与肺动脉之间的关系是:

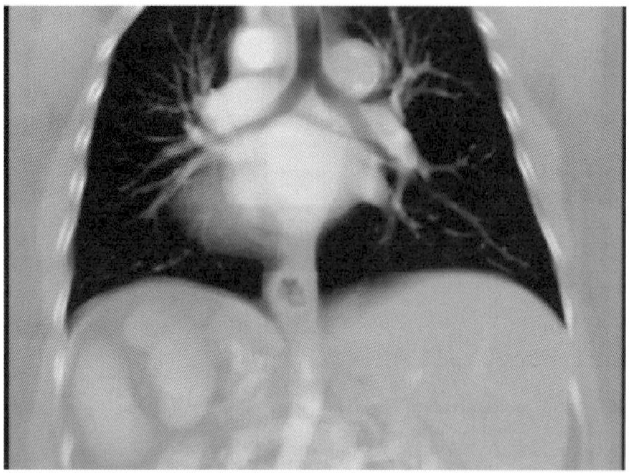

A.右上肺动脉,左下肺动脉。 B.右下肺动脉,左上肺动脉。

C.右上肺动脉,左上肺动脉。 D.右下肺动脉,左下肺动脉。

25a 根据下面的图像,最可能的影像学表现是:

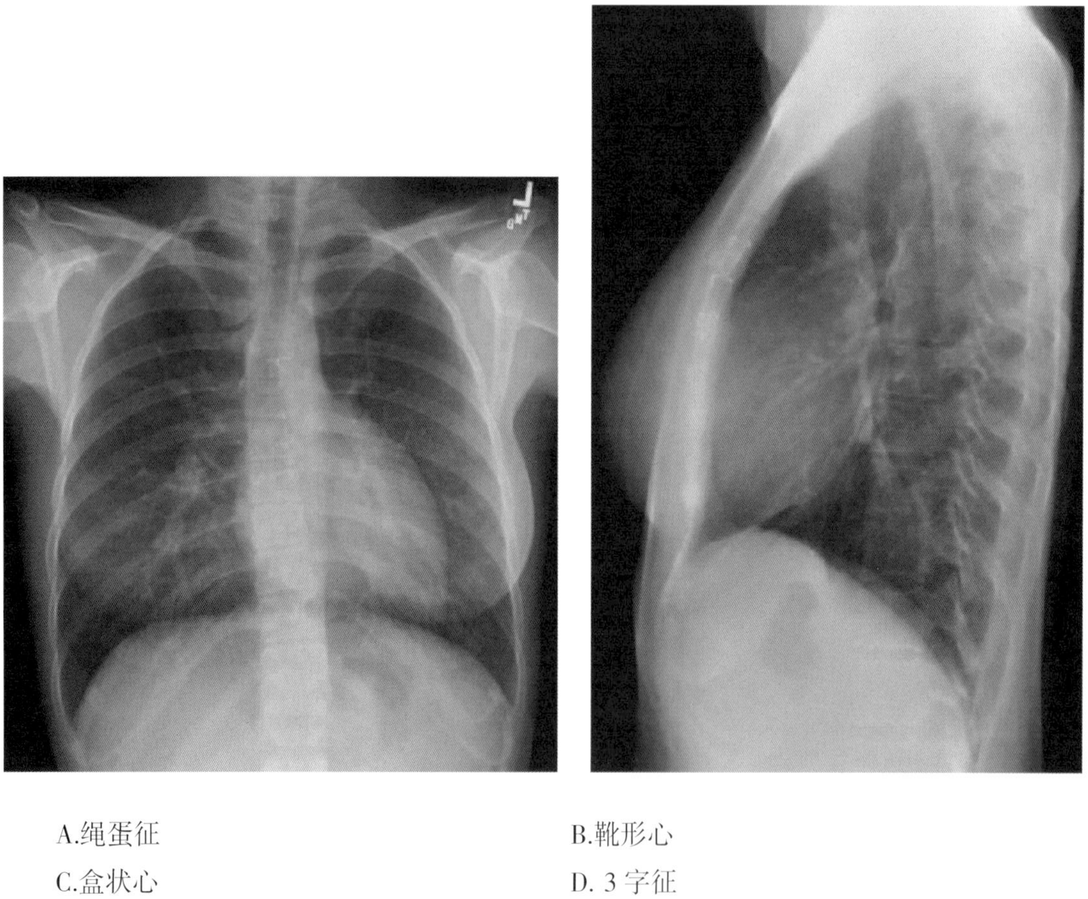

A.绳蛋征 B.靴形心

C.盒状心 D. 3 字征

E.弯刀征 F.雪人征

25b 根据下面的图像，最可能的影像学表现是：

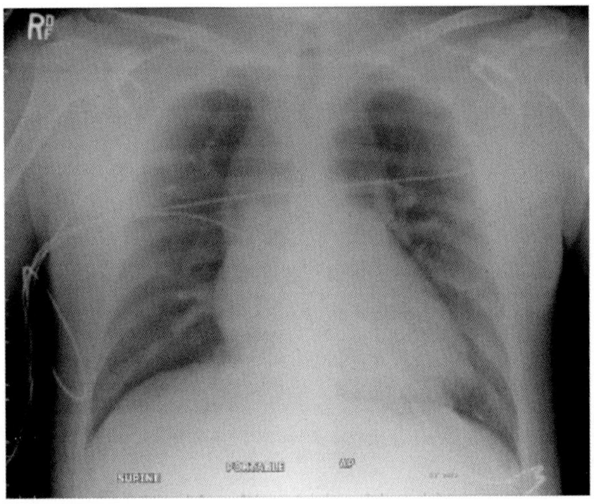

A.绳蛋征

B.靴形心

C.盒状心

D. 3 字征

E.弯刀征

F.雪人征

26 患者，男，75 岁，图示为其心脏 CTA 检查，下一步最好进行的治疗是：

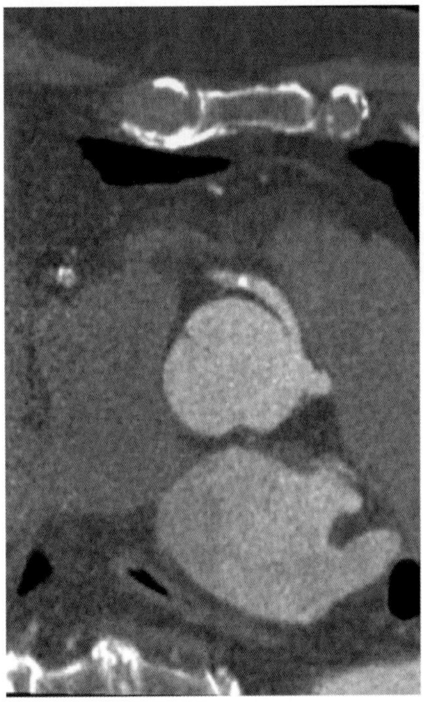

A.手术矫正

B.放置 ICD

C.无须治疗

D.负荷灌注测试

27 该手术术后常见的并发症包括封堵瓣阻塞、封堵瓣周漏、心律失常，以及下列哪种？

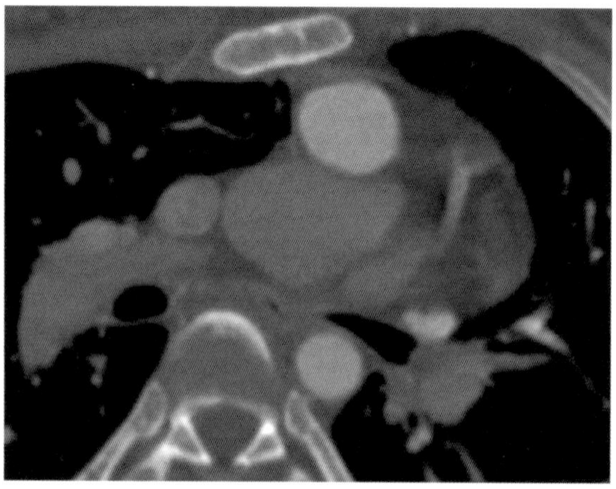
A

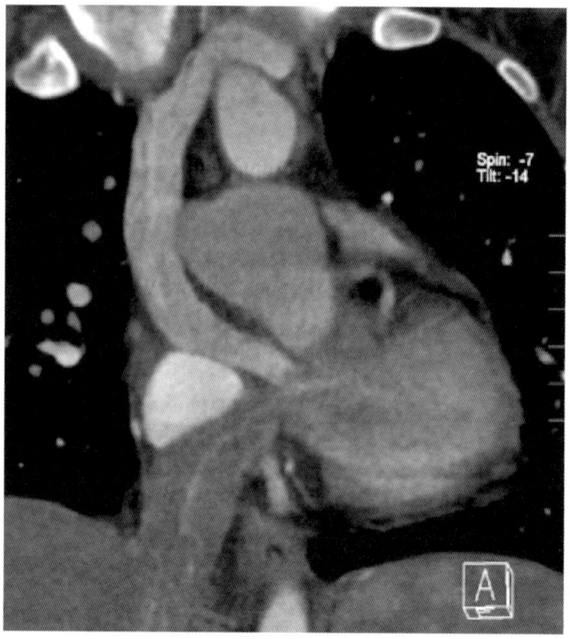

B

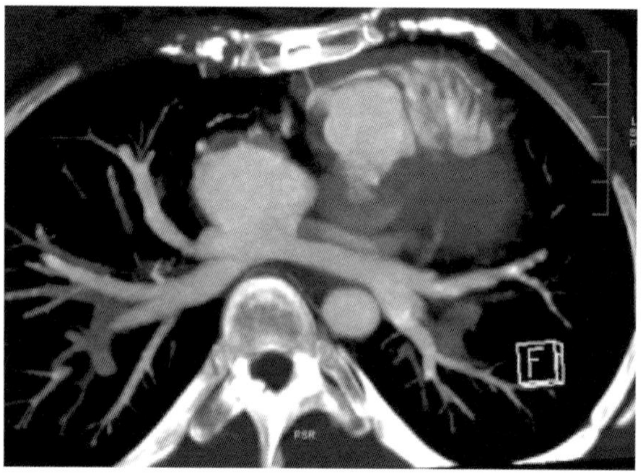
C

A.左心室功能障碍　　B.右心室功能障碍

C.二尖瓣反流　　D.二尖瓣狭窄

28　图示的诊断是：

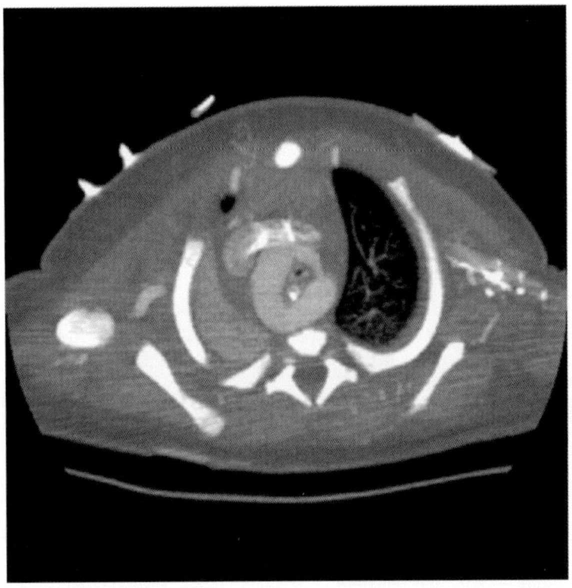

A.右位主动脉弓伴左锁骨下动脉异常　　B.右位主动脉弓伴镜像分支

C.双侧主动脉弓右侧优势型　　D.双侧主动脉弓左侧优势型

29　图示疾病最常见的破裂位置是：

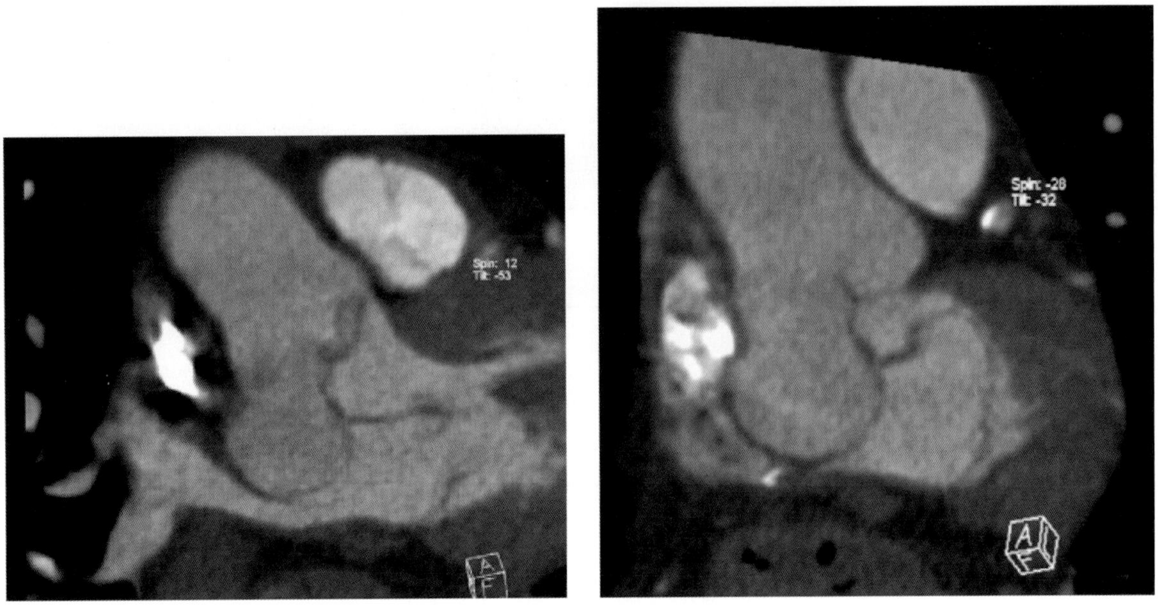

A.右心房　　B.右心室

C.左心房　　D.左心室

30 图示最佳的诊断是:

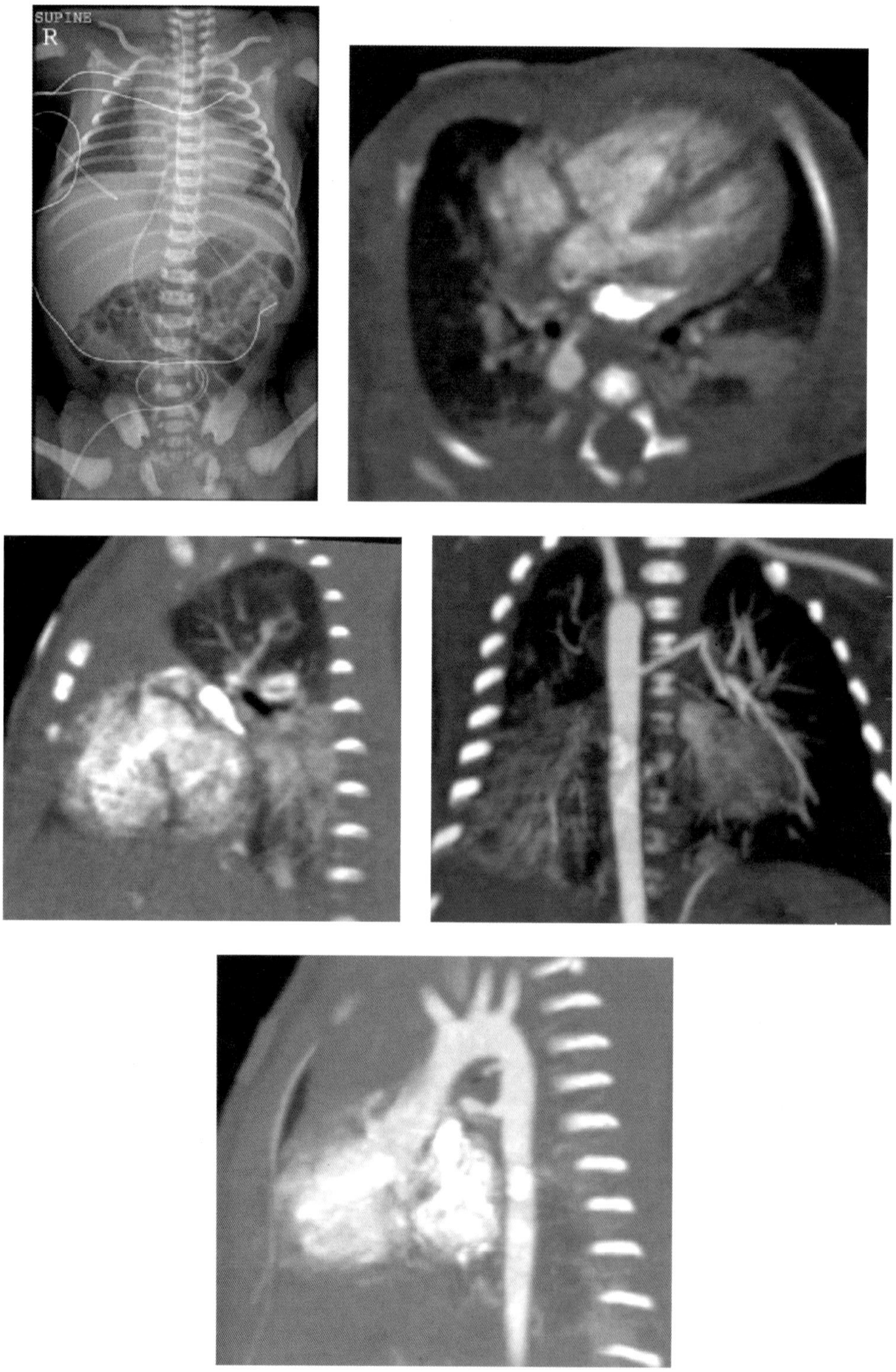

A.法洛四联症(主动脉骑跨、室间隔缺损、右心室肥厚、右心室流出道阻塞)。

B.肺动脉闭锁伴室间隔缺损、多发性主肺动脉侧支。

C.右位主动脉弓伴左锁骨下动脉异常、支气管动脉增厚、室间隔缺损。

D.右位主动脉弓伴镜像分支、支气管动脉增厚、室间隔缺损。

31 患者,男,18岁,有胸痛症状,图示的最佳诊断是:

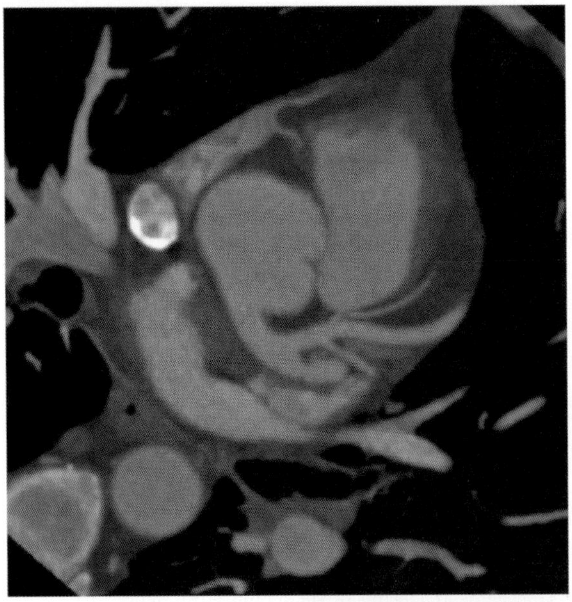

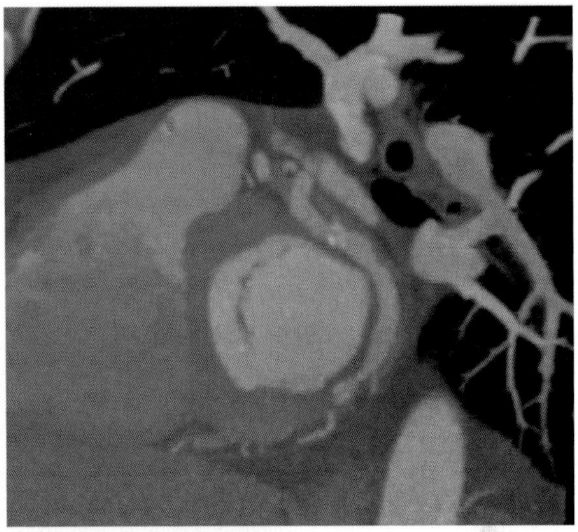

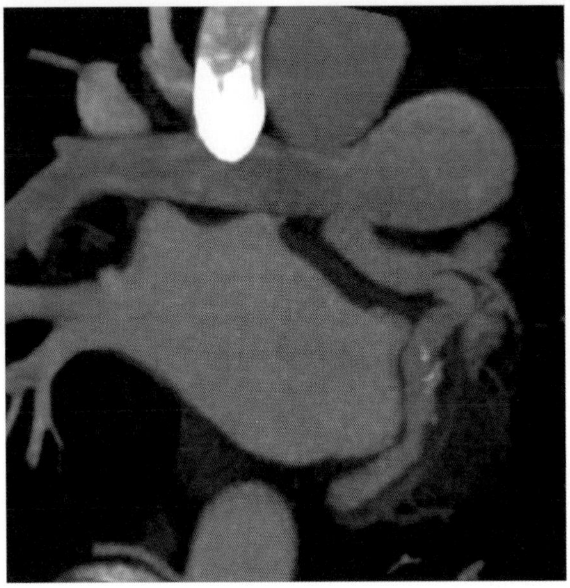

A.服用硝酸甘油后的正常冠状动脉

B.早期动脉粥样硬化

C.川崎病

D.冠状动脉瘘

答案与解析

1a 答案 C。正侧位胸片显示肺动脉干增宽和血流量增加，提示可能是房间隔缺损引起的左向右分流。主动脉瓣和二尖瓣狭窄都不会导致肺动脉干增宽或血流量增加。由于肺动脉干增宽和增加的血流量而表现异常。Ebstein 畸形的右心会明显增大(如盒状心)。

参考文献：Baron MG，Book WM. Congenital heart disease in the adult：2004. *Radiol Clin North Am* 2004；42(3)：675-690，vii. Review.

Steiner RM，Gross GW，Flicker S，et al. Congenital heart disease in the adult patient：the value of plain film chest radiology. *J Thorac Imaging* 1995；10(1)：1-25. Review.

1b 答案 C。胸片上可见 Amplatzer 间隔封堵器。经皮房间隔缺损修补术的适应证包括分流严重的房间隔缺损(ASD)(如 Qp/Qs>2)及反常栓塞，该手术不适用于分流不明显的、小的继发孔型 ASD、原发孔型 ASD、静脉窦型 ASD 和冠状静脉窦型 ASD。心房颤动不是 ASD 修补术的禁忌证。放置 Amplatzer 装置需要足够的环，只需静脉通路即可放置好该装置。

参考文献：Kazmouz S，Kenny D，Cao QL，et al. Transcatheter closure of secundum atrial septal defects. *J Invasive Cardiol* 2013；25(5)：257-264. Review.

Lee EY，Siegel MJ，Chu CM，et al. Amplatzer atrial septal defect occluder for pediatric patients：radiographic appearance. *Radiology* 2004；233(2)：471-476.

1c 答案 D。ASD 封堵的并发症包括心房颤动、室上性心动过速、心脏传导阻滞、器械移位、栓塞和侵蚀。最常见的即刻并发症是器械栓塞和移位。心房颤动和心脏传导阻滞通常为早期并发症。心脏糜烂是一种长期并发症，很难被检测到。

参考文献：Crawford GB，Brindis RG，Krucoff MW，et al. Percutaneous atrial septal occluder devices and cardiac erosion：a review of the literature. *Catheter Cardiovasc Interv* 2012；80 (2)：157-167. doi：10.1002/ccd.24347. Epub 2012 May 2. Review.

Lee T，Tsai IC，Fu YC，et al. MDCT evaluation after closure of atrial septal defect with an Amplatzer septal occluder. *AJR Am J Roentgenol* 2007；188(5)：W431-W439. PubMed PMID：17449739.

2 答案 B。图示为静脉窦型 ASD，伴右下肺静脉回流异常，需进行手术治疗。而继发孔型 ASD 可通过经血管内放置封堵装置治疗。静脉窦型 ASD 由于缺乏封堵装置依附的瓣环，不能采用此手术。

参考文献：Vyas HV，Greenberg SB，Krishnamurthy R. MR imaging and CT evaluation of congenital pulmonary vein abnormalities in neonates and infants. *Radiographics* 2012；32 (1)：87-98.Doi：10.1148/rg.321105764. PubMed PMID：22236895.

3a 答案 C。图示为无顶冠状窦型 ASD(注意左、右心房与冠脉窦之间的连接)。此患者出现的分流少、左心不大，因此无须治疗。外科手术常用于明显的分流(Qp/Qs>2)。在无顶冠状静脉窦中，基于导管的封堵术没有作用。

3b 答案 D。无顶冠状窦型 ASD 合并左侧上腔静脉。迂曲的下腔静脉合并多脾及许多其他先天性心脏病。主动脉缩窄通常与二叶式主动脉瓣相关。右肺静脉回流异常可合并静脉窦型 ASD。

参考文献：Shah SS，Teague SD，Lu JC，et al. Imaging of the coronary sinus：normal anatomy and congenital abnormalities. *Radiographics* 2012；32 (4)：991 -1008.Doi：10.1148/rg.324105220. PubMed PMID：

22786990.

4 答案 C。ASD 包括 4 种类型：静脉窦型 ASD、继发孔型 ASD、原发孔型 ASD 和无顶冠状窦型 ASD。

参考文献：Rojas CA, El-Sherief A, Medina HM, et al. Embryology and developmental defects of the interatrial septum. *AJR Am J Roentgenol* 2010;195(5):1100-1104.Doi:10.2214/AJR.10.4277. Review. PubMed PMID:20966313.

5 答案 A。肌部室间隔缺损（VSD）可自行闭合，而膜部 VSD 不会自行闭合。两种 VSD 都需要预防心内膜炎的发生。

参考文献：Minette MS, Sahn DJ. Ventricular septal defects. *Circulation* 2006;114 (20):2190-2197. Review. Erratum in:*Circulation* 2007;115(7):e205.

6a 答案 C。正侧位胸片显示沿右下肺异常的垂直线状影，侧位胸片可见其向下腔静脉方向延伸，与“弯刀”征表现一致，提示肺静脉回流异常（弯刀静脉）。鉴别还包括异常的单一肺静脉，可正常回流到左心房。这些情况的治疗方式也不同（前者需手术，后者无须手术）。下一步最好通过胸部 CTA 检查来判断解剖位置。活检的帮助不大且有可能很危险。CT 平扫不能很好地判断血管解剖结构。通气灌注扫描不能理清管道结构。不进一步行影像学检查无助于解剖结构的判断。

参考文献：Ferguson EC, Krishnamurthy R, Oldham SA. Classic imaging signs of congenital cardiovascular abnormalities. *Radiographics* 2007;27(5):1323-1334. Review. PubMed PMID:17848694.

Nazarian J, Kanne JP, Rajiah P. Scimitar sign. *J Thorac Imaging* 2013;28(4):W61.

6b 答案 A。弯刀静脉回流入下腔静脉是一种异常的静脉回流，且为左向右分流（请记住，肺静脉运输的是含氧血流，因此，其是左侧血液循环的一部分）。

典型的弯刀综合征包括异常的右肺静脉、右肺发育不全伴右肺动脉发育不全、右位心及肺的体循环动脉供应。并非所有患者都表现出这些特征。ASD 不是该综合征的表现，但有时也会同时出现。如果患者由于严重的分流而出现症状，可以进行手术矫正，使静脉重新回流入左心房。

参考文献：Ferguson EC, Krishnamurthy R, Oldham SA. Classic imaging signs of congenital cardiovascular abnormalities. *Radiographics* 2007;27(5):1323-1334. Review. PubMed PMID:17848694.

Nazarian J, Kanne JP, Rajiah P. Scimitar sign. *J Thorac Imaging* 2013;28(4):W61.

7 答案 D。图示为膜部 VSD 合并双流分流（注意 VSD 处混合的造影剂）。这与 Eisenmenger 综合征因右心房压力造成的右向左分流表现一致。注意由于长期的分流，肺动脉高压会导致右心室肥大。肌部 VSD 位于间隔肌部，此图未显示。

参考文献：Peña E, Dennie C, Veinot J, et al. Pulmonary hypertension: how the radiologist can help. *Radiographics* 2012;32(1):9-32.Doi:10.1148/rg.321105232. PubMed PMID:22236891.

8a 答案 C。(图 A) 显示肺静脉回流异常，右上肺静脉回流至上腔静脉。注意存在右心增大（图 B）。左心房和左心室正常。所示升主动脉也是正常的。

参考文献：Kafka H, Mohiaddin RH. Cardiac MRI and pulmonary MR angiography of sinus venosus defect and partial anomalous pulmonary venous connection in cause of right undiagnosed ventricular enlargement. *AJR Am J Roentgenol* 2009;192(1):259-266.Doi:10.2214/AJR.07.3430. PubMed PMID:19098208.

8b 答案 B。图示为肺静脉回流异常，右上肺静脉回流至上腔静脉。Qp/Qs=2.1 提示明显的分流，且右心增大。除此之外，心房颤动提示了明显增大的容量负荷和心室重构。因此，最佳的治疗是手术。注意右部分肺静脉回流异常与冠状静脉型 ASD 有关。由于异常的静脉需要被重新纠正引流入左心房,因此,封堵术是不可行的。药物治疗不建议用于明显分流和心房颤动的患者(Qp/Qs>1.5)。支架无法解决该问题。

参考文献:Dillman JR, Yarram SG, Hernandez RJ. Imaging of pulmonary venous developmental anomalies. *AJR Am J Roentgenol* 2009;192(5):1272-1285.Doi:10.2214/AJR.08.1526. Review. PubMed PMID:19380552.

Kafka H, Mohiaddin RH.Cardiac MRI and pulmonary MR angiography of sinus venosus defect and partial anomalous pulmonary venous connection in cause of right undiagnosed ventricular enlargement. *AJR Am J Roentgenol* 2009;192(1):259-266.Doi:10.2214/AJR.07.3430. PubMed PMID:19098208.

9a 答案 B。正、侧位胸片显示肺动脉干增宽。纵隔左侧边缘由上腔静脉起始处、左锁骨下动脉、主动脉弓左侧、肺动脉主干、左心耳(若增大后)和左心室组成。在该病例中,主动脉弓下方的轮廓增大,提示肺动脉干增宽。主动脉扩张可发生于整个过程,因此,其会累及升主动脉、主动脉弓或降主动脉。左心房扩大可表现为左心耳轮廓增大,或在左心房极度扩大时,沿右心缘出现双轮廓(双房征)。也可见隆突分叉部。

参考文献:Ferguson EC, Krishnamurthy R, Oldham SA.Classic imaging signs of congenital cardiovascular abnormalities. *Radiographics* 2007;27(5):1323-1334. Review. PubMed PMID:17848694.

9b 答案 C。冠状位重建显示增大的肺动脉轮廓(图 A)。3D 容积再现显示动脉导管未闭(图B)。动脉导管未闭是一种左向右分流。然而,它不累及右心,因为主动脉和肺动脉之间是直接相通的(所以右心不会扩大)。该疾病与妊娠时感染风疹有关,长期分流可导致 Eisenmenger 综合征。

参考文献:Goitein O, Fuhrman CR, Lacomis JM. Incidental finding on MDCT of patent ductus arteriosus: use of CT and MRI to assess clinical importance. *AJR Am J Roentgenol* 2005;184 (6):1924-1931. PubMed PMID:15908555.

Morgan-Hughes GJ, Marshall AJ, Roobottom C. Morphologic assessment of patent ductus arteriosus in adults using retrospectively ECG-gated multidetector CT. *AJR Am J Roentgenol* 2003;181 (3):749-754. PubMed PMID:12933475.

Schneider DJ, Moore JW. Patent ductus arteriosus. *Circulation* 2006;114(17):1873-1882.

10a 答案 B。正、侧位胸片显示左肺动脉支架术后的纵隔狭窄。侧位胸片显示支架位于前方。主动脉缩窄支架位于沿主动脉方向的更后上方。肺静脉支架位于更靠近左心房的后下方。左侧上腔静脉支架是自然垂直的。

10b 答案 A。肺动脉悬盖于主动脉是动脉转位的一种病理表现,用于纠正潜在的大动脉右旋转位(d-TGA)。在此病例中,患者发生动脉转位后继发左肺动脉狭窄,可通过支架治疗。

Ross 手术是将原来肺动脉瓣换到主动脉瓣的位置,并放置人工的肺动脉瓣。Mustard 手术用于治疗大动脉转位;通过封堵瓣纠正体静脉和肺静脉回流,以纠正大血管转位。Fontan 手术绕过心脏将体静脉直接引流到肺动脉;这通常用于单心室的患者。

参考文献:Spevak PJ, Johnson PT, Fishman EK. Surgically corrected congenital heart disease: utility of 64-MDCT. *AJR Am J Roentgenol* 2008;191(3):854-861.Doi:10.2214/AJR.07.2889. Review. PubMed PMID:18716119.

11a 答案 A。图示在下腔静脉中断处见增宽的奇静脉,该疾病常合并多脾症。二叶式主动脉瓣常与主动脉缩窄、二叶式主动脉瓣引发的主动脉瘤相关。单叶式主动脉瓣常合并主动脉瓣狭窄。

参考文献:Applegate KE,Goske MJ,Pierce G,et al. Situs revisited:imaging of the heterotaxy syndrome. *Radiographics* 1999;19(4):837-852;discussion 853-854. Review. PubMed PMID:10464794.

11b 答案B。图示为血管移位,主动脉位于肺动脉的前方,这是左旋型大动脉转位伴心室转位(形态学右心室在左侧,形态学左心室在右侧),随着心室位置的改变,出现了大动脉的移位。然而,血流循环是正常的,体循环血流入肺动脉,含氧肺静脉血流入主动脉。左侧的体循环心室是包含三尖瓣的形态学右心室,这可能会导致形态学右心室衰竭和三尖瓣瘘,功能右心室更容易出现心律失常。因此,这类患者有可能在年轻时就需要进行ICD置入治疗和瓣膜置换术。

参考文献:Cohen MD,Johnson T,Ramrakhiani S. MRI of surgical repair of transposition of the great vessels. *AJR Am J Roentgenol* 2010;194 (1):250-260.Doi:10.2214/AJR.09.3045. Review. PubMed PMID:20028930.

11c 答案B。图示为主动脉后的左回旋支动脉,这是一种良性的冠状动脉变异,无须手术治疗,无须限制活动或放置ICD。

参考文献:Kim SY,Seo JB,Do KH,et al. Coronary artery anomalies:classification and ECG-gated multidetector row CT findings with angiographic correlation. *Radiographics* 2006;26 (2):317-333;discussion 333-334. Review. PubMed PMID:16549600.

Shriki JE,Shinbane JS,Rashid MA,et al. Identifying,characterizing,and classifying congenital anomalies of the coronary arteries. *Radiographics*. 2012;32(2):453-468.Doi:10.1148/rg.322115097. Review. PubMed PMID:22411942.

12 答案B。图示为d-TGA患者,进行了Mustard/Senning手术。其大血管被转位,因此,手术改变了血流方向,使全身血液重新流向左心室,肺静脉回流至右心房。法洛四联症修复要关闭VSD并减轻右心室流出道梗阻。动脉转位通常显示肺动脉悬盖于主动脉上方。Rastelli手术涉及右心室流出道。

参考文献:Cohen MD,Johnson T,Ramrakhiani S. MRI of surgical repair of transposition of the great vessels. *AJR Am J Roentgenol* 2010;194 (1):250-260.Doi:10.2214/AJR.09.3045. Review. PubMed PMID:20028930.

Lu JC,Dorfman AL,Attili AK,et al. Evaluation with cardiovascular MR imaging of baffles and conduits used in palliation or repair of congenital heart disease. *Radiographics* 2012;32 (3):E107-E127.Doi:10.1148/rg.323115096. PubMed PMID:22582368.

13 答案C。永存动脉干的瓣膜最常见的是三叶瓣,其次是四叶瓣和二叶瓣,常伴有VSD。Collette和Edwards提出了4种类型的永存动脉干。

参考文献:Kimura-Hayama ET,Meléndez G,Mendizábal AL,et al. Uncommon congenital and acquired aortic diseases:role of multidetector CT angiography. *Radiographics* 2010;30 (1):79-98. doi:10.1148/rg.301095061. PubMed PMID:20083587.

14a 答案A。四叶主动脉瓣常与主动脉瓣关闭不全有关,也可见于永存动脉干。还未见与主动脉狭窄、主动脉缩窄或主动脉瘤相关的报道。

14b 答案B。四叶主动脉瓣最常见于永存主动脉干。

参考文献:Bennett CJ,Maleszewski JJ,Araoz PA. CT and MR imaging of the aortic valve:radiologic-pathologic correlation. *Radiographics* 2012;32 (5):1399-1420.Doi:10.1148/rg.325115727. PubMed PMID:22977027.

15 答案 A。Shone 综合征合并 4 种畸形——二尖瓣瓣上环、降落伞式二尖瓣、主动脉瓣下狭窄(膜部或肌部)和主动脉缩窄。二叶式主动脉瓣、主动脉缩窄和性染色体异常见于 Turner 综合征。

参考文献:Bittencourt MS,Hulten E,Givertz MM,et al. Multimodality imaging of an adult with Shone complex. *J Cardiovasc Comput Tomogr* 2013;7 (1):62-65.Doi:10.1016/j.jcct.2012.10.009. Epub 2012 Dec 1. PubMed PMID:23347816.

16 答案 C。Ross 手术是将肺动脉瓣置换到主动脉瓣的位置,并在肺动脉瓣处放置人工瓣。

参考文献:Lakoma A,Tuite D,Sheehan J,et al. Measurement of pulmonary circulation parameters using time-resolved MR angiography in patients after Ross procedure. *AJR Am J Roentgenol* 2010;194(4):912-919.Doi:10.2214/AJR.09.2897. PubMed PMID:20308491.

17 答案 C。图示为左侧冠状动脉起源于 Valsalva 右瓣窦的肺发育前过程。由于不易引起心源性猝死或压迫,故不建议手术。ICD 也不建议用于初级预防。因为该疾病的解剖结构不会改变,故不必进行 CTA 随访。

参考文献:Shriki JE,Shinbane JS,Rashid MA,et al. Identifying,characterizing,and classifying congenital anomalies of the coronary arteries. *Radiographics* 2012;32 (2):453-468.Doi:10.1148/rg.322115097. Review. PubMed PMID:22411942.

18 答案 C。内脏位置不明确最常见于先天性心脏病。内脏正位是正常的解剖结构,很少合并先天性心脏病。

参考文献:Applegate KE,Goske MJ,Pierce G,et al. Situs revisited:imaging of the heterotaxy syndrome. *Radiographics* 1999;19(4):837-852;discussion 853-854. Review. PubMed PMID:10464794.

19 答案 A。图见部分静脉回流异常,左上肺静脉回流至左侧头臂静脉。这属于左向右分流(肺静脉运输含氧血液)。除非有明显的分流(Qp/Qs>1.5)证据,否则不考虑治疗,这可能是偶然发生的。

参考文献:Wang ZJ,Reddy GP,Gotway MB,et al. Cardiovascular shunts:MR imaging evaluation. *Radiographics* 2003;23:S181-S194. Review. PubMed PMID:14557511.

20 答案 C。重建图像显示左侧上腔静脉回流入冠状窦,这是一种良性的解剖异常,无须手术治疗。少数患者的左侧上腔静脉回流入左心房,且合并有无顶冠状窦型 ASD。

参考文献:Martinez-Jimenez S,Heyneman LE,McAdams HP,et al. Nonsurgical extracardiac vascular shunts in the thorax:clinical and imaging characteristics. *Radiographics* 2010;30(5):e41.Doi:10.1148/rg.e41. Epub 2010 Jul 9. PubMed PMID:20622190.

21 答案 C。二叶式主动脉瓣可见左右冠瓣的融合,可以通过随访鉴别冠状窦。无冠窦通常横跨房间隔,右冠窦在前面,所以需要寻找胸骨位置,而左冠窦靠近左心耳。

参考文献:Bennett CJ,Maleszewski JJ,Araoz PA. CT and MR imaging of the aortic valve:radiologicpathologic correlation. *Radiographics* 2012;32 (5):1399-1420.Doi:10.1148/rg.325115727. PubMed PMID:22977027.

22 答案 A。二尖瓣裂见于原发孔型 ASD。ASD 是心内膜垫缺损引起的,可导致房室通道的缺损,包括原发隔缺损。心内膜垫缺损和二尖瓣裂与 Down 综合征(21 三体)有关。其他类型的 ASD 不伴有二尖瓣畸形。继发孔型 ASD 常见于 Ebstein 畸形的患者。静脉窦型 ASD 常见于右侧部分异常静脉回流患者。无顶冠状窦型 ASD 与左侧上腔静脉有关。

参考文献:Morris MF,Maleszewski JJ,Suri RM,et al. CT and MR imaging of the mitral valve:radiologic-pathologic correlation. *Radiographics* 2010;30（6）:1603-1620.Doi:10.1148/rg.306105518. Review. PubMed PMID:21071378.

23 答案 B。横断位 CMR(图 A)和垂直长轴位(图 B)图像显示三尖瓣隔瓣的位置异常，其向心尖部移位(非向前)。由于三尖瓣的异常形态，也存在右心室的"心房化"。前叶圆钝呈帆状，这与 Ebstein 畸形表现一致。Ebstein 畸形与继发孔型 ASD 高度相关，也与母体使用锂和苯二氮䓬类药物有关。

前瓣和隔瓣无融合。前叶"曲棍球"样表现见于二尖瓣狭窄。

参考文献:Attenhofer Jost CH,Connolly HM,Dearani JA,et al. Ebstein's anomaly. *Circulation* 2007;115(2):277-285. Review. PubMed PMID:7228014.

24 答案 B。胸部 CT 冠状位重建显示内脏反位。肝位于左侧而脾位于右侧，还可见患者增粗的奇静脉位于左侧支气管左上方。右侧支气管在动脉下而左侧支气管在动脉上。双侧偏右(无脾)均位于动脉下，双侧偏左(多脾)均位于动脉上。

参考文献:Applegate KE,Goske MJ,Pierce G,et al. Situs revisited:imaging of the heterotaxy syndrome. *Radiographics* 1999;19(4):837-852;discussion 853-854. Review. PubMed PMID:10464794.

Lapierre C,Déry J,Guérin R,et al. Segmental approach to imaging of congenital heart disease. *Radiographics* 2010;30(2):397-411.Doi:10.1148/rg.302095112. Review. PubMed PMID:20228325.

25a 答案 A。正、侧位胸片显示纵隔狭窄，主动脉和肺动脉的轮廓消失，这是大动脉右旋转位典型的绳蛋征。靴形心见于法洛四联症。盒状心见于 Ebstein 畸形。3 字征见于主动脉缩窄。弯刀征见于部分肺静脉回流异常。雪人征见于完全性肺静脉回流异常。

参考文献:Ferguson EC,Krishnamurthy R,Oldham SA. Classic imaging signs of congenital cardiovascular abnormalities. *Radiographics* 2007;27(5):1323-1334. Review. PubMed PMID:17848694.

25b 答案 F。正位胸片显示增宽的纵隔伴雪人征。该患者为完全性肺静脉回流异常 I 型(心上型)，所有的肺静脉回流均通过左侧垂直静脉。由于肺静脉回流增加，上腔静脉的轮廓增大(上部分的体静脉和肺静脉回流均通过上腔静脉)。注意这种患者的存活期较短，除非有另一种分流允许混合血液进入左侧循环(体循环)(如 ASD)。

参考文献:Ferguson EC,Krishnamurthy R,Oldham SA. Classic imaging signs of congenital cardiovascular abnormalities. *Radiographics* 2007;27(5):1323-1334. Review. PubMed PMID:17848694.

26 答案 D。图示异常的右冠状动脉起自 Valsalva 的左冠窦。RCA 在肺动脉和主动脉根部之间走行，这是典型的"恶性"病变，需要进行手术治疗，因为肺动脉和主动脉之间的血管被压迫而引起缺血。然而，目前对这种冠状动脉异常的治疗较为精细。有晕厥/症状的年轻患者，需要进行手术治疗。然而，对于 75 岁偶然发现该疾病的老年患者，需要考虑是否仍然有猝死风险。在此病例中，最好是进行负荷测试来判断是否诱发缺血。ICD 不建议用于初级预防。

参考文献:Angelini P. Coronary artery anomalies:an entity in search of an identity. *Circulation* 2007;115(10):1296-1305. Review. PubMed PMID:17353457.

Shriki JE,Shinbane JS,Rashid MA,et al. Identifying,characterizing,and classifying congenital anomalies of the coronary arteries. *Radiographics* 2012;32(2):453-468.Doi:10.1148/rg.322115097. Review. PubMed PMID:22411942.

27 答案 B。轴位图像显示主动脉弓位于肺动脉的正前方(图 A)。这是典型的大动脉右旋转位。冠状位图像(图 B)显示心房内存在封堵瓣，上腔静脉封堵瓣引流上肢静脉回流至左心房,下肢静脉回流入下腔静脉也被纠正流入左心房。轴位 MIP 图像(图 C)显示肺静脉流入右心房的封堵瓣,这是连接右心室的。封堵瓣修复并发症包括封堵瓣阻塞、封堵瓣周漏、心律失常和右心室功能障碍。形态学上的右心室不能负荷体循环的压力,往往会导致衰竭。未出现二尖瓣病变增加的报道,但由于体循环的压力而导致三尖瓣关闭不全的报道增加。

参考文献:Lu JC,Dorfman AL,Attili AK,et al. Evaluation with cardiovascular MR imaging of baffles and conduits used in palliation or repair of congenital heart disease. *Radiographics* 2012;32 (3):E107-E127. Doi:10.1148/rg.323115096. PubMed PMID:22582368.

28 答案 C。轴位 MIP 图像显示双主动脉弓,右侧明显。伴有迷走左锁骨下动脉的右主动脉弓可有类似的表现,但左侧不会有连接的血管。具有镜像分支的右主动脉弓不具有通向气管和食管的后方血管。左侧优势的双主动脉弓,左主动脉弓的管径会更大。

参考文献:Kimura-Hayama ET,Meléndez G,Mendizúbal AL,et al. Uncommon congenital and acquired aortic diseases:role of multidetector CT angiography. *Radiographics* 2010;30 (1):79-98. doi:10.1148/rg.301095061. PubMed PMID:20083587.

Ramos-Duran L,Nance JW Jr,Schoepf UJ,et al. Developmental aortic arch anomalies in infants and children assessed with CT angiography. *AJR Am J Roentgenol* 2012;198 (5):W466-W474.Doi:10.2214/AJR.11.6982. Review. PubMed PMID:22528928.

29 答案 B。图像显示了 Valsalva 窦(SOV)的动脉瘤累及无冠瓣。SOV 动脉瘤最常发生于右冠瓣和无冠瓣, 与主动脉瓣关闭不全和嵴上型 VSD 相关,SOV 动脉瘤往往会破裂进入右心室流出道,其次是右心房,很少破裂进入左心房或左心室。

参考文献:Bricker AO,Avutu B,Mohammed TL,et al. Valsalva sinus aneurysms:findings at CT and MR imaging. *Radiographics* 2010;30(1):99-110.Doi:10.1148/rg.301095719. PubMed PMID:20083588.

30 答案 B。图示为复杂先天性心脏病婴儿的影像学表现,显示存在镜像分支的右主动脉弓、VSD、主动脉骑跨和多发性主肺动脉侧支。这与肺动脉闭锁伴 VSD 最为一致。该疾病之前被称为假性动脉干,并且被归为永存动脉干Ⅳ型。然而,现在该疾病被认为有其自身特点,有类似法洛四联症的异常表现,肺动脉闭锁和多发性主肺动脉侧支除外。法洛四联症有以下 4 种畸形:主动脉骑跨、VSD、右心室肥厚和右心室流出道梗阻。

参考文献:Boechat MI,Ratib O,Williams PL,et al. Cardiac MR imaging and MR angiography for assessment of complex tetralogy of Fallot and pulmonary atresia. *Radiographics* 2005;25(6):1535-1546. Review. PubMed PMID:16284133.

Rajeshkannan R,Moorthy S,Sreekumar KP,et al. Role of 64-MDCT in evaluation of pulmonary atresia with ventricular septal defect. *AJR Am J Roentgenol* 2010;194 (1):110-118.Doi:10.2214/AJR.09.2802. Review. PubMed PMID:20028912.

31 答案 C。多重斜位重建 MIP 图像显示冠状动脉扩张伴钙化。在年轻患者中,这最符合川崎病的病史。冠状动脉可在服用硝酸甘油后扩张,但这种程度的弥漫性扩张不会见于动脉粥样硬化。早期动脉粥样硬化通常不会发生于 18 岁患者。冠状动脉瘘与冠状动脉扩张存在区别,但在所提供的图像上没有异常连接的证据。

参考文献:Díaz-Zamudio M,Bacilio-Pérez U,Herrera-Zarza MC,et al. Coronary artery aneurysms and ectasia:role of coronary CT angiography. *Radiographics* 2009;29 (7):1939 -1954.Doi:10.1148/rg.297095048. Review. PubMed PMID:19926755.

第 10 章　获得性胸主动脉及大血管疾病

问题

1 升主动脉瘤最常见的病因是：

A.动脉粥样硬化　　B.动脉炎

C.马方综合征　　D.主动脉瓣狭窄

2a 这一表现最可能的原因是：

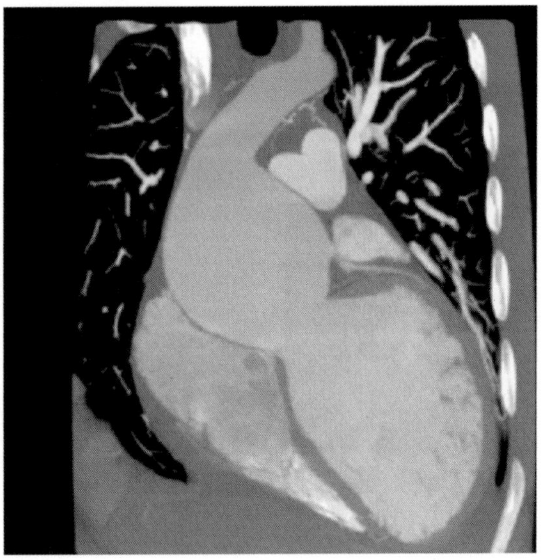

A.动脉粥样硬化　　B.马方综合征

C.二叶式主动脉瓣　　D.高血压

2b 马方综合征患者可有哪些相关的瓣膜异常？

A.三尖瓣狭窄　　B.三尖瓣脱垂

C.二尖瓣狭窄　　D.二尖瓣脱垂

3 与主动脉憩室相比,以下哪个特征更有利于创伤性假性动脉瘤的诊断?

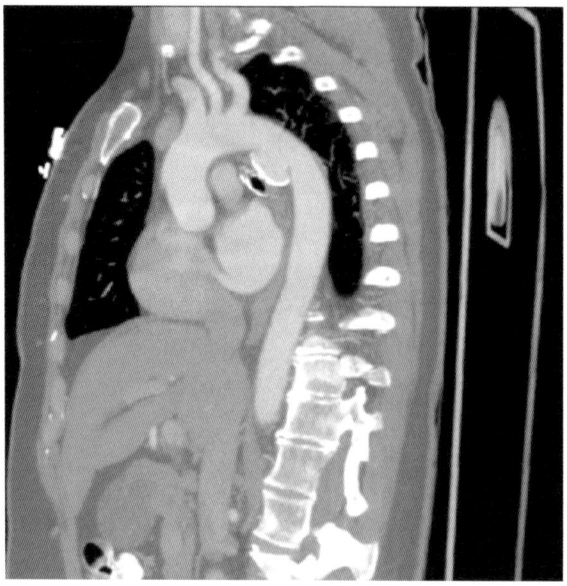

A.主动脉外壁连续　　B.边缘光整
C.位于主动脉峡部　　D.内膜瓣
E.钙化

4 患者,女,57 岁,主诉为胸痛。下面两幅图像是间隔 4 个月拍摄的,此动脉瘤最可能的病因是:

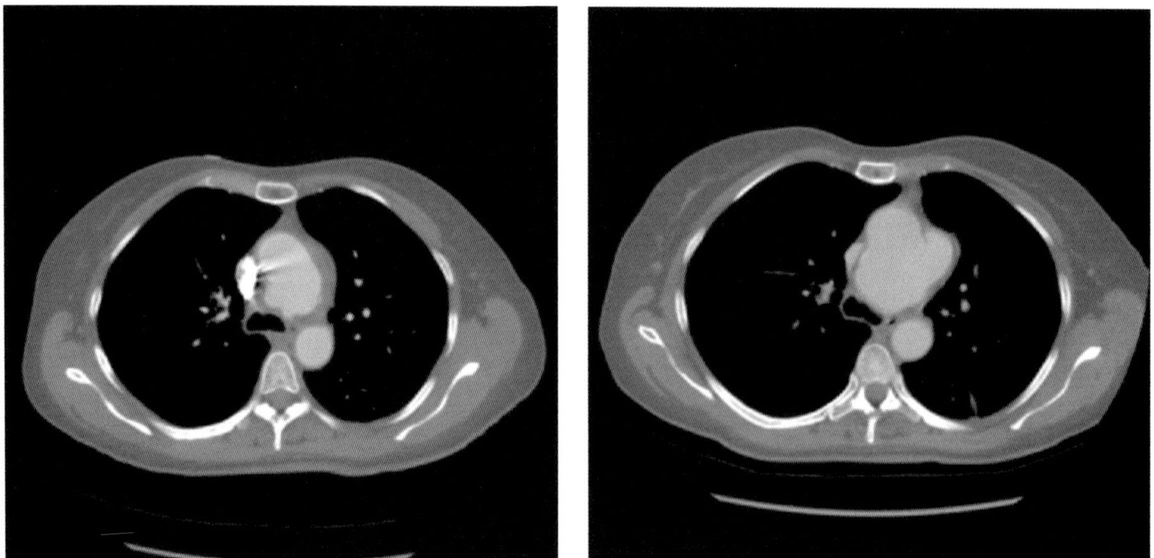

A.动脉粥样硬化　　B.大动脉炎
C.外伤后　　D.霉菌性动脉瘤

5a 患者,男,61 岁,主诉为腹痛,下一步最好的治疗措施是:

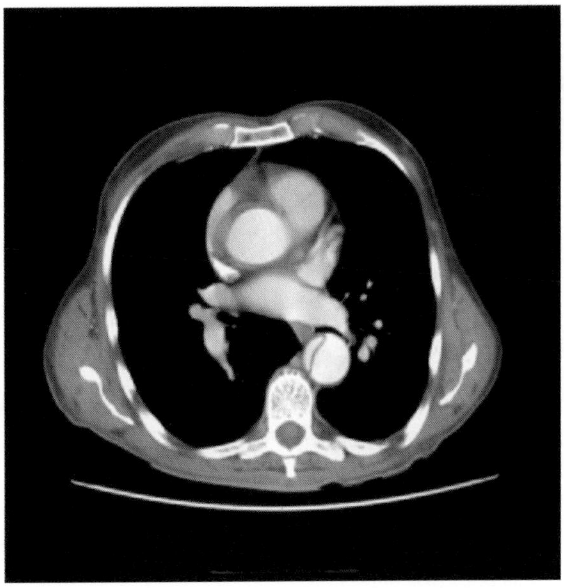

A.药物治疗　　B.胸部门控 CTA

C.立即手术治疗　　D.血管内治疗

5b 已获取心电门控 CTA 图像,其他什么类型的影像学检查对诊断最有帮助?

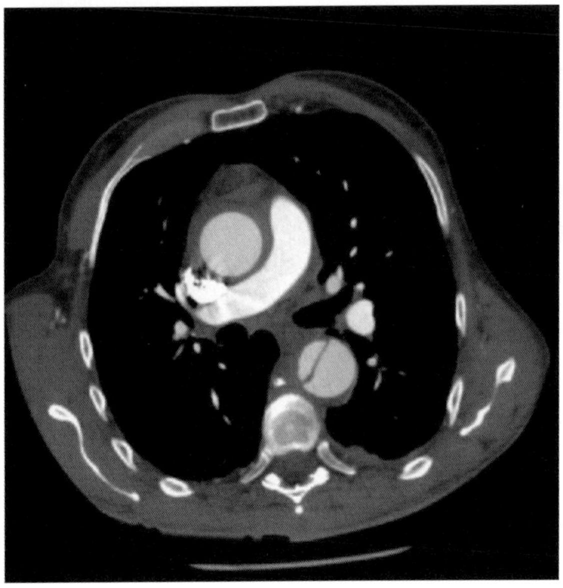

A.胸主动脉左前斜位重建　　B.另一个心动时相的门控 CTA

C.平扫图像　　D.延迟期图像

5c 几小时后，该患者重新扫描，获得如下图像。下一步最好的处理措施是：

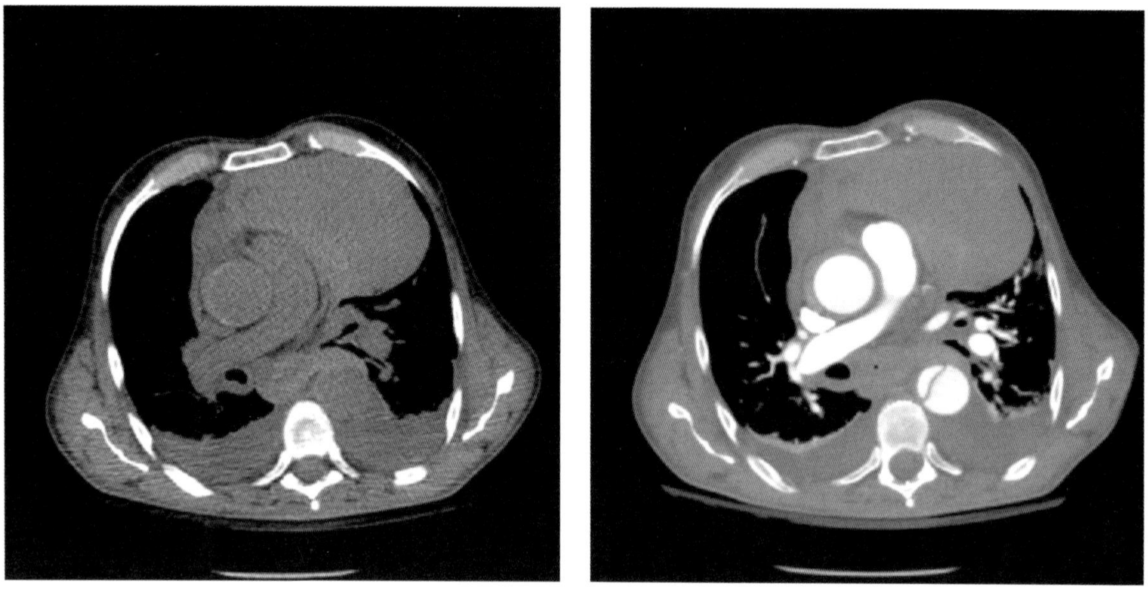

A.药物治疗　　B.立即手术治疗

C.血管内治疗　　D.其他影像学检查

6 主动脉环扩张与马方综合征最密切相关，其他什么情况也会产生类似表现？

A.梅毒　　B.二叶式主动脉瓣

C.大动脉炎　　D. Ehlers-Danlos 综合征

7 在主动脉夹层中，最主要的病变位于主动脉哪个部位？

A.内膜　　B.中层

C.外膜　　D.滋养血管

8 依照 Stanford 分类方法，位于主动脉弓的夹层属于什么类型？

A. A 型　　B. B 型

C. C 型

9 主动脉夹层最常见的风险因素是：

A.高血压　　B.中层囊性变

C.马方综合征　　D.主动脉瘤

10 下列图像显示了哪些并发症？

A.主动脉反流　　B.主动脉狭窄

C.主动脉瓣心内膜炎　　D.主动脉破裂

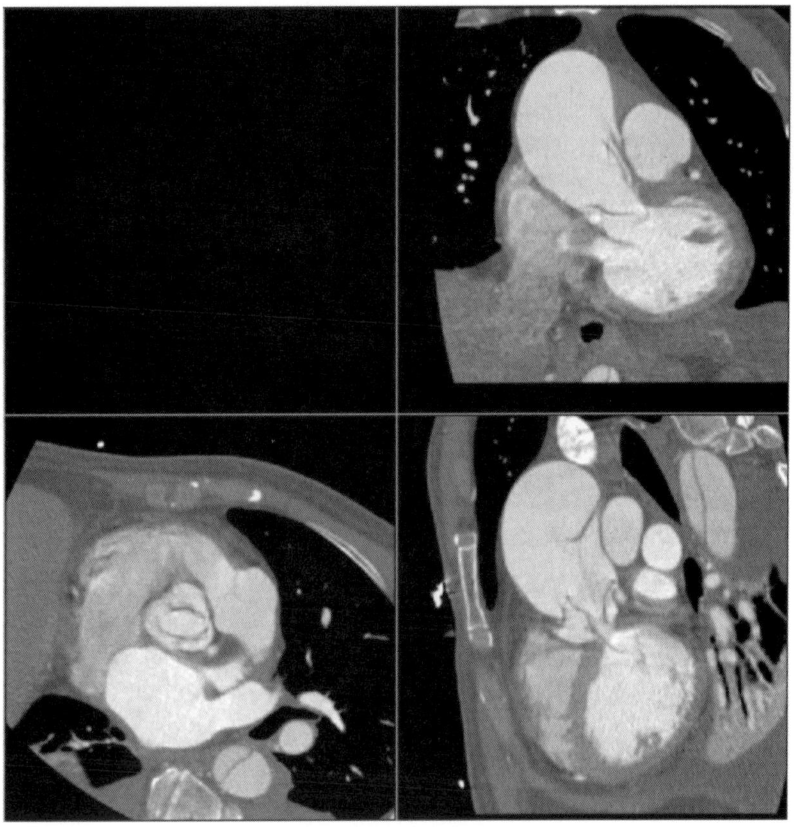

11a 在下列情况中,主动脉壁完整的是:

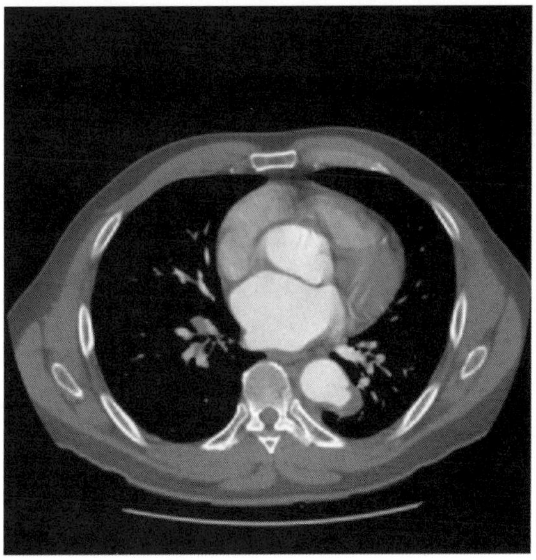

A.内膜　　　　B.中层

C.外膜

11b 该患者仍无症状,下一步应如何处理?

A.药物治疗　　　　B.手术治疗

C.血管内支架术

12 患者,男,56岁,根据下图可知,该患者最可能的潜在情况是:

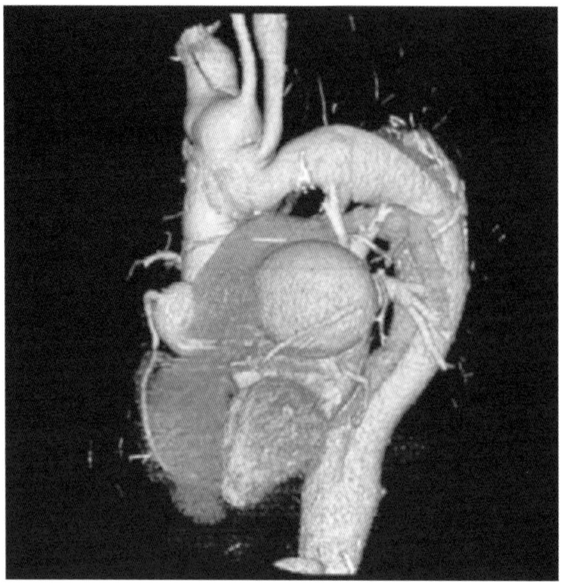

扫码看彩图

A.早期动脉粥样硬化　　B.马方综合征

C.大动脉炎　　D.既往梅毒感染

13 患者,男,62岁,主诉下肢疼痛,下一步最好的处理措施是:

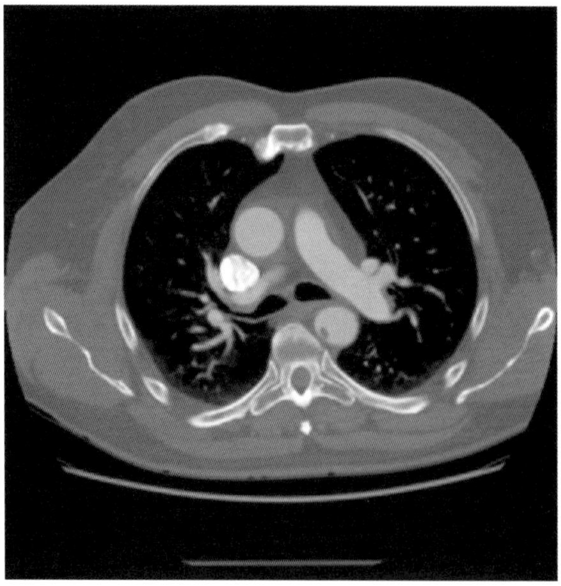

A.血管内取栓术　　B.外科取栓术

C.药物治疗

14a　下图的胸片显示的征象是：

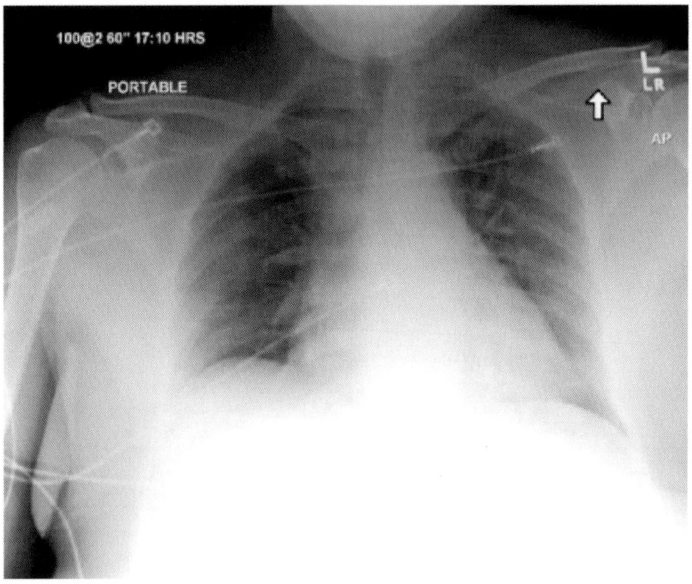

A.雪人征　　　　　　　　　　B. Westermark 征

C.反 S 征　　　　　　　　　　D.弯刀征

14b　在下列图像中，哪些测量值可最有效地评估肺动脉栓塞的严重性？

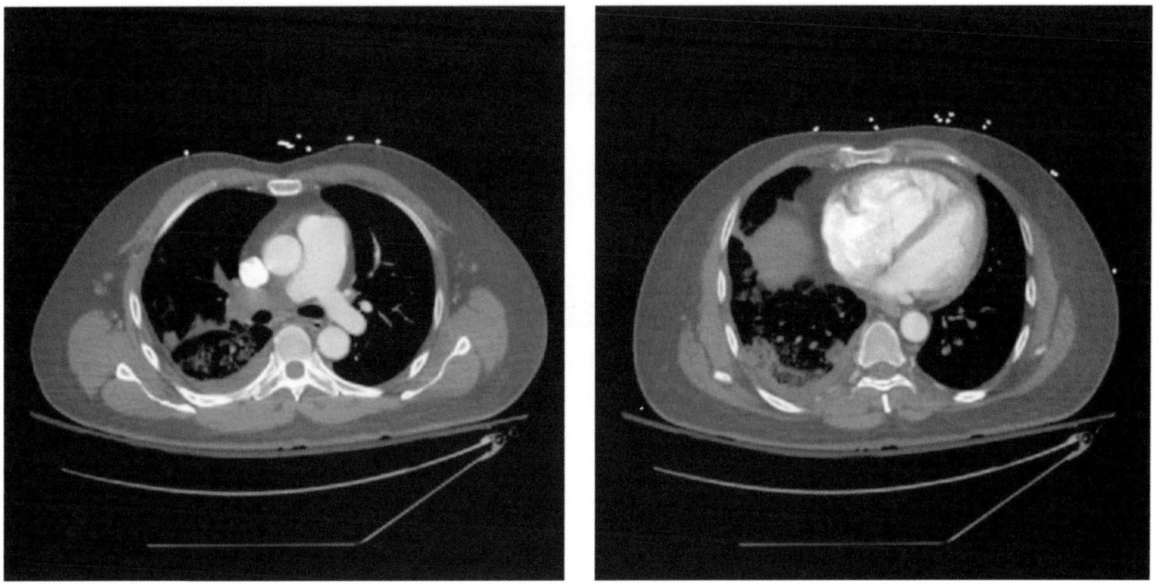

A.右心室与左心室的短轴比　　　　B.左心室与右心室的短轴比

C.室间隔壁的厚度　　　　　　　　D.右心室壁的厚度

15a 患者,男,28 岁,呼吸急促,出现下图所示的影像学表现的最可能原因是:

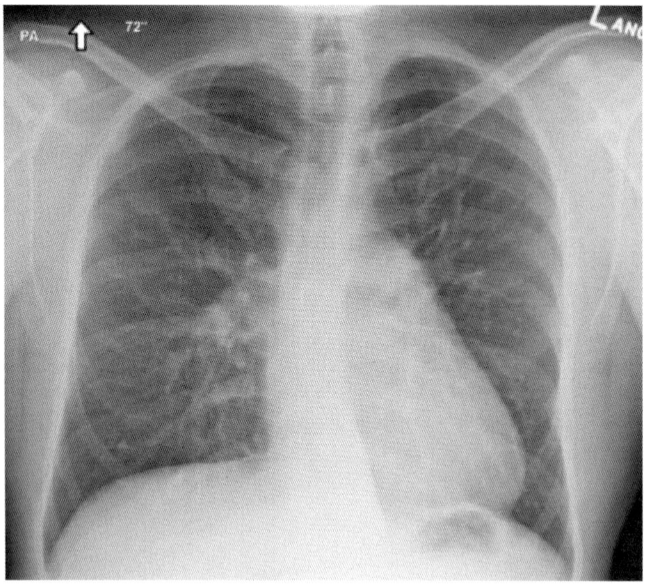

A.右心衰竭导致肺水肿
B.二尖瓣反流导致肺水肿
C.左向右分流导致肺动脉高压
D.特发性肺动脉高压

15b 下图所示并发症的最好处理方式是:

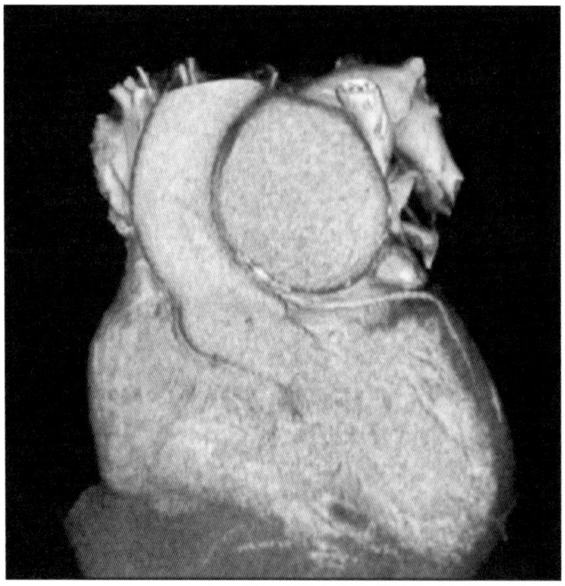

扫码看彩图

A.观察
B.植入支架
C.内科治疗

16 图示为什么类型的动静脉畸形？

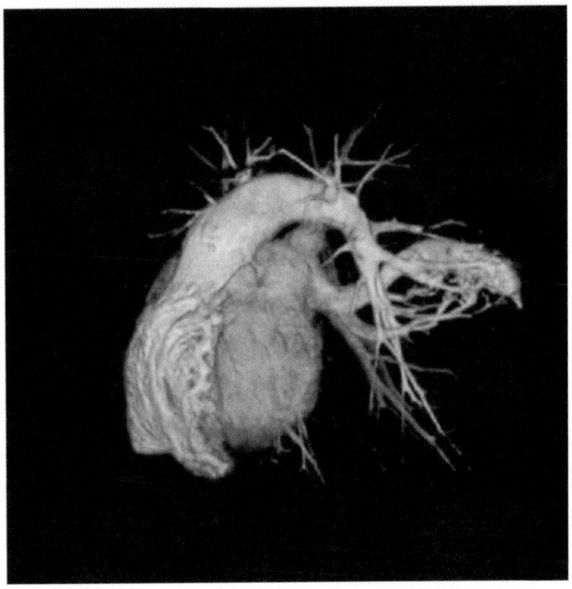

扫码看彩图

A.简单畸形　　B.中度畸形

C.复杂畸形

17 肺动静脉畸形的分流类型是：

A.右向左分流　　B.左向右分流

C.右向右分流　　D.左向左分流

18 多发性肺动静脉畸形与下列哪种情况相关？

A.遗传性出血性毛细血管扩张症　　B. Von Hippel-Lindau 综合征

C.结节性硬化　　D.马方综合征

19 治疗肺动静脉畸形时，需要阻断的供血血管的直径通常是：

A. 1mm　　B. 2mm

C. 3mm　　D. 4mm

20 最常见的肺静脉解剖变异是：

A.右肺静脉共干　　B.左肺静脉共干

C.右中肺静脉干分离　　D.舌肺静脉干分离

21 图示疾病的一线治疗方法是:

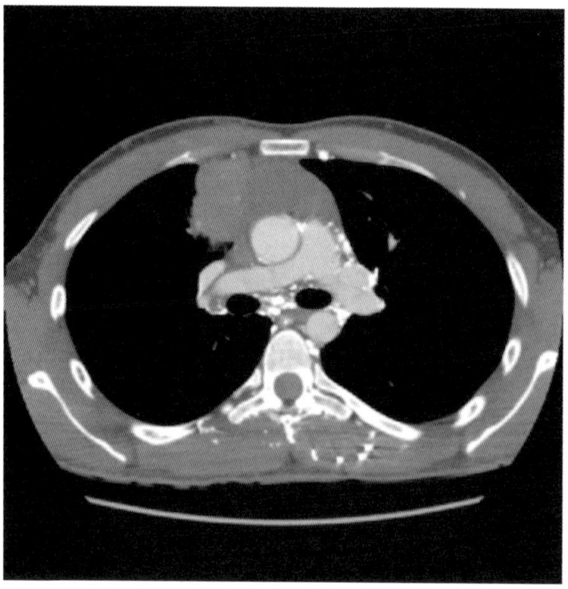

A.手术治疗　　B.放射治疗

C.化学治疗　　D.植入支架

22 患者,男,33 岁,肺静脉消融术后产生的并发症是:

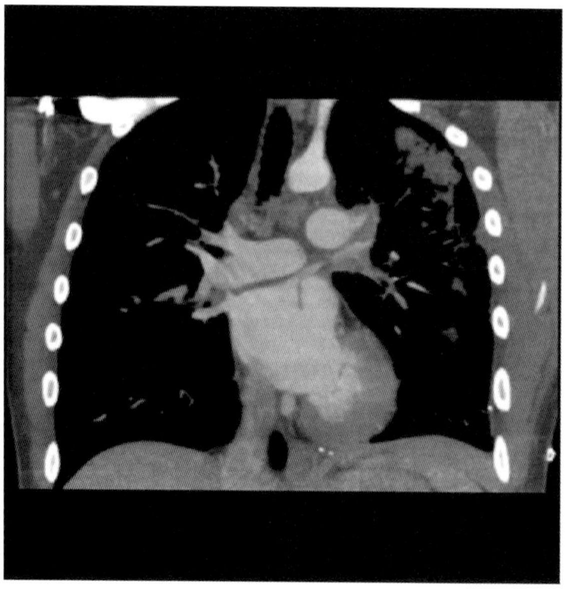

A.食管心房瘘　　B.肺动脉栓塞

C.肺静脉狭窄　　D.创伤性房间隔缺损

23 下图影像学表现的鉴别诊断包括大动脉炎及下列哪项？

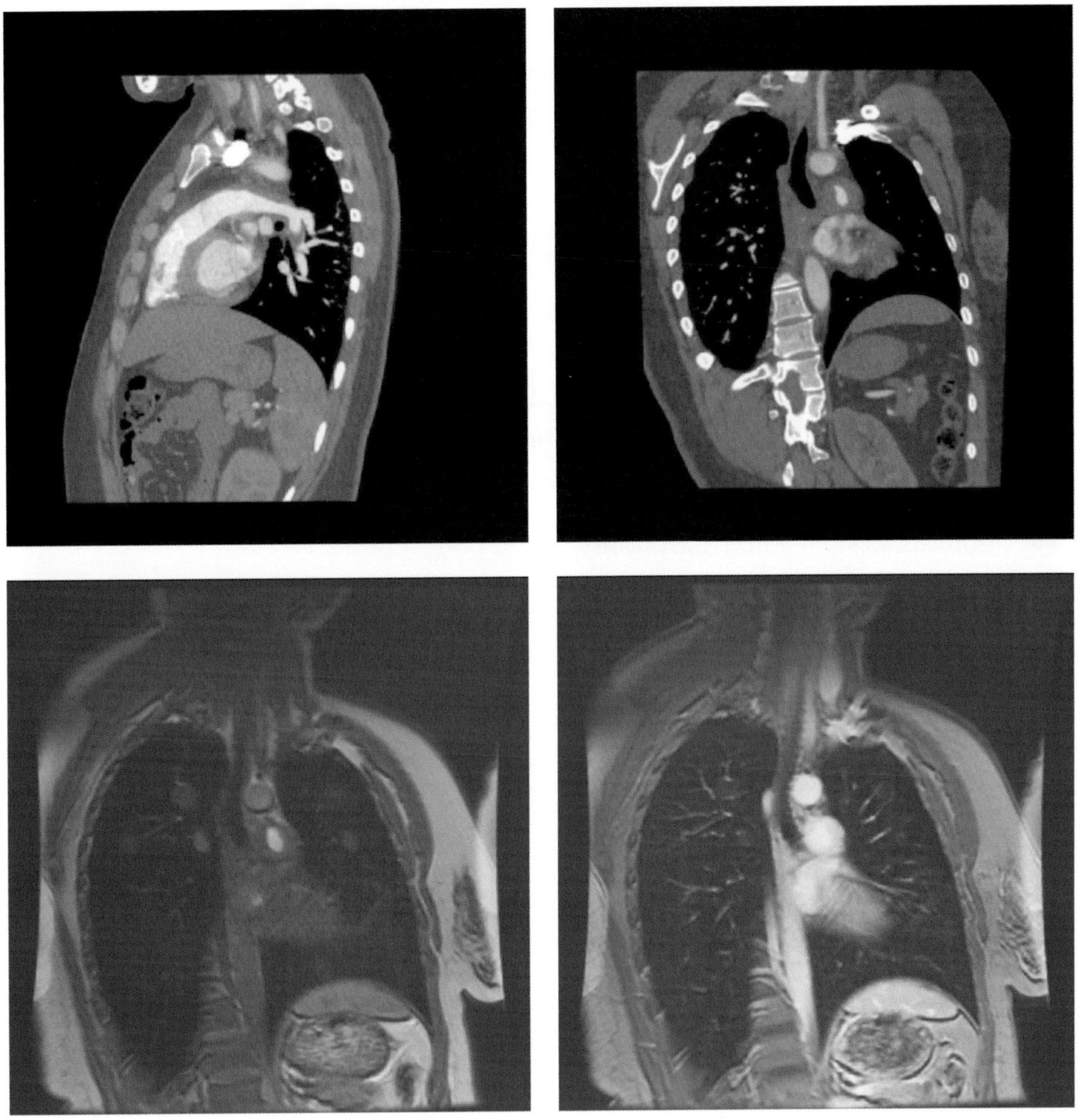

A.结节性多动脉炎　　B.川崎病

C. Wegener 肉芽肿　　D.巨细胞动脉炎

24 成人马方综合征患者，符合手术指征的主动脉管径是：

A. 4.0cm　　B. 5.0cm

C. 6.0cm　　D. 7.0cm

25 下图所示患者下一步最好的处理方法是：

A.血管栓塞术　　B.组织活检

C.密切观察　　D.观察薄层图像

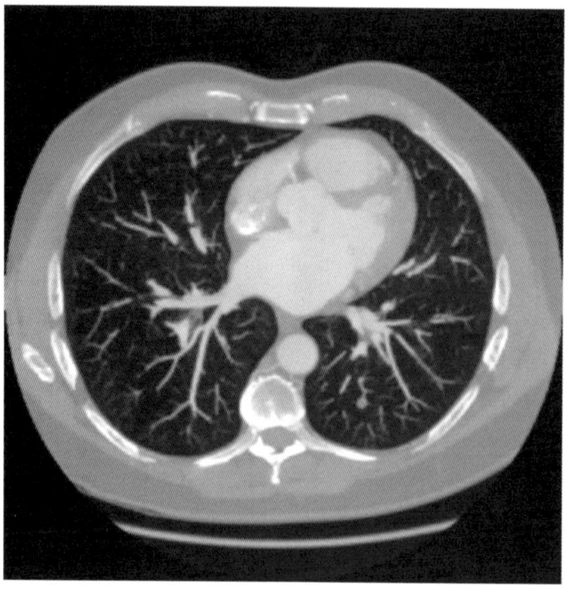

26 图示的主动脉弓异常最可能的原因是：

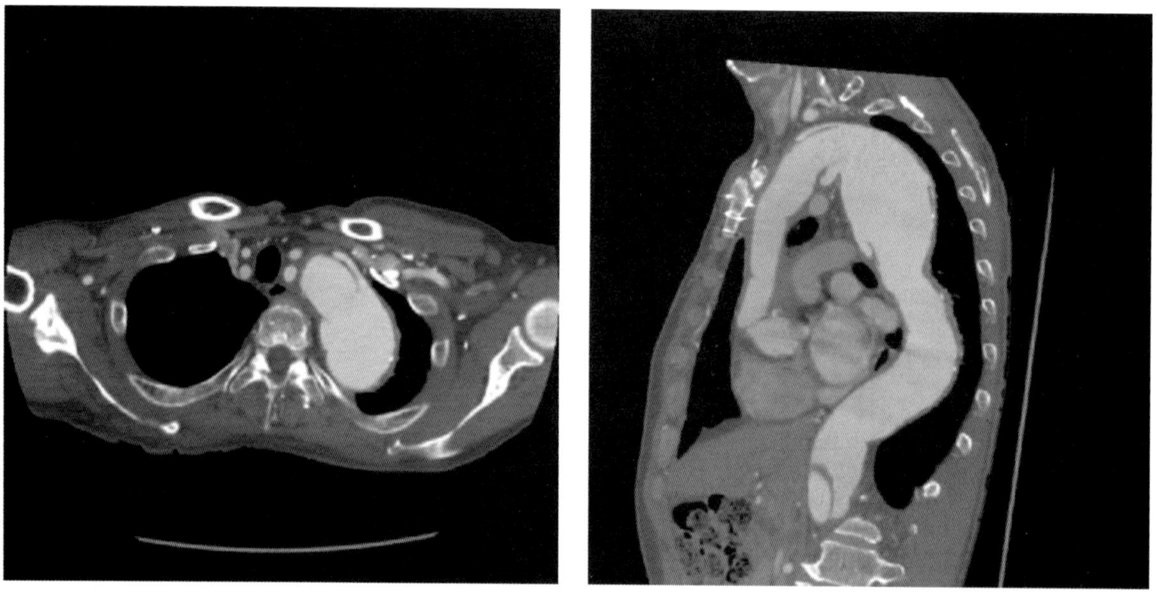

A.剥离皮瓣残留　　　　B.象鼻式修复

C.局限性内膜撕裂　　　　D.植入物感染

27 在 CTA 中，下列哪项有助于鉴别真腔和假腔？

A.较大的管腔直径　　　　B.鸟喙征

C.管腔被另一个管腔包裹　　　　D.内膜壁钙化

E.蜘蛛网征

28 下列哪种类型的夹层更常见？

A. Stanford A 型　　　　B. Stanford B 型

C. Stanford C 型　　　　D.发病率相当

答案与解析

1 答案 A。主动脉瘤最常见的病因是动脉粥样硬化,约占病例总数的 70%。其他答案都是升主动脉瘤不常见的病因。

参考文献:Agarwal PP,Chughtai A,Matzinger FR,et al. Multidetector CT of thoracic aortic aneurysms. *Radiographics* 2009;29(2):537-552. doi:10.1148/rg.292075080. Review. PubMed PMID:19325064.

2a 答案 B。冠状位重建图像显示主动脉环扩张(主动脉根部扩张导致窦管交接消失)。有人将此描述为主动脉的梨形/郁金香球外观。虽然动脉粥样硬化是动脉瘤最常见的原因,但这个年轻患者没有表现出动脉粥样硬化。二叶式主动脉瓣也可引发动脉瘤,但是通常不会出现主动脉环扩张的表现。高血压引起的主动脉瘤通常也不会引起主动脉环的扩张。

参考文献:Agarwal PP,Chughtai A,Matzinger FR,et al. Multidetector CT of thoracic aortic aneurysms. *Radiographics* 2009;29(2):537-552. doi:10.1148/rg.292075080. Review. PubMed PMID:19325064.

Ha HI,Seo JB,Lee SH,et al. Imaging of Marfan syndrome:multisystemic manifestations. *Radiographics* 2007;27(4):989-1004. Review. PubMed PMID:17620463.

2b 答案 D。二尖瓣脱垂可见于马方综合征患者。所列的其他瓣膜异常与马方综合征无关。

参考文献:Agarwal PP,Chughtai A,Matzinger FR,et al. Multidetector CT of thoracic aortic aneurysms. *Radiographics* 2009;29(2):537-552. doi:10.1148/rg.292075080. Review. PubMed PMID:19325064.

Ha HI,Seo JB,Lee SH,et al. Imaging of Marfan syndrome:multisystemic manifestations. *Radiographics* 2007;27(4):989-1004. Review. PubMed PMID:17620463.

3 答案 D。典型的主动脉憩室特征包括边缘光滑和肩部轻度倾斜,应该与主动脉壁形成钝角,无内膜瓣,容易形成创伤性假性动脉瘤。它们均可位于主动脉峡部,因此,这不是一个鉴别征象。慢性假性动脉瘤和主动脉憩室均可伴发钙化。

参考文献:Steenburg SD,Ravenel JG,Ikonomidis JS,et al. Acute traumatic aortic injury:imaging evaluation and management. *Radiology* 2008;248 (3):748-762. doi:10.1148/radiol.2483071416. Review. PubMed PMID:18710974.

4 答案 D。动脉瘤的快速进展最符合霉菌性动脉瘤。动脉粥样硬化进展速度不会如此快。本例所见囊状动脉瘤也常见于霉菌性动脉瘤。大动脉炎通常会导致血管腔狭窄,也可能导致动脉瘤;在该病例中,大动脉炎可作为鉴别诊断,但可能性较小。创伤后动脉瘤也有可能,但是与创伤后动脉瘤相比,其快速的扩大和边界不规则,更符合霉菌性动脉瘤。

参考文献:Agarwal PP,Chughtai A,Matzinger FR,et al. Multidetector CT of thoracic aortic aneurysms. *Radiographics* 2009;29(2):537-552. doi:10.1148/rg.292075080. Review. PubMed PMID:19325064.

Macedo TA,Stanson AW,Oderich GS,et al. Infected aortic aneurysms:imaging findings. *Radiology* 2004;231(1):250-257. Erratum in:*Radiology* 2006;238(3):1078. PubMed PMID:15068950.

5a 答案 B。轴位图像显示的是 Stanford B 型胸主动脉夹层。主动脉根部显示壁增厚,但这也可能是运动伪影导致的。下一步最好行门控胸主动脉 CTA 检查,以便更好地评估主动脉根部。如果仅仅是孤立的降主动脉夹层, 内科保守治疗是可行的。如果确诊为 Stanford A 型夹层,应立即手术(很难确诊,因为这可能是非门控图像上的运动伪影)。

鉴于没有证据表明动脉瘤的存在,也没有证据表明血管内治疗在 Stanford A 型夹层治疗中所发挥的作用,因此,不建议进行血管内治疗。

5b 答案 C。门控 CTA 证实升主动脉壁增厚/升主动脉周围积液。这符合 Stanford A 型主动脉夹层/壁内血肿的诊断。平扫图像显示主动脉壁高密度液体,可证实为积血。左前斜位重建可以直观地显示完整的主动脉,但对确定主动脉壁密度值没有帮助。心动周期的另一期也不能帮助确定是否有积血。延迟期图像可能会有帮助,可通过较低的腔内对比度更好地显示腔壁,但不如平扫图像明确。

5c 答案 B。平扫图像证实升主动脉周围存在高密度影,可诊断为 Stanford A 型主动脉夹层即壁内血肿,而不是沿升主动脉逆向延伸的夹层。下一步的最佳处理是立即手术。

参考文献:Karmy-Jones R, Aldea G, Boyle EM Jr. The continuing evolution in the management of thoracic aortic dissection. *Chest* 2000;117(5):1221–1223. PubMed PMID:10807801.

Mészáros I, Mórocz J, Szlávi J, et al. Epidemiology and clinicopathology of aortic dissection. *Chest* 2000;117(5):1271–1278. PubMed PMID:10807810.

6 答案 D。主动脉环扩张通常与马方综合征有关。其他原因包括 Ehlers–Danlos 综合征、同型胱氨酸尿症和成骨不全症。其也可能是特发性的,无潜在的基因异常。梅毒性动脉瘤通常不累及主动脉根部。二叶式主动脉瓣的窦管连接处通常不扩张。大动脉炎会导致主动脉狭窄。

参考文献:Agarwal PP, Chughtai A, Matzinger FR, et al. Multidetector CT of thoracic aortic aneurysms. *Radiographics* 2009;29(2):537–552. doi:10.1148/rg.292075080. Review. PubMed PMID:19325064.

7 答案 B。主动脉夹层是指主动脉内膜破裂,血液进入主动脉壁中层。因此,受损最严重的是中层。内膜除了入口处撕裂其余几乎完好无损。如果外膜破裂则会引起主动脉破裂。发生壁内血肿时会累及滋养血管。

参考文献:McMahon MA, Squirrell CA. Multidetector CT of aortic dissection: a pictorial review. *Radiographics* 2010;30(2):445–460. doi:10.1148/rg.302095104. Review. PubMed PMID:20228328.

8 答案 B。夹层破口位于主动脉弓者是 Stanford B 型主动脉夹层。Stanford A 型累及升主动脉。不累及升主动脉的所有其他类型都属于 Stanford B 型。不存在 Stanford C 型夹层。

参考文献:McMahon MA, Squirrell CA. Multidetector CT of aortic dissection: a pictorial review. *Radiographics* 2010;30(2):445–460. doi:10.1148/rg.302095104. Review. PubMed PMID:20228328.

9 答案 A。高血压是主动脉夹层最常见的风险因素,大多数夹层患者都伴有高血压。其他几个选项都是动脉夹层的不太常见的风险因素。

参考文献:McMahon MA, Squirrell CA. Multidetector CT of aortic dissection: a pictorial review. *Radiographics* 2010;30(2):445–460. doi:10.1148/rg.302095104. Review. PubMed PMID:20228328.

10 答案 A。主动脉根部重建图像显示 Stanford A 型夹层,内膜瓣在舒张期脱垂进入主动脉根部,导致主动脉瓣反流。

参考文献:McMahon MA, Squirrell CA. Multidetector CT of aortic dissection: a pictorial review. *Radiographics* 2010;30(2):445–460. doi:10.1148/rg.302095104. Review. PubMed PMID:20228328.

11a 答案 C。胸段降主动脉可见突出影,符合穿透性主动脉溃疡。在穿透性主动脉溃疡中,穿透性溃疡破坏内层(内膜),随后在中层积血。在该病例中,穿透性主动脉溃疡的位置存在主动脉局限性扩张,其外膜/外层完整,否则会导致主动脉破裂。

参考文献：Castañer E, Andreu M, Gallardo X, et al. CT in nontraumatic acute thoracic aortic disease: typical and atypical features and complications. *Radiographics* 2003;23:S93–S110. Review. PubMed PMID: 14557505.

11b 答案 A。穿透性溃疡通常发生在降主动脉，被认为是与 Stanford B 型主动脉夹层等同的病变。对于无症状的患者，最适当的治疗方法是药物治疗（控制血压）。只有伴发主动脉破裂/血流动力学不稳定的患者才考虑手术治疗。考虑到手术修复存在较高风险，血管内治疗是可行的。手术治疗的适应证包括出现症状或溃疡性动脉瘤迅速增大的患者。

参考文献：Castañer E, Andreu M, Gallardo X, et al. CT in nontraumatic acute thoracic aortic disease: typical and atypical features and complications. *Radiographics* 2003;23:S93–S110. Review. PubMed PMID: 14557505.

12 答案 B。这是一例马方综合征患者，接受主动脉 Bentall 复合根部置换术后引发巨大的冠状动脉吻合口瘤。注意胸段降主动脉的夹层。由于马方综合征患者有潜在的主动脉壁异常，重新植入的反向吻合易于形成动脉瘤。虽然大动脉炎和既往梅毒感染可导致动脉瘤，但其均与冠状动脉吻合口瘤无关。

参考文献：Bruschi G, Cannata A, Botta L, et al. Giant true aneurysm of the right coronary artery button long after aortic root replacement. *Eur J Cardiothorac Surg* 2013;43 (5):e139–e140. doi:10.1093/ejcts/ezt057. Epub 2013 Feb 20. PubMed PMID:23425675.

Prescott-Focht JA, Martinez-Jimenez S, Hurwitz LM, et al. Ascending thoracic aorta: postoperative imaging evaluation. *Radiographics* 2013;33 (1):73–85. doi:10.1148/rg.331125090. Review. PubMed PMID:23322828.

13 答案 C。轴位图像显示胸降主动脉内存在血栓。目前尚无外科手术或血管内取栓术等积极治疗。相反，患者可接受药物抗凝治疗。

参考文献：Ferrari E, Vidal R, Chevallier T, et al. Atherosclerosis of the thoracic aorta and aortic debris as a marker of poor prognosis: benefit of oral anticoagulants. *J Am Coll Cardiol* 1999;33 (5):1317–1322. PubMed PMID:10193733.

14a 答案 B。前后位胸片显示右肺血量减少，这符合 Westermark 征。雪人征见于肺总静脉回流异常。反 S 征见于肺门肿块和右肺上叶塌陷。弯刀征见于肺静脉回流异常。

参考文献：Han D, Lee KS, Franquet T, et al. Thrombotic and nonthrombotic pulmonary arterial embolism: spectrum of imaging findings. *Radiographics* 2003;23(6):1521–1539. Review. PubMed PMID:14615562.

14b 答案 A。右心室与左心室短轴比是评价右心负荷和肺动脉栓塞严重程度最佳测量方法。比值>1 表示右心负荷增加，比值>1.5 表明严重的肺动脉栓塞。室间隔壁厚度和右心室壁厚度与急性肺栓塞的预后的相关性目前尚无报道。

参考文献：Ghaye B, Ghuysen A, Bruyere PJ, et al. Can CT pulmonary angiography allow assessment of severity and prognosis in patients presenting with pulmonary embolism? What the radiologist needs to know. *Radiographics* 2006;26(1):23–39; discussion 39–40. Review. PubMed PMID:16418240.

15a 答案 C。正位胸片显示肺动脉轮廓增大伴血流增加，提示存在左向右分流。因此，这一征象最符合房间隔或室间隔缺损引发的肺动脉高压。

参考文献：Peña E, Dennie C, Veinot J, et al. Pulmonary hypertension: how the radiologist can help. *Radiographics* 2012;32(1):9–32. doi:10.1148/rg.321105232. PubMed PMID:22236891.

15b 答案 B。容积再现图像显示肺动脉明显增宽，压迫左冠状动脉起点/近端。这可以通过手术或支架植入术治疗,但考虑到肺动脉高压患者手术死亡率较高,目前支架植入术是一种公认的治疗方法。

参考文献:Caldera AE,Cruz-Gonzalez I,Bezerra HG,et al. Endovascular therapy for left main compression syndrome. Case report and literature review. *Chest* 2009;135(6):1648–1650. doi:10.1378/chest.08-2922. Review. PubMed PMID:19497900.

Peña E,Dennie C,Veinot J,et al. Pulmonary hypertension:how the radiologist can help. *Radiographics* 2012;32(1):9–32. doi:10.1148/rg.321105232. PubMed PMID:22236891.

16 答案 C。简单畸形由单支段动脉供血,复杂畸形由多支段动脉供血。不存在中度畸形。

参考文献:White RI Jr,Mitchell SE,Barth KH,et al. Angioarchitecture of pulmonary arteriovenous malformations:an important consideration before embolotherapy. *AJR Am J Roentgenol* 1983;140(4):681–686. PubMed PMID:6601370.

17 答案 A。肺动静脉畸形为从右到左分流,将无氧的血液从肺动脉分流到肺静脉的含氧血液中。

参考文献:Martinez-Jimenez S,Heyneman LE,McAdams HP,et al. Nonsurgical extracardiac vascular shunts in the thorax:clinical and imaging characteristics. *Radiographics* 2010;30 (5):e41. doi:10.1148/rg.e41. Epub 2010 Jul 9. PubMed PMID:20622190.

18 答案 A。>50%的肺动静脉畸形患者存在遗传性出血性毛细血管扩张症,而 5%~15%的遗传性出血性毛细血管扩张症患者伴有肺动静脉畸形。

参考文献:Martinez-Jimenez S,Heyneman LE,McAdams HP,et al. Nonsurgical extracardiac vascular shunts in the thorax:clinical and imaging characteristics. *Radiographics* 2010;30 (5):e41. doi:10.1148/rg.e41. Epub 2010 Jul 9. PubMed PMID:20622190.

19 答案 C。治疗肺动静脉畸形需要阻断的供血动脉直径通常为 3mm。然而,目前认为较小的动静脉畸形仍可能会引起反常栓塞,所以直径<3mm 的供血血管仍需阻断。

参考文献:Trerotola SO,Pyeritz RE. PAVM embolization:an update. *AJR Am J Roentgenol* 2010;195(4):837–845. doi:10.2214/AJR.10.5230. Review. PubMed PMID:20858807.

20 答案 B。最常见的肺静脉解剖变异是左肺静脉共干。

参考文献:Porres DV,Morenza OP,Pallisa E,et al. Learning from the pulmonary veins. *Radiographics* 2013;33(4):999–1022. doi:10.1148/rg.334125043. Review. PubMed PMID:23842969.

21 答案 D。轴位图像显示上腔静脉完全阻塞。注意纵隔和椎体区域有明显的侧支血管。血管腔内支架植入术现已成为上腔静脉梗阻患者的一线治疗方法。

参考文献:Sheth S,Ebert MD,Fishman EK. Superior vena cava obstruction evaluation with MDCT. *AJR Am J Roentgenol* 2010;194 (4):W336–W346. doi:10.2214/AJR.09.2894. Review. PubMed PMID:20308479.

22 答案 C。冠状面重建图像显示左上肺静脉狭窄及左肺上叶气腔异常高密度影,符合左心房消融术后肺静脉狭窄合并肺静脉梗死的征象。

参考文献:Porres DV,Morenza OP,Pallisa E,et al. Learning from the pulmonary veins. *Radiographics* 2013;33(4):999–1022. doi:10.1148/rg.334125043. Review. PubMed PMID:23842969.

23 答案 D。斜位图像显示左肺动脉壁异常增厚和强化,提示血管炎。大动脉炎和巨细胞性动脉炎是一种可累及主肺动脉干分支的大血管炎。虽然影像学表现可能相似,但临床病史可能有助于鉴别。大动脉炎通常发生于较年轻的患者(<40 岁),而巨细胞性动脉炎

通常发生于>50 岁的患者。

参考文献:Castañer E, Alguersuari A, Gallardo X, et al. When to suspect pulmonary vasculitis: radiologic and clinical clues. *Radiographics* 2010;30 (1):33-53. doi:10.1148/rg.301095103. PubMed PMID: 20083584.

24 **答案 B**。在成人马方综合征患者中，如果直径>5.0cm，建议行预防性手术。但如果其生长速度较快(每年>1cm)，可能需要早期手术。

参考文献:Agarwal PP, Chughtai A, Matzinger FR, et al. Multidetector CT of thoracic aortic aneurysms. *Radiographics* 2009;29(2):537-552. doi:10.1148/rg.292075080. Review. PubMed PMID:19325064.

Ha HI, Seo JB, Lee SH, et al. Imaging of Marfan syndrome: multisystemic manifestations. *Radiographics* 2007;27(4):989-1004. Review. PubMed PMID:17620463.

25 **答案 D**。MIP 轴位图像显示存在明显血管连接的结节。这可能是小的单纯性动静脉畸形，或是由于 MIP 技术导致的伪影。对于肺动静脉畸形的诊断，必须同时显示供血动脉和引流静脉。该图像不能给出确定性诊断，所以应该通过原始图像确定是结节还是动静脉畸形。轴位图像显示该病变为结节，而不是动静脉畸形。

参考文献:Martinez-Jimenez S, Heyneman LE, McAdams HP, et al. Nonsurgical extracardiac vascular shunts in the thorax: clinical and imaging characteristics. *Radiographics* 2010;30 (5):e41. doi:10.1148/rg.e41. Epub 2010 Jul 9. PubMed PMID:20622190.

26 **答案 B**。轴位和斜矢状位图像显示内膜瓣位于主动脉弓。这符合象鼻型修复术，即主动脉弓移植物突入主动脉腔，以备将来的主动脉手术。该患者随后接受胸内移植物置入，连接至主动脉弓移植物，以去除主动脉弓动脉瘤。尽管残余的夹层内膜瓣仍存在，但其与升主动脉移植物相连续的表现可诊断为象鼻型修复术后的正常表现。该征象不是局限性内膜撕裂。没有发现提示移植物感染的征象。

参考文献:Sundaram B, Quint LE, Patel HJ, et al. CT findings following thoracic aortic surgery. *Radiographics* 2007;27(6):1583-1594. Review. PubMed PMID:18025504.

27 **答案 C**。假腔的管腔直径通常较大，可见鸟喙征。在一个管腔被另一个管腔包裹的情况下，真腔是被假腔包裹的。内壁钙化对鉴别真假腔无帮助，但是，在急性夹层中，外壁钙化提示真腔。但在慢性夹层中没有帮助，因为假腔可以存在钙化。蜘蛛网征是提示假腔的特异性征象，但并不常见。

参考文献:LePage MA, Quint LE, Sonnad SS, et al. Aortic dissection: CT features that distinguish true lumen from false lumen. *AJR Am J Roentgenol* 2001;177(1):207-211. PubMed PMID:11418429.

28 **答案 A**。Stanford A 型夹层更常见(占夹层总数的 60%~70%)。不存在 Stanford C 型夹层。

参考文献:McMahon MA, Squirrell CA. Multidetector CT of aortic dissection: a pictorial review. *Radiographics* 2010;30(2):445-460. doi:10.1148/rg.302095104. Review. PubMed PMID:20228328.

第 11 章 装置及术后表现

问题

1a 患者,男,35 岁,有晕厥病史,无猝死家族史。该患者在 CMR 检查前,技术人员要求查看胸部 X 线片。X 线片上有什么发现?

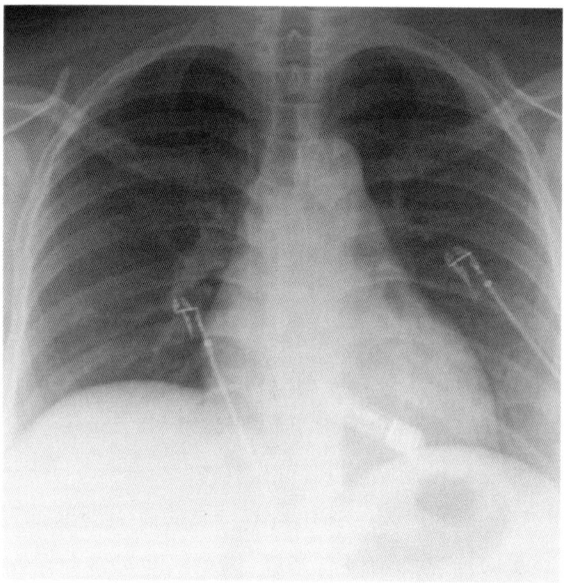

A.在患者口袋/衣兜无物品的情况下重复胸部 X 线检查

B.移除导联的既往起搏器

C.植入式循环记录器

D.外部 ICD

1b 在回顾了既往的胸部 X 线检查后,将如何进行 CMR 检查的安排?

A.胸部 X 线检查无任何异常。

B.与患者讨论该问题,并进行 CMR 检查。

C.与患者讨论该问题,与设备主要提供者讨论后决定是否进行检查。

D.与患者讨论该问题,因为禁忌证而取消 CMR 检查。

2a 下图为心脏重症监护病房患者的胸部 X 线片，以检查主动脉内球囊反搏(IABP)植入的位置(下图所示)。下列哪项是 IABP 植入的适应证?

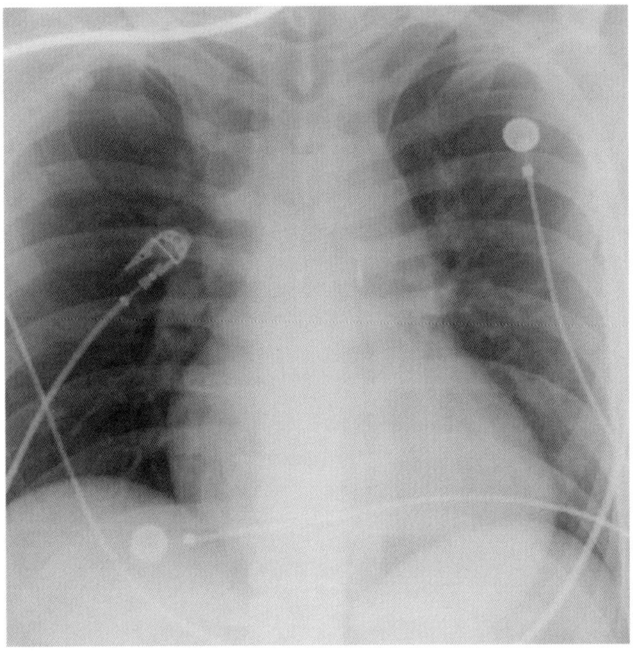

A.主动脉夹层　　B.急性三尖瓣关闭不全

C.主动脉瓣关闭不全　　D.急性二尖瓣关闭不全

2b 在随访的胸部 X 线片上，IABP 的尖端超过左锁骨下动脉。其处理方式为:

A. IABP 位置合适，且应该保持在该位置。　　B. IABP 位置太远，应该向前移动。

C. IABP 位置太近，应该向后移动。　　D.移除 IABP。

3 下列哪种设备会成为 CMR 检查的禁忌证?

A.人工心脏瓣膜　　B.下腔静脉过滤器

C.冠状动脉支架　　D. ICD

4 下列哪项为图示胸部 X 线片的主要表现？

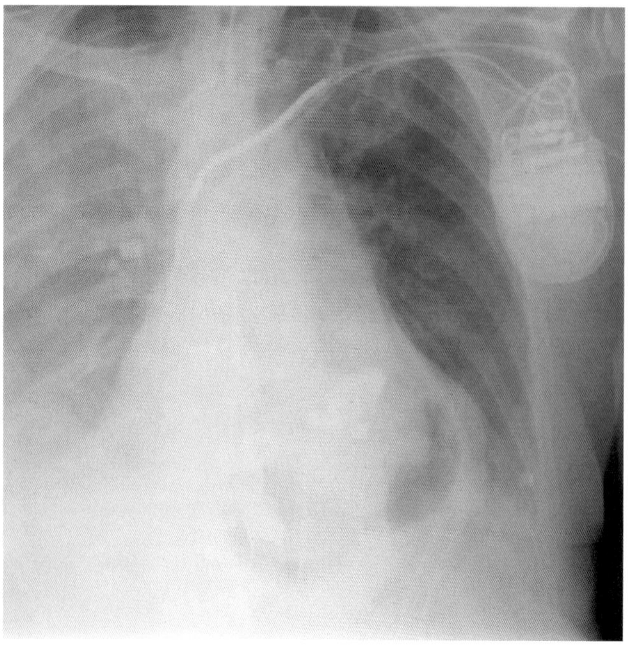

A.心包积气　　B.人工心脏

C.二尖瓣和三尖瓣修复术　　D.心室辅助装置

5 患者于 8 个月前接受心室辅助装置植入，现 CT 及 PET 表现如下图所示。以下哪项是最有可能的诊断？

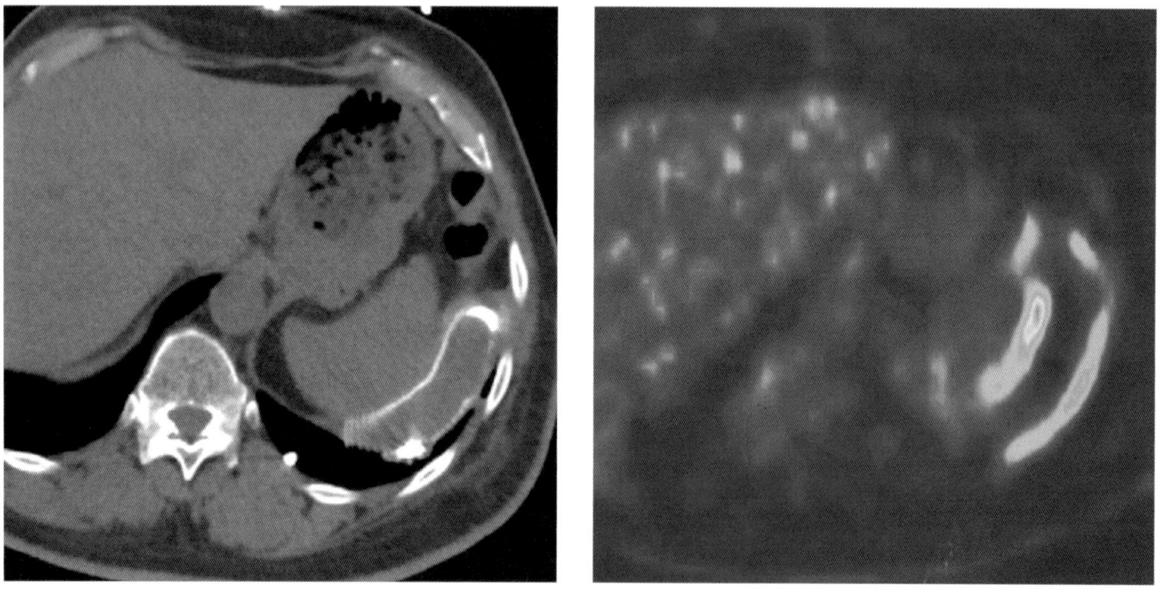

A. LVAD 感染　　B.套管折断

C. LVAD 血栓形成　　D.正常表现

扫码看彩图

6 带有心室辅助装置的严重心力衰竭患者的 CT 表现如下图所示。以下哪项是最佳的诊断?

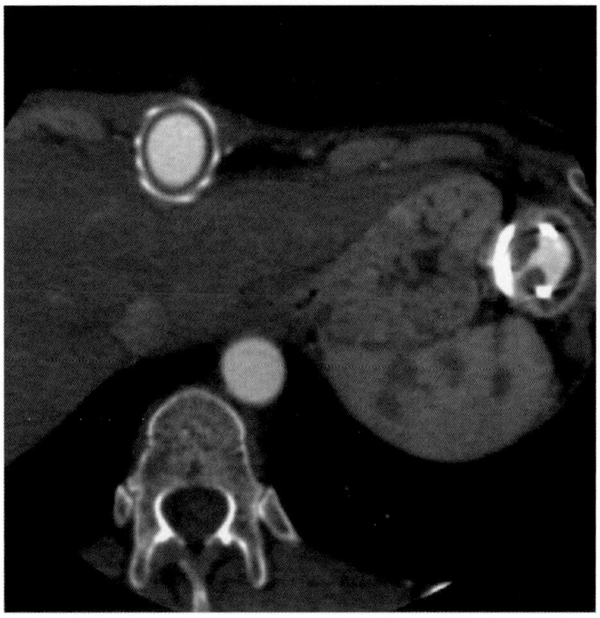

A. LVAD 感染
B.套管折断
C. LVAD 血栓形成
D.心肌梗死

7 患者,男,43 岁,有室性心动过速病史,4 个月前植入 ICD,现出现胸痛症状。以下哪项是最有可能的诊断?

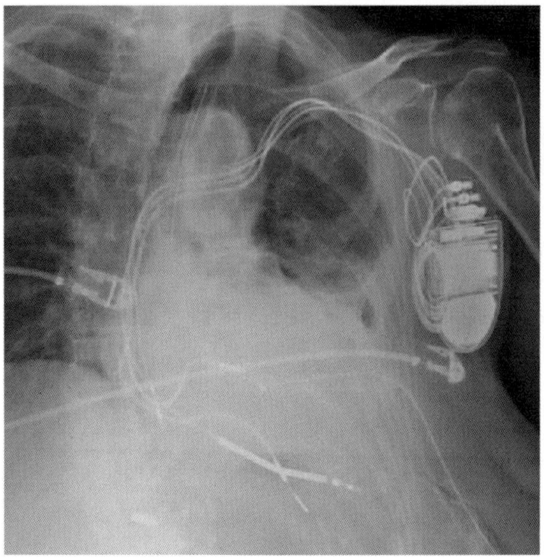

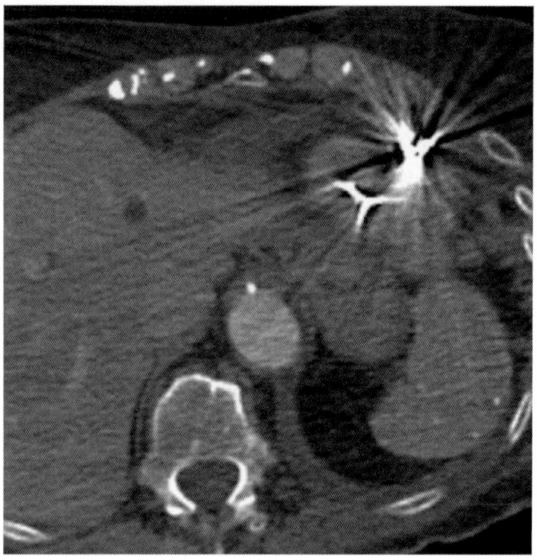

A.心肌梗死
B.导联穿孔
C.导联折断
D.气胸

8 如下图所示,常规胸片显示心影内存在不透射线的装置。以下哪项是最佳诊断?

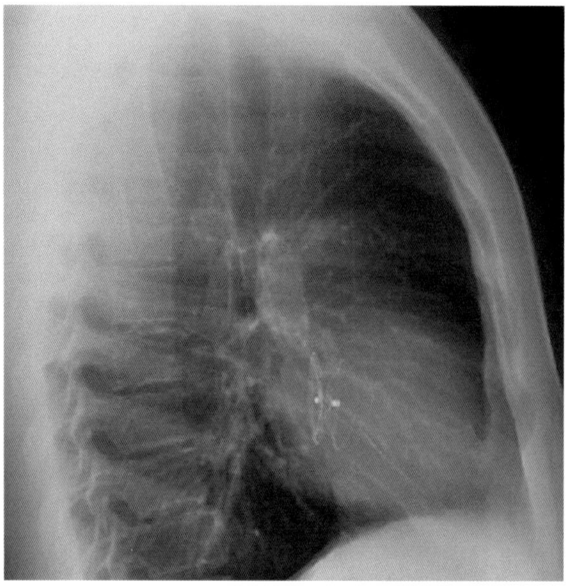

A.房间隔封堵器
B.二尖瓣移位
C.心房起搏装置
D.左心耳封堵器

9 图示胸部 X 线检查的特征是:

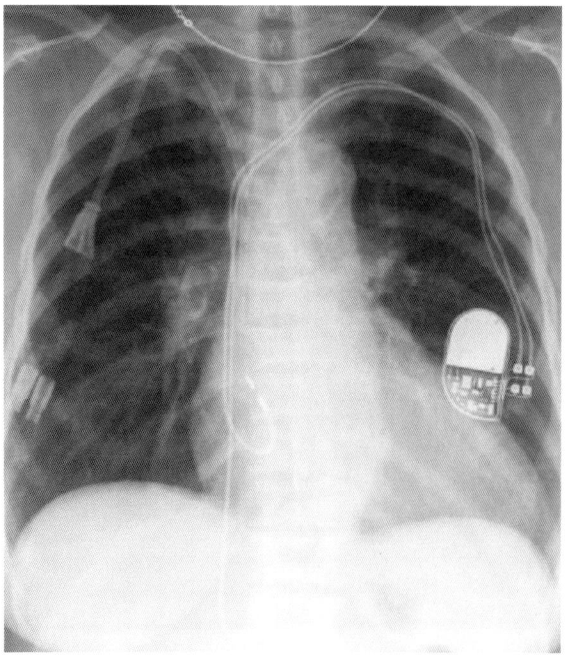

A.右心房导联错位
B.右心室导联错位
C.双心室导联
D.刻意放置的导联

10 患者,女,46 岁,近期因导联定位异常和捕获信息失败而接受 ICD 校正,2 个月后行胸部 X 线检查。以下哪项为最佳诊断描述?

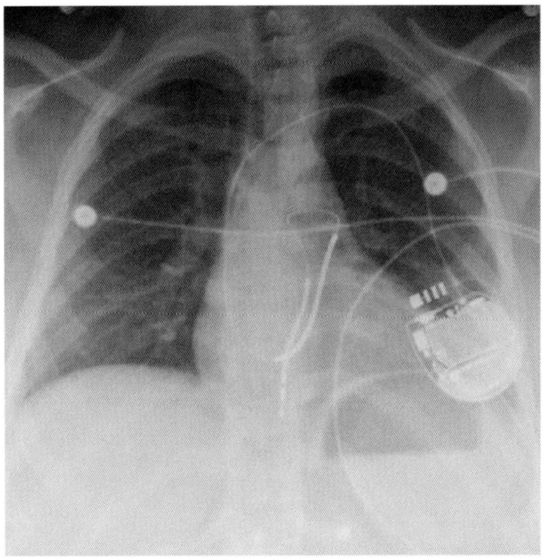

A.永存左上腔静脉　　B. Twiddler 综合征

C.房间隔缺损　　D.动脉定位器

11 患者计划行脑部 MRI 检查。该患者有 ICD 植入史,但已于 1 年多前移除。在 MRI 检查前进行了胸部 X 线检查。MRI 技术人员询问是否允许继续行 MRI 检查。根据 X 线片的表现,最合理的建议是:

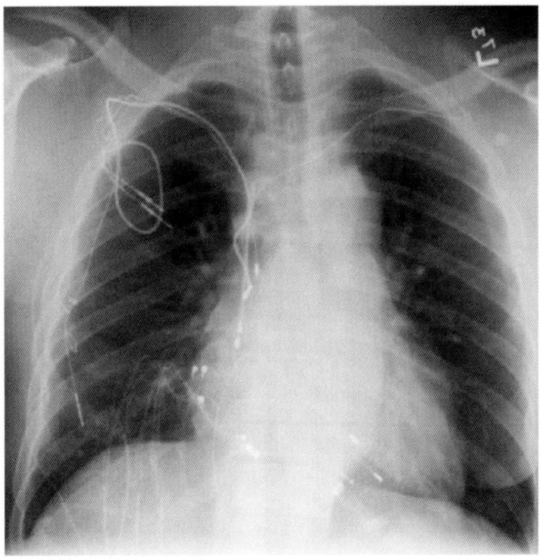

A. X 线片表现无异常。

B.与患者讨论该问题,并进行 CMR 检查。

C.与患者讨论该问题,并推迟检查,直到和主治医生讨论后。

D.与患者讨论该问题,并因禁忌证而取消 MRI 检查。

12　患者置入左心室辅助装置后,ICU 床旁胸部 X 线片显示心影增大。为进一步评价而进行 CT 检查。以下哪项是最有可能的诊断?

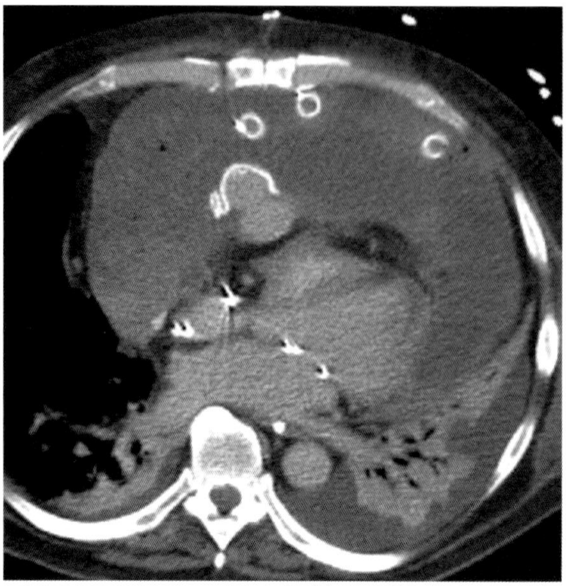

A.术后表现无异常　　B.主动脉夹层

C.左心室失代偿和急性心力衰竭　　D.纵隔出血

13　心脏起搏器植入后的胸片表现如下图所示,下一步应该做什么?

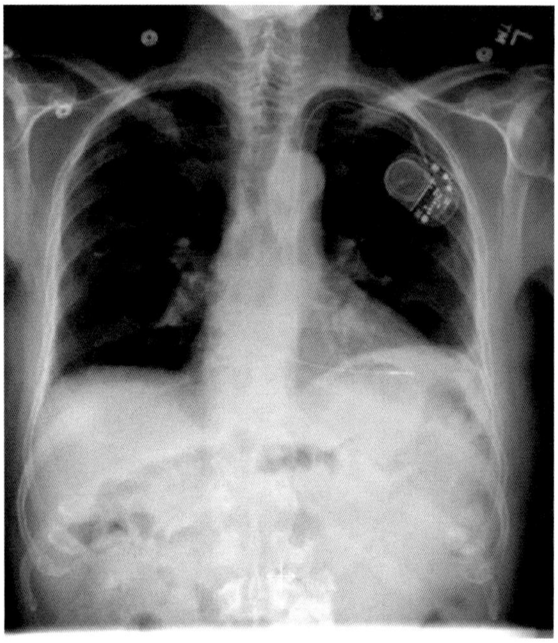

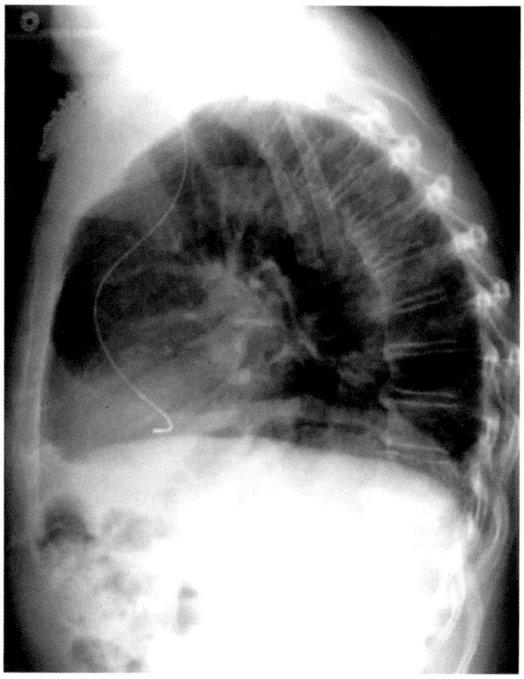

A.没问题,起搏器在左侧上腔静脉内。　　B.要求行胸部 CT 检查。

C.建议胸导管检查。　　D.建议进行手术。

14　图示患者接受了 A 型主动脉夹层修复术。下列哪项为箭头所示情况？

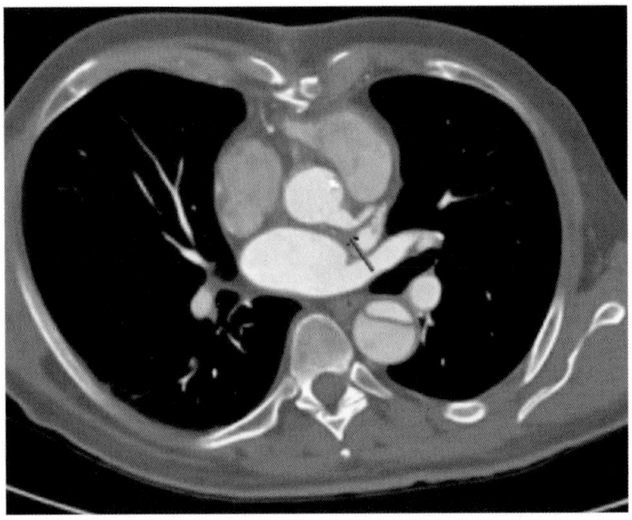

A.左冠状动脉主干动脉瘤　　B.左冠状动脉主干夹层
C.左冠状动脉主干血栓　　D.左冠状动脉主干再植入

15　下列图片显示的是以下哪项情况？

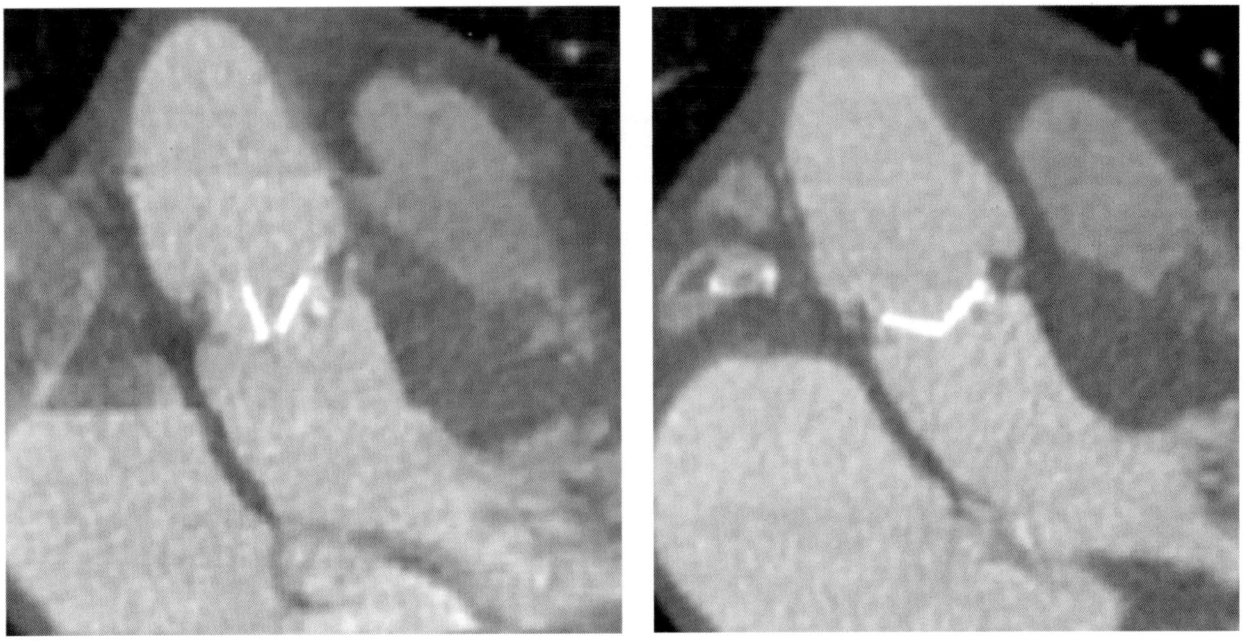

A.主动脉根部夹层　　B.瓣膜旁漏
C.术后室间隔瓣叶　　D.卡瓣

16 下图为两位不同患者的影像学表现,他们分别接受过哪种治疗?

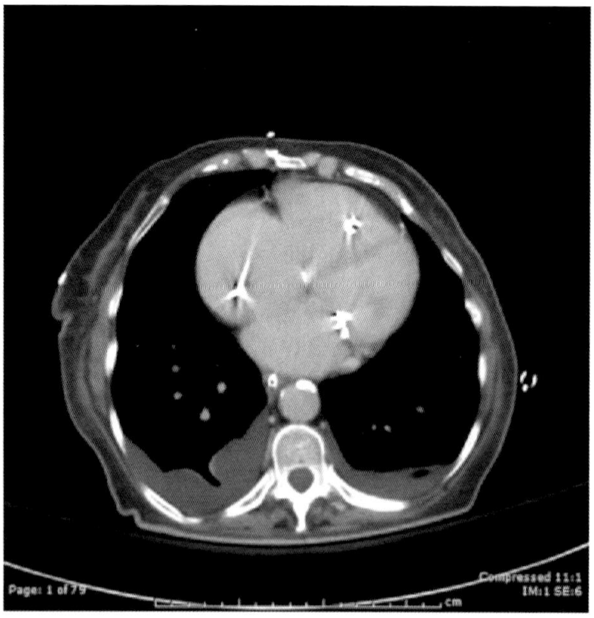

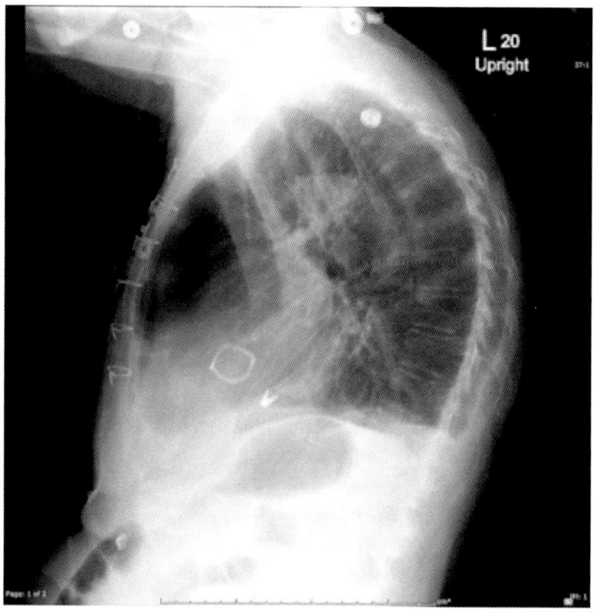

A.二尖瓣环成形术　　B.二尖瓣夹合

C.瓣内二尖瓣　　D.二尖瓣置换术

17 下图为存在心室颤动病史患者的胸部 X 线片。影像学的典型表现是:

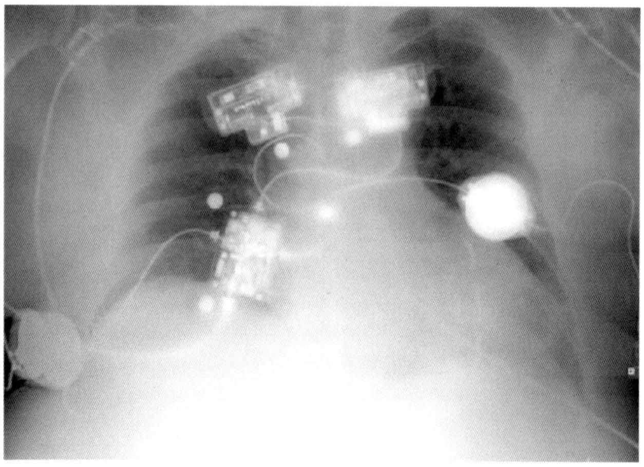

A.可穿戴式心脏复律除颤器　　B.体外自动除颤仪

C.植入式心脏设备　　D.动态心电图监护仪

答案与解析

1a 答案 C。胸部 X 线片显示不透射线的装置与心影重叠,与植入式循环记录仪(ILR)兼容,通常置于前胸的软组织内。

ILR 对于检测未确诊的复发性心律失常非常有用,尤其针对不明原因晕厥的患者,其诊断率明显高于其他常规检查。

ILR 不仅能够在没有外部电极的情况下(长达 3 年)进行长时间监测,而且还能在出现心律失常时自动激活,从而可以不依赖手动激活设备来捕获心律失常的发作。患者一旦出现心律失常就会被 ILR 记录下来,通过非磁性手持激活器发送给患者或亲属进行存档。由于长时间的心电图监测,循环记录仪可以更准确地提供患者症状与记录的异常心律之间的相关性。

参考文献: Subbiah RN,Gula LJ,Klein GJ,et al. Ambulatory monitoring (Holter,event recorders,external, and implantable loop recorders and wireless technology). In:*Electrical diseases of the heart.* 2008;344-352.

1b 答案 B。对于 ILR 在 MRI 检查中的影响,研究表明,与曝光于长孔和短孔 1.5T MRI 系统相比,ILR 没有显著的平移或移位。因此,ILR 可以在不损害患者或设备的情况下进行 MRI 检查。然而,经常会观察到可能被误认为快速型心律失常的伪影,不应解释为病理改变。

参考文献: Shellock FG,Tkach JA,Ruggieri PM,et al. Cardiac pacemakers,ICDs,and loop recorder:evaluation of translational attraction using conventional("long-bore")and "short-bore" 1.5 and 3.0 tesla MRI systems:safety. *J Cardiovasc Magn Reson* 2003;5(2):387-397.

Wong JA,Yee R,Gula LJ,et al. Feasibility of magnetic resonance imaging in patients with an implantable loop recorder. *Pacing Clin Electrophysiol* 2008;31(3):333-337.

2a 答案 D。胸片显示主动脉内球囊反搏(IABP),其尖端终止于胸降主动脉,位置适当。

IABP 最初于 20 世纪 60 年代引入,目前仍是危重心脏病患者最广泛使用的机械循环支持形式。随着 IABP 球囊的扩张,在升主动脉和降主动脉的近端发生的血液容积位移被称为"反搏"。实际上,舒张期的球囊膨胀和收缩期的快速收缩会导致收缩压的降低和舒张压的升高。结果显示,当冠状动脉灌注压最大时,收缩期后负荷减少,主动脉根部和舒张期冠状动脉压力增大。

现有的临床证据支持在心源性休克或难治性心绞痛的情况下放置主动脉内球囊泵。其他适应证如心肌梗死的机械并发症(即急性二尖瓣关闭不全和室间隔缺损)、难治性心律失常和顽固性心力衰竭等,较为少见,但 IABP 支持的适应证普遍被接受。

IABP 放置在主动脉瓣关闭不全患者中是禁忌的,因其会恶化反流的程度。在怀疑或已知主动脉夹层的情况下,不应尝试置入 IABP,因为无意中将气囊置入假腔可能会导致夹层扩大甚至主动脉破裂。同样,如果将 IABP 置入较大腹主动脉瘤的患者中,则可能会发生主动脉破裂。终末期心脏病患者不应放置 IABP,除非作为连接心室的辅助装置或心脏移植的桥梁。

参考文献: Tsagalou EP,Drakos SG,Tsolakis E,et al. Intraaortic balloon pump in the management of acute heart failure syndromes. In:Mebazaa A,Gheorghiade M,Zannad FM (eds.). *Acute heart failure*. London:Springer London,2008:671-683.

White JM,Ruygrok PN. Intra-aortic balloon counterpulsation in contemporary practice—where are we? *Heart Lung Circulation* 2015;24(4):335-341.

2b **答案 C**。IABP 置入术对于增加冠状动脉灌注舒张期有重要意义。通过改良 Seldinger 技术,IABP 导管经皮穿刺插入股动脉。一旦获得血管通路,通常在透视引导下将球囊导管插入胸降主动脉近端,于左锁骨下动脉起始点 2~3cm 处(隆突水平)置入球囊导管。

如果尖端放置得太近,球囊可能会阻塞主动脉弓的大血管。如果尖端放置得太远,那么 IABP 在增加冠状动脉血流量方面可能效果不足,也可能会阻塞内脏血管。

参考文献:Krishna M,Zacharowski K. Principles of intra-aortic balloon pump counterpulsation. *Continuing Educ Anaesthesia Crit Care Pain* 2009;9(1):24-28.

White JM,Ruygrok PN. Intra-aortic balloon counterpulsation in contemporary practice—where are we? *Heart Lung Circulation* 2015;24(4):335-341.

3 **答案 D**。由于磁场的影响,必须仔细筛查患者以排除铁磁植入物或铁磁异物。植入式装置通常被归类为"MRI 安全",意味着在任何情况下,甚至未来的 MRI 条件下,它们都是安全的;"MRI 条件性安全",意味着植入物在某些条件下是安全的,必须对任何特定设备进行详细说明;"MRI 不安全",包括任何已知在所有 MRI 环境中构成危险的物品。

植入物主要与主磁场(力和力矩效应)和射频场相互作用,从而产生热效应。目前植入的支架、心脏瓣膜、胸骨导线、心脏闭合器、封堵器、过滤器、栓塞线圈和螺钉均有 MRI 限制条件。大多数经过测试的植入线圈、过滤器、支架和移植物,由于其暴露在 3T 或更少的 MRI 系统中,不太可能移动或被移除。对于由非铁磁材料制成的金属植入物患者,无须在术后等待较长的时间就能进行 MRI 检查。然而,新的线圈、支架、过滤器和血管移植物在此基础上不断发展,所以建议参考制造商的产品信息或产品手册。

大多数冠状动脉支架、主动脉内植入物和下腔静脉过滤器由非铁磁性或弱铁磁性材料制成。通常认为这些植入物在 6~8 周内,由于组织的生长会产生额外的锚固效应。所有非铁磁性植入物,在植入后的任何时间都可以在 3T 或更少的 MRI 系统中进行检查。任何弱铁磁性植入物,最好在植入 6 周后进行扫描,并应该根据具体情况进行决策。

Zenith AAA 血管内支架显示为高磁力,并已被标记为"MRI 不安全"。

植入物可能会对 MRI 装置的不同电磁场产生反应,使安全性评估更为复杂。ICD 就是其中之一。ICD 包含各种不同铁磁质量的金属,以及复杂的电气系统,此外,还有装置移动、程序改变、非同步起搏、快速型心律失常疗法的激活、抑制起搏输出以及导联电流可能导致导联加热和心脏激动的可能。

目前的指南认为心脏起搏器或 ICD 的存在是常规 MRI 检查的相对禁忌证。应首先考虑其他诊断检查方法,只有在强有力的临床指征且对患者的潜在益处明显大于风险的情况下,才应考虑进行 MRI 检查。

参考文献:Levine GN,Gomes AS,Arai AE,et al. Safety of magnetic resonance imaging in patients with cardiovascular devices:an American Heart Association Scientific Statement From the Committee on Diagnostic and Interventional Cardiac Catheterization,Council on Clinical Cardiology,and the Council on Cardiovascular Radiology and Intervention:endorsed by the American College of Cardiology Foundation,the

North American Society for Cardiac Imaging, and the Society for Cardiovascular Magnetic Resonance. *Circulation* 2007;116(24):2878-2891.

4 答案 B。X 线片显示心脏手术后胸骨切开术和心室区域可见清晰的透明区,这与全人工心脏的心室波纹管有关。还可以看到心房吻合的人工瓣膜。

全人工心脏(TAH)是一种双心室机械辅助装置,是对心室功能衰竭患者进行明确解释后植入的。植入的持续时间取决于特定患者的健康状况和最终可供原位移植的人类心脏。植入的禁忌证包括慢性心脏恶性病变、高龄、不可恢复的终末器官慢性衰竭、预期无法恢复到移植候选状态及被诊断为纵隔尺寸不足。

胸部 X 线检查通常在 TAH 植入后、住院期间及原位移植前进行,用来评估装置并监测并发症。与此类似,4 个机械阀门位于非解剖位置。充满空气的右心室和左心室间隙可模拟腔内空气、纵隔积气、心包积气和脓肿。

TAT 与血栓形成的相关性很小,但风险很大。一旦血凝状态允许,患者需要接受严格的抗凝治疗。接受 TAH 的患者术后并发血胸或纵隔出血的比例也很高。抗凝治疗也增加了胸外出血的风险,包括蛛网膜下隙出血或自发性腹膜后出血。

参考文献:Copeland JG, Copeland H, Gustafson M, et al. Experience with more than 100 total artificial heart implants. *J Thorac Cardiovas Surg* 2012;143(3):727-734.

Parker MS, Fahrner LJ, Deuell BPF, et al. Total artificial heart implantation: clinical indications, expected postoperative imaging findings, and recognition of complications. *AJR Am J Roentgenol* 2014;202(3):W191-W201.

5 答案 A。CT 平扫图像显示流出管周围有少量液体,随后 PET 成像显示代谢活性增加,这些发现均提示存在感染。

左心室辅助装置(LVAD)的发展,既可作为移植的桥梁,也可作为目的性治疗,显著提高了终末期心力衰竭患者的生存率和生活质量。

LVAD 感染仍然是最常见的不良事件之一,使发病率和死亡率明显升高。LVAD 特定的感染可能是装置本身或包含在其表面的部分感染,包括泵、套管、吻合口的感染、间隙感染和经皮穿刺导管或流出道的感染。经皮穿刺感染是 LVAD 患者中最常见的感染,其反映的是囊腔间隙、泵和(或)套管等更深层的感染。

LVAD 相关感染包括感染性心内膜炎、纵隔炎和胸骨伤口感染。CT 检查可发现大面积的瓣膜赘生物和导管插入感染。CT 也可以在表征胸骨伤口感染中发挥作用,特别是确定深部感染或聚集程度。

参考文献:Hannan MM, Husain S, Mattner F, et al. Working formulation for the standardization of definitions of infections in patients using ventricular assist devices. *J Heart Lung Transpl* 2011;30(4):375-384.

Lima B, Mack M, Gonzalez-Stawinski GV. Ventricular assist devices: the future is now. *Trends Cardiovasc Med* 2015;25(4):360-369.

6 答案 C。心脏 CT 的轴位图像显示低于心脏底部的心室辅助装置的流入(左)和流出(右)管。可观察到血栓阻塞了流出管。

LVAD 的发展,既可作为移植的桥梁,也可作目的性治疗,显著提高了终末期心力衰竭患者的生存率和生活质量。

LVAD 血栓发生在 2%~13%的成人患者中。这种血栓可作为急性事件形成,也可能在较长的时间内隐匿地形成。左心室、流入导管、泵外壳、流出管、流出道移植物或主动脉瓣根部的血栓可能会产生严重的不良事件，包括血栓栓塞性卒中、外周血栓栓塞、LVAD 功能障碍(伴体循环血流减少)、LVAD 失败并伴有危及生命的血流动力学损害、心源性休克和死亡。

因此,患者需接受华法林抗凝治疗和阿司匹林抗血小板治疗。

LVAD 可形成 2 种类型的血栓。在低血压下血流凝结,形成红色血栓。相反,主要由活化血小板构成的白色血栓形成于湍流区域。区分不同类型的血栓至关重要,因为红色血栓最好进行抗凝治疗,而白色血栓使用抗血小板药物治疗。

超声心动图的“斜坡研究”可以进行诊断确认,即逐步增加到最大泵速而不引起泵流量的互补增强。虽然溶栓治疗的成功率参差不齐,但最终的治疗通常需要更换手术泵。

超声心动图对诊断 LVAD 血栓的敏感性高于 CT,尤其是三维超声心动图。然而,超声心动图可能无法诊断 LVAD 血栓形成,其中 CT 已被认为可用于鉴别 LVAD 血栓形成。此外,CT 不受声窗和阴影的限制。因此,当高度怀疑 LVAD 血栓形成时,阴性的影像学检查则提示进行进一步的检查。

LVAD 血栓形成的确切治疗方法是装置和心脏移植。不幸的是,立即可用的兼容供体心脏成为治疗 LVAD 血栓的最后手段。

参考文献:Bartoli CR,Ailawadi G,Kern JA. Diagnosis,nonsurgical management,and prevention of LVAD thrombosis:LVAD thrombosis. *J Cardiac Surg* 2014;29(1):83–94.

Lima B,Mack M,Gonzalez-Stawinski GV. Ventricular assist devices:the future is now. *Trends Cardiovasc Med* 2015;25(4):360–369.

7 **答案 B**。便携式 AP X 线片显示多个植入的心脏导联,导联的尖端超过右心室。进一步行 CT 评估表明,尖端已经移至心肌外,并在心脏外终止运行。

起搏器或 ICD 植入术后的心脏穿孔是一种罕见的并发症,多见于右心室,也可见于右心房。心脏穿孔可表现为急性(植入后 24 小时内)、亚急性(植入后 5~30 天)或延迟表现(植入后>1 个月)。

最常见的症状是起搏或感知故障。如果导联穿过心肌,捕获阈值通常会增加,而感知阈值通常会降低。在一些无症状的迟发性穿孔患者中,起搏器功能和电生理参数显示正常,因此,不能排除心脏穿孔。血流动力学稳定性主要取决于心包积血的发展。

插入过程中出现剧烈的胸痛、呼吸困难、颈静脉压升高、全身血压下降和发绀都是心脏压塞的症状,均提示心包出血,需要进行紧急心包穿刺术或心脏外科修补术。超声心动图或 CT 检查可确认心包积血,甚至可以显示心包间隙的电极尖端。心包炎的体征和症状,包括心包摩擦感,也有提示作用。

参考文献:Oh S. Cardiac perforation associated with a pacemaker or ICD lead. In:Das M (ed.). *Modern pacemakers—present and future*. InTech,2011.

Ramsdale DR,Rao A. *Complications of pacemaker implantation. Cardiac pacing and device therapy.* London:Springer London,2012:249–282.

8 **答案 A**。X 线片显示不透 X 线的间隔封堵器与房间隔平行。

卵圆孔未闭(PFO)是成人最常见的先天性房间隔缺损,占 20%~30%。在解剖学上,卵圆孔对应于胚性第一房间隔和第二房间隔隔膜之间的开口。在一些人群中，第一房间隔隔膜没有和第二房间隔隔膜融为一体，由此产生的解剖结构存在很大差异。结合诱发的形态学和血流动力学状况，残余的心房间通讯会促发血栓栓塞事件，这些事件与隐源性卒中、全身低氧血症和偏头痛有关。

经导管封堵 PFO 是一种安全有效的方法，其成功率高，并发症发生率低。已经有十多个装置设计用于经皮关闭 PFO。

并发症虽然不常见，但却很严重，包括植入时的心脏穿孔或空气栓塞，从而诱发心房颤动、镍过敏引起的非特异性不适，以及穿刺部位等问题。

参考文献：Franke J, Wunderlich N, Bertog SC, et al. Patent foramen ovale closure. In: Lanzer P (ed.). *Catheter-based cardiovascular interventions*. Berlin, Heidelberg: Springer Berlin Heidelberg, 2013: 679–685.

Rohrhoff N, Vavalle JP, Halim S, et al. Current status of percutaneous PFO closure. *Curr Cardiol Rep* 2014; 16(5).

9 答案 B。起至双腔起搏器的右心室导联位于膈肌下方，终止于 IVC。

导联移位是指 ICD 导联尖端位置的改变，导致电引线参数的变化。由于导联技术的进步，这种复杂的情况目前不太常见，但其仍然是 ICD 植入术最常见的并发症之一。导联移位在 X 线片上可见，也可能存在微移，在 X 线片上没有明显的位置改变，但起搏阈值明显增加和(或)心电图振幅下降。

当在遥测或移植后心电图上观察到刺激检测异常(表现为刺激或检测阈值突然升高)时，可怀疑移位。其他表现包括过度感应，会导致起搏器依赖型患者的长时间心脏停搏。在存在植入式除颤器的情况下，其可能导致不适当的电击或电击传递不足。

参考文献：Pescariu S, Sosdean R. Complications of cardiac implantable electronic devices (CIED). In: Kibos AS, Knight BP, Essebag V (eds.). *Cardiac arrhythmias*. London: Springer London, 2014: 639–651.

10 答案 B。胸部 X 线片显示 ICD 导联尖端的盘绕和迁移，与 Twiddler 综合征表现一致。

Twiddler 综合征是一种罕见的设备植入并发症，发生率为 0.07%~7%。当设备在口袋中旋转且引线线圈缠绕发电机时，会发生这种情况。这通常是一种无痛现象，可能是自发的，也可能是患者故意操纵造成的。

Twiddler 综合征在老年患者中更常见，可能是其皮下组织松弛所致。在依赖起搏器的情况下，该疾病可能导致导联移位或折断，并可能危及生命。导联的移位也能产生肌肉刺激或膈/臂丛刺激。

治疗包括将装置缝合到胸肌或将发生器置于胸骨下。有时，也需要更换导联线或整个起搏器系统。

参考文献：Bhatia V, Kachru R, Parida AK, et al. Twiddler's syndrome. *Int J Cardiol* 2007; 116(3): e82. PMID: 17097169.

Ramsdale DR, Rao A. *Complications of pacemaker implantation. Cardiac pacing and device therapy*. London: Springer London, 2012: 249–282.

11 答案 D。胸部 X 线片显示多条废弃的引线，与先前植入的起搏器断开连接。

在 ICD 患者中，废弃的引线通常不会带来显著的临床并发症。因此，放弃无功能引线的策略是合理的，对于存在系统感染或高导丝负荷的病例，应移除导联。

然而，在 MRI 环境中，废弃的起搏器连接导线可能导致共振发热现象，并且由于终止条件的差异,最大的发热发生在不同的导线长度上。对于临床导线长度(40~60cm),与起搏器连接导线相比,废弃导线更容易使导线尖端发热。因此,暴露于 MRI 设备时,具有废弃导线的患者可能面临更大的 RF 诱导热损伤风险。

参考文献:Langman DA, Goldberg IB, Finn JP, et al. Pacemaker lead tip heating in abandoned and pacemaker-attached leads at 1.5 tesla MRI. *J Magn Reson Imaging* 2011;33(2):426-431.

12 答案 D。胸部增强 CT 显示前纵隔内有大量不均匀密度物质,对周围纵隔结构有影响。我们观察到一部分 LVAD 流入套管,此外还设有多个纵隔引流管。

LVAD 已成为治疗晚期收缩性心力衰竭的一种有价值的治疗方法。

20%~30%的患者获得心室辅助装置后会出现过度出血,随后导致再次手术。造成这些不良反应的机制包括获得性血管性血友病、胃肠道血管发育不良、血小板凝集受损和过度使用抗凝治疗。

来自辅助循环支持机构间注册中心(INTERMACS)的数据显示,植入后首次出血事件最常见的部位为纵隔(45%)、胸膜腔(12%)、下消化道(10%)、胸壁(8%)和上消化道(8%),轴流式和脉动式流量装置的总体出血率无差异。

参考文献:Jessup M, Goldstein D, Ascheim D, et al. Risk for bleeding after MCSD implant: an analysis of 2358 patients in INTERMACS. *J Heart Lung Transpl* 2011;30(4):S9.

Suarez J, Patel CB, Felker GM, et al. Mechanisms of bleeding and approach to patients with axial-flow left ventricular assist devices. *Circulation* 2011;4(6):779-784.

13 答案 B。单导联起搏器存在一个异常过程。其似乎直接沿着主动脉弓和升主动脉前进。在所有选项中,胸部 CT 对于进一步确定病因最有帮助。CT 显示起搏器通过左锁骨下动脉和主动脉瓣根部,最后到达左心室心尖。左侧上腔静脉在经过冠状窦时会更靠后。气胸不需要行胸导管引流。推荐手术前,应对错位导联进行明确诊断。

参考文献:Bauersfeld UK, Thakur RK, Ghani M, et al. Malposition of transvenous pacing lead in the left ventricle: radiographic findings. *AJR Am J Roentgenol* 1994;162(2):290-292. PubMed PMID:8310911.

Mazzetti H, Dussaut A, Tentori C, et al. Transarterial permanent pacing of the left ventricle. *Pacing Clin Electrophysiol* 1990;13(5):588-592. PubMed PMID:1693195.

14 答案 D。图像显示胸降主动脉夹层。左冠状动脉主干已被重新植入。植入的冠状动脉有继发于冠状动脉扣式手术的球状起源。在手术过程中,使用主动脉的一段将主动脉移植物连接到根部,创建略微扩大的起点。

参考文献:Chen JJ, Mannin MA, Frazier AA, et al. CT angiography of the cardiac valves: normal, diseased, and postoperative appearances. *Radiographics* 2009;29(5):1393-1412.

15 答案 D。图中显示的是一位使用 St.Juder 瓣膜进行主动脉瓣修复的患者。瓣叶在心室舒张期关闭,然而在收缩期,只有其中的一个瓣叶打开,其他的瓣叶被卡住或封结。这些瓣叶可能因瓣膜附着处的组织材料而封结。

参考文献:Chen JJ, Mannin MA, Frazier AA, et al. CT angiography of the cardiac valves: normal, diseased, and postoperative appearances. *Radiographics* 2009;29(5):1393-1412.

16 答案 B。该患者接受了二尖瓣反流的经皮治疗,使用了一种最新的治疗方法——二尖瓣夹。因二尖瓣退行性病变而出现严重二尖瓣反流的患者是手术的适应证。二尖瓣夹通过经皮入路放置,该瓣膜被展开,形成功能性的双尖牙二尖瓣,其有 2 个开口,允许血液通过二尖瓣。

参考文献：Yuksel UC, Kapadia SR, Tuzcu EM. Percutaneous mitral repair: patient selection, results, and future directions. *Curr Cardiol Rep* 2011;13(2):100–106. doi:10.1007/211886-010-0158-x.

17 **答案 A。**胸部 X 线片显示多个电极覆盖胸部并监测心脏活动。这些实际上是在患者的背部，它们一起组成了可穿戴的心律转复除颤器。

可穿戴式心律转复除颤器（WCD）是一种外部设备，适用于存在突发心脏骤停风险但不适合立即植入 ICD 的患者。WCD 由 2 个主要部分组成：①环绕患者胸部的电极带和衣服；②患者腰部或肩带周围佩戴的监视器。电池、除颤器和响应按钮连接到系统的皮带上。

该装置持续监测患者的心脏，如果患者出现危及生命的心律失常，WCD 将提供电击治疗，使患者的心脏恢复正常的心律。除了除颤外，该装置还可作为循环记录仪，通过调制解调器连续记录和传输快速型心律失常和缓慢性心律失常。

参考文献：Adler A, Halkin A, Viskin S. Wearable ardioverter-defibrillators. *Circulation* 2013;127(7):854–860.

索　引